U0140642

沈舒文
临床治法与制方实践

沈舒文 著

人民卫生出版社

·北京·

图书在版编目（CIP）数据

沈舒文临床治法与制方实践 / 沈舒文著. —北京：
人民卫生出版社，2023.4

ISBN 978-7-117-34707-5

Ⅰ.①沈⋯　Ⅱ.①沈⋯　Ⅲ.①脾胃病－中医治疗法
Ⅳ.①R256.3

中国国家版本馆 CIP 数据核字（2023）第 057762 号

人卫智网	www.ipmph.com	医学教育、学术、考试、健康， 购书智慧智能综合服务平台
人卫官网	www.pmph.com	人卫官方资讯发布平台

沈舒文临床治法与制方实践
Shen Shuwen Linchuang Zhifa yu Zhifang Shijian

著　　者：沈舒文
出版发行：人民卫生出版社（中继线 010-59780011）
地　　址：北京市朝阳区潘家园南里 19 号
邮　　编：100021
E - mail：pmph @ pmph.com
购书热线：010-59787592　010-59787584　010-65264830
印　　刷：北京铭成印刷有限公司
经　　销：新华书店
开　　本：710×1000　1/16　印张：19　插页：2
字　　数：321 千字
版　　次：2023 年 4 月第 1 版
印　　次：2023 年 5 月第 1 次印刷
标准书号：ISBN 978-7-117-34707-5
定　　价：85.00 元

打击盗版举报电话：010-59787491　E-mail：WQ @ pmph.com
质量问题联系电话：010-59787234　E-mail：zhiliang @ pmph.com
数字融合服务电话：4001118166　E-mail：zengzhi @ pmph.com

著 者 简 介

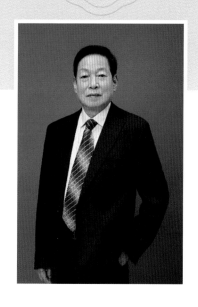

　　沈舒文，男，1950 年 10 月生，陕西凤翔人。1975 年毕业于陕西中医学院（现陕西中医药大学）。陕西中医药大学首位二级教授，陕西省首批名中医，全国第四批、第五批、第六批老中医药专家学术经验继承工作指导老师，全国名老中医药专家传承工作室传承人，国家中医药管理局脾胃病重点学科带头人。2007 年任上海中医药大学博士研究生导师，2015 年任中国中医科学院临床医学（中医师承）博士专业学位导师。

　　在近 50 年的中医工作中，善于用中医原创理论指导临床实践，追求疗效新突破。提出辨证施治的多维协同组药新思维；慢病病理结构的虚实关联论；调治脾胃病的反向制衡论、三维六纲辨治体系；胃癌的毒瘀交阻论等独具建树的学术观点与临床经验。主持国家自然科学基金项目 2 项，获陕西省科学技术进步奖、陕西省人民政府成果奖共 3 项。2021 年获陕西省中医药突出贡献奖。编著有《中医内科病证治法》《内科难治病辨治思路》《沈舒文疑难病症治验思辨录》《沈舒文临证心悟》等，发表论文 140 余篇。

前　言

辨证论治是中医诊疗疾病的核心技术，它对疾病的诊疗程序可概括为理、法、方、药。理是辨证，对疾病所反映的临床"四诊"资料按中医理论思维辨析病机状态，明确证候状态；法是立法，针对疾病证候状态确立治法；方药则是在治法指导下选方遣药，组织处方。可见治法在辨证论治过程中发挥着上承辨证、下启方药的作用，是为病证的临床处方用药设计方案。

评价任何一种医学体系生命力的唯一标准是临床疗效。翻开中医学历史卷册，我们可以看到，在中医历史长河中其诊疗活动始终存在着辨证论治与辨病索方两种诊疗模式，二者彼此沉浮兴衰两千余年，最终疗效作出了对辨证论治的选择。辨证论治始于《内经》建立起的具有人文属性诊疗疾病的思维框架，其"十三方"及《五十二病方》同时记载了以病选方的医学模式，此模式可能先用于临床，东汉张仲景遵照《内经》思维方式，在外感病治疗中首先建立起了辨证论治诊疗模式，开了治法指导临床方药之先河，使临床疗效得到了划时代性的提高。隋唐直至北宋注重对疾病个性的研究，医学模式转向辨病选方、以方对病，辨证论治则退居末流。宋金元以降，医家有感于辨病选方的不确定性对疗效的影响，又从《内经》寻出路，其学术争鸣使这一诊疗模式再度兴起。明清的学术发展，使辨证论治体系更加完善，牢固地树立了这一诊疗模式在医学行为中的主导地位，一直沿用至今。按病索方模式退居到次要位置，发挥着单验方的治疗作用。理性地思考历史对辨证论治诊疗模式的最终选择与肯定，其疗效优势是主要原因，辨病索方诊疗模式之所以最终败北，余以为其主要原因在于治疗层面过浅，未抓住针对病理机制治疗这一临床的根本性问题。

中医的学术发展促进了辨证论治体系的日臻成熟与完善，辨证论治临床诊疗模式在目前仍发挥着难以超越的疗效优势，其中治法在诊疗环节中起着举足轻重的作用，临床治法内涵有诊疗思路与临证经验两种成分，在诊疗程序中有不可忽视的疗效价值。然而客观地讲，不少医生在辨证论治临床诊疗程序中仅着眼于病证与方药的对应关系，往往忽略了治法对制方用药的指导作用，由此而令人担忧的是，将完整的理法方药诊疗程序省去治法，使之陷入"有药无法"的历史误区，此种诊疗行为，何言疗效的提高！论及中医治法，与八纲相对应的治疗八法在中医的历史长河中被认可为基本治法。但随着社会与医学的发展，八法已不能适应临床需要，其内容也发生了巨大变化，如吐法基本被淘汰，从消法中脱胎出来的活血法、祛痰法、祛湿法等治法在临床中显示出了重要的治疗地位，近些年临床中脱颖而出的化瘀法、治络法、解毒法、宣壅法等又难以归属于八法，可见中医治法在不断分化、演绎重组，向构建临床治法发展。

临床治法是建立在证候状态治疗上指导临床制方的方向性理论思维，也是个体化证候状态治疗与制方的理论把控。为了彰显治法在辨证论治诊疗程序中的作用，维护理法方药的完整性，提高辨证论治临床疗效，余编著了《临床治法与制方实践》。斯书之作，以中医法原创理论为基础，以临床制方的疗效性为导向，积 40 余年临床实践中的制方经验，梳理出了中医治法指导下的临床遣药制方的理论与技术问题。

本书上篇第一章"临床治法特点与指导制方法"，主要论述临床治法在辨证论治中的作用、特点与如何指导临床制方的问题；第二章"构建临床治法的思维"，主要论述构建临床治法思维方法、脏腑功能特性与调治用药。下篇"临床治法与制方实践"，论述常用治法理论、适应病证的证态机理、施治组方，并附医案，探讨临床制方实践问题。

中医将疾病的发生机制概括为正邪相争、阴阳失调。正虚与邪实皆为脏腑功能失调的病理状态，所谓"精气夺则虚，邪气盛则实"，论病正虚有阴阳气血之虚态，论其邪实不外气、血、痰、湿、络、风、毒之实态，论病体感有畏寒、发热之变，论病态势有壅郁、泄脱之分，故本临床治法以正邪之治列为：补虚、调气、治血、治络、治痰、治湿、治风、解毒；以寒热之调列有退热与温寒；以病势之治列宣壅与固涩，共十二种。十二种临床治法提纲挈领，基本能涵盖中医临床治法之要略。此外，从临床谈治法，有些疾病可存在两种证候状态相关联的复合证，临床非一种治法能胜任，施治需横架两法，关联并治，此种治法配伍在书中也得以展现，如气滞并血瘀证，治法需要行气与活血并用；痰瘀互结证，需化痰与通络相兼等。斯书谈临床治法不求面面俱到，但求架构明晰，使临床治病施治有依据，制方有章法，给读者一个理论透彻、制方实用、疗效有验的治法方药理论体系。本人此前虽编著了《中医内科病证治法》《内科难治病辨证思路》《沈舒文疑难病症治验思辨录》，但只是对中医治疗具体疾病的探讨与体会，随着行医时间的延长，越来越感觉到临床治法对指导制方用药的重要性，于是从 2007 年开始，着手编著此作，立意于治法理论向临床伸展，指导临床制方；并以临床验案反证治法理论，提高理论的实效性。历经 10 余年完成书稿，为古稀之年的收官之作。中医理论博大精深，此作总觉理难透彻，验难桴鼓，观点内容难免存在问题，刊梓于世，望医道同行批评指正，也希望治法理论研究能得到更多同道的重视，群策群力以进一步提高中医药临床疗效。

沈舒文于陕西中医药大学
庚子年十月初八日七秩虚度

目　　录

上 篇

临床治法论要

第一章

临床治法特点与指导制方法

第一节　临床治法在辨证论治中的作用

一、临床治法在辨证论治形成中的历史轨迹

辨证论治是中医诊疗疾病的基本模式,这一临床模式到目前为止仍有效地指导着中医的临床实践。对一个疾病的辨证论治过程,实际是完成理、法、方、药的诊疗程序。一个完整的辨证论治,体现在完成理、法、方、药四个过程环节上。所谓理,就是辨证,根据疾病表现出的临床征象,用中医理论通过临床思维来辨识证候;法就是立法,按辨证的结果确立临床治法;方与药则是在临床治法的指导下,选遣切准病机的处方药物。具体而言,确立临床治法的目的是落实治疗措施,践行治法思路。在辨证的前提下为临床处方用药设计方案,是临床证候治疗方向的一种理念思维与把握,是对疾病治疗的精准施策,只有将它落实到对方药的遣用上才能体现其临床价值,它对临床疗效产生着举足轻重的影响。

临床治法,是在疾病的个体化证候治疗中对其制方用药所必需的理论构思,也是对证候状态治疗的方向性精准把控,它作为辨证论治的一个重要环节,经过了与辨证同步发展的历史轨迹。

追溯中医治疗疾病的临床方式,滥觞于砭针、灸、熏、药浴等外治及药酒内服治疗疾病,而且以外治为主,单味药物内服起步于外治法之后,且无医学理论指导,如马王堆帛书《五十二病方》记载的石韦治疗癃闭、狗尾草治疗癫痫、血余炭治疗出血及《山海经》对药物的记载均无医学理论的痕迹,相当于现在的单验方。《内经》则从脏腑的生理特性、病理反应及药物的性味理论对疾病提出了原则性调治法则,形成了对疾病人文属性的宏观调治思维框架,即治疗法则。但其实践性可能仅限于指导脏腑经络的针灸治疗,针对具体病

证的临床治法与实践则是辨证论治之后的事了。

东汉张仲景在临床实践中首先对外感病建立起了辨证论治医疗模式，他将《内经》的治疗法则运用到伤寒六经辨证的治疗中，形成三阳病用汗法、清法、吐法、下法、和法及三阴病用温补法的临床治法思路，并以此治法指导具体的选方用药，他的精细之处主要在方药的选用上，后世也称方证辨证。从魏晋南北朝到隋唐五代的七八百年间，由于玄学盛行，经学衰败，《内经》形成的医学理论及治疗法则并未被医学界所重视，辨证论治的临床思维方法未得到发扬光大，医学的进展则偏向探索疾病自身规律，临床治疗则注重选用有效方药，按病选方的医学模式作为主流一直沿续到北宋，如北宋设立"官医局"，一律按照《太平惠民和剂局方》配治成方治百病，"自宋迄今，官府守之以为法，医门传之以为业，病者恃之以立命，世人习之以成俗……某药治某病，某经用某药，议方治疗，贵乎适中"（《局方发挥》）。这种按病索方的临床思维定式只是在选用有效方剂上进行实践性探索，缺乏临床治法对具体病证选方用药的指导性，从而导致其选方的盲目性与疗效的不确定性。医家为了追求疗效而频频换方，导致创新方之风盛行，致使方剂大量涌现，面对浩如烟海的治疗方剂医生们又陷入了无所适从的境地，诚如朱震亨所云，"有方无论，无以识病"，这是缺乏理论性升华的必然。于是金元医家另谋治疗出路，他们追溯《内经》医学理论与治疗法则，反思临床实践，重新启用辨证论治医疗模式，隋唐之后盛行的依病索方医疗模式开始退居末流，被旁落了七八百年的在治法指导下进行临床选方用药的医疗行为再度兴起，尤其是这一时期理学学派渐成声势，医学界受其思潮的影响，重新研究《内经》医学理论，探讨临床治法。如张元素将《内经》的治疗法则应用到脏腑症状的调治中，形成了脏腑病变的临床治法，在《脏腑标本寒热虚实用药式》中提出治肝的行气、活血、补血、凉血、泻火、补气法；治脾的补气、除燥、燥中宫、洁净府水法；治肺的通滞、补肺、润燥、敛肺、清肺、温肺法；治肾的泻相火、益阳、固精、涩精法等。尤其值得称道的是这一时期的学术争鸣促进了临床治法的发展，如刘完素对脏腑火热证的治疗，实火苦寒直折，虚火养肾水以制心火；朱震亨的"阳有余而阴不足"，主张泻相火补真阴，将滋阴降火运用到骨蒸发热、肺痿、骨痿的治疗中；张从正将汗、吐、下三法应用范围扩大到脏腑功能失调所产生的痰、积水、瘀血等病理产物的治疗上，形成宣郁破壅，祛邪安正的临床治法；李东垣创立脾胃元气内伤学说，根据脾主升运的生理特点，开创出了甘温益气、甘温退热、升阳举陷等临床治疗法门，如此见仁见智，相得益彰。

继金元学术争鸣之后，明清医家以脏腑病证为核心的临床治疗观点争论一直鹊声未息，如喻昌治疗肺燥主张"以辛寒而佐以苦甘"，顾靖远提出"气虚而火入肺者补气为主，阴虚而火乘金者壮水为急，肾虚气不归原纳气为根"（《顾氏医镜》）。在脾胃病治法方面，吴澄提出补脾阴法药，叶天士建立养胃阴学说，李中梓提出泄泻临床十法。在肝病治疗方面，李冠仙立法八门，王旭高从肝气、肝风、肝火三个方面拟法八种，张山雷对肝风治法独得真谛。在肾病治法方面继张介宾、薛立斋、赵献可等人对肾中阴阳及命门学说研究的不断深入，其温补肾阳、滋补肾阴、滋阴降火、引火归原等治法亦广泛地应用于临床之后，温病学派又开了热竭肝肾之阴的临床治疗法门。王清任、唐宗海完善了临床瘀血证、络脉病，开创了活血化瘀、益气活血、活血通络等临床治法。

综上所述，临床治法作为辨证论治诊疗体系中的一个重要组成部分，经过了兴、衰与再发展的历史进程，为《内经》治疗法则的形成确立了理论框架。张仲景在外感病中开临床治法指导用方之先河，金元辨证论治临床医疗模式的再度兴起，形成了以脏腑病证为核心的临床治法体系，明清的学术争鸣使其治疗思想渗透到临床病证治法之中，从而使临床治法在创新中得到不断完善。可见临床治法理论是源于临床实践中的一种对具体病证的医疗思维升华，在临床中发挥着指导制方用药医疗实践的作用。

二、治则对构建临床治法的指导作用

中医治则源于《内经》从病因、病位、病性、病势，本质与现象诸方面对疾病的宏观调治思想，具有宏观指导的原则性，临床治法则是在中医治则的规范下所确立的以调治具体病证病机为核心的临床治疗思维方法，它受控于治疗法则的指导，又受制于辨证的支配，具体体现在对制方用药的选遣上。从二者形成的历史渊源看，《内经》先提出治疗法则，在之后的辨证论治体系中不断建立具体病证的临床治法，从二者的临床作用看，治疗法则是调治疾病的原则和纲领；临床治法则是在治则的制约下，对不同病证确立的具体化治疗方案。

中医治疗法则的形成与中医基本理论的产生是同步的，大约在春秋战国时期，医学界首先把当时哲学思想的核心——阴阳五行学说及道家精、气、神学说移植到医学领域加以推衍和发展，形成医学理论，与此同时也提出了对疾病的治疗法则。其基本调治思想反映在《内经》中，如"治病必求于本""急则治其标，缓则治其本""寒者热之，热者寒之""实则泻之，虚则补之"及因人、因时、因地制宜等治疗法则，这些治则从整体观念出发，剖析疾病在动态变化中，不同病理阶段其本质与现象、病因与症状、病性的寒热与虚实、病势的顺逆与转化等诸多层面病理变化的主次结构、属性特征，确立以调治失衡的病理状态为基本内容的治疗法则，它是治疗疾病的原则性思维框架，任何疾病的临床具体治法都要在这些法则的规范下才能确立。

临床治法作为辨证论治体系中的组成部分，与辨证思维相伴而生，它既受中医治则思维框架的制约，又受临床辨证的支配。前已述及，辨证论治的临床实践源于东汉张仲景对外感病的治疗，之后发展于金元以脏腑辨证为核心的内科杂病的治疗，成熟于明清的精细化。辨证就是辨识证候，从疾病反映于外的症状、体征思外揣内推求病理机制，而这个病理机制就是调治的证候，包括病因、病位、病性、病势等病理维度，围绕病机的多维度病理结构作为确立临床治法的依据。临床治法也就在辨证论治中发挥着指导方药实践的作用，但必须受治疗法则的制约与框范。任何具体病证的临床治法都不能超越治疗法则。

例如慢性阻塞性肺疾病，若以虚实标本把握病机，正虚脏损为发病之本，痰浊瘀血阻肺为发病之标，根据"急则治标，缓则治本"的治疗法则，在疾病的发作期以治标为主，缓解期以治本为主，根据"虚则补之，实则泻之"的法则，治标当泻肺之实，即祛痰化瘀，调畅肺气，治本当补脏之虚，培土生金纳肾气，调补肺虚。从肺气阻塞角度分析病机，痰为阻滞肺气的主要病因，痰又有寒痰、热痰之不同，根据"热者寒之，寒者热之"的法则，寒痰阻肺当温化寒痰，热痰阻肺当清化热痰。在疾病发作期，痰多与感受外邪（呼吸道急性感染）有关；在疾病缓解期，痰多由脏虚所生，根据"治病求本"的法则，化痰当立足于生痰之源。

又如对肿瘤的治疗，从整体观念出发，认为肿瘤的发生与发展是正气虚损，脏腑失调，留滞客邪（致癌因子），致使气滞血瘀，痰凝毒聚，相互胶结，蕴郁成癌。根据"治病求于本"的法则，要在疾病的病因与结果，整体与局部中寻求治疗的突破点。肿瘤乃因虚而得病，因虚而致实，整体为虚，局部癌肿属实，根据"虚则补之""损者益之"的法则，当疾病以虚为主，正不胜邪则以补益为主，但如何补益，则根据气虚、血虚、阴虚、阳虚确立不同的临床补法。在对瘤体的对抗治疗，根据"坚者消之""结者散之"的原则，采用软坚散结、解毒抗癌不同治法，在确立具体的临床治法时，必须分清标本虚实，轻重缓急，遵循相应的治疗法则。由上可见，中医的治疗法则是治疗疾病的宏观调控大法，临床治法是在中医治则的指导下，确立的对疾病不同证候具体化的治疗方案。

三、临床治法指导处方用药的疗效价值

如前所述，临床治法是在中医治则框架的规范下，针对疾病证候所设立的治法思路，是将中医理论与临床实践捆绑在一起的治疗思路，它源于临床实践，反过来又指导临床实践。一个疾病的临床治法一经确立，便成为临证遣方用药的准绳，发挥着指导临床处方用药的作用，以此充分体现着它的临床价值。

在治法理论的指导下的处方用药，是将医者的治疗措施付诸临床实践，所谓"依法处方""法随证出，方随法出"，是说治法是处方的理论指导，方药是治法的具体体现，只有在临床治法的指导下选药组方，才能形成配伍严谨、疗效可靠的良方。

例如，张仲景对外感病的治疗，用六种治法指导着对伤寒六经病的处方用药，恶寒发热太阳表证用汗法辛温解表，方用桂枝汤、麻黄汤；壮热不退的阳明经证用清法清泄里热，方用白虎汤；便秘腹痛阳明腑证用下法泻下热结，方用承气汤类；往来寒热少阳证用和法和解少阳，方用柴胡汤类；腹痛吐利太阴病用温补法燮理中焦，方用理中汤；头痛干呕厥阴病用温降法散厥阴寒气，方用吴茱萸汤；肢厥脉微少阴阳衰证用温阳法回阳救逆，方用四逆汤。

温病学家针对温热病发展过程的四个阶段，创制了卫气营血辨证纲领，叶天士曰"在卫汗之可也，到气才可清气，入营犹可透热转气，入血就恐耗血动血，直须凉血散血"（《温热论》），以此而用银翘散、白虎汤、清营汤、犀角地黄汤诸方。对于杂病的脏腑经络辨证论治体系，根据脏腑功能失衡表现出来的临床征象，以外揣内，逆向思维，推测其病理机制（病因病机），从而确立针对病因病机的临床治法，在其治法的指导下，组织配伍处方用药。例如，对一腹泻病人，若辨证为脾虚湿盛，治法就确立在健脾除湿止泻上，在这一治法的指导下，选用具有健脾除湿止泻功用的方剂。又如对一高血压眩晕病人，若辨证为肝阳偏亢，风火上旋，确立治法为平肝潜阳，清化风火，在这一治法指导下，选具有平潜肝阳，兼化风火的天麻钩藤饮为合适；若证属肝肾阴虚，肝阳上亢，确立治法为滋阴平肝，潜阳息风，按这一治法，选镇肝熄风汤为合适。又如，头痛日久不愈，发作时痛如针刺，部位固定，舌质紫暗，脉弦涩，按中医

理论辨为瘀血阻滞脑窍,治法确立为活血祛瘀,通络利窍,这个治法便是指导临床选方的依据。王清任的通窍活血汤具有活血化瘀、通利脑窍功能,所以选通窍活血汤最为妥当。可见临床治法是对病证施治方案的理性思维,它的临床价值体现在对制方用药的指导上,所谓"方在法中"。

临床治法对疾病的干预效应是通过它所指导下的组成方药来实现,所以,方药的临床效果可以检验治法的正确与否,即"方以证法"。一个完整的辨证论治,排除辨证与方药的因素,若临床疗效好,则表明治法是正确的,若疗效差,则在临床治法上要找原因,病人对医生临床疗效的评价常有"某大夫的方子开得好"一说,其含有制方用药对临床治法准确性的评价。据此可以认为,制方用药虽然是施加于具体病证上的干预性治疗措施,反映直接的临床疗效,但它必须以临床治法为指导,临床若未立法而先拟方,所拟方称之为有药无法,疗效必然打折扣。

中医治病,辨证要有严密的中医逻辑思维,施治要有严格的治法指导。施治用药依从治法,治法指导制方实践,二者之间相互依赖,不可彼此分离。法离开方,无从践行治法思想,论治只是纸上谈兵;方离开法,制方便成为无源之水,凭主观想象的药物堆砌,其盲目性必然导致临床疗效不可靠。只有在治法指导下的遣选药物、配伍组方,所组处方中肯严谨,符合辨证论治的要求,疗效才能保证。

第二节　临床治法多维结构与权变特点

一、临床治法的学术创新与流派

临床治法的发展是在追求临床疗效中的临床思维创新,它是与中医学术创新结伴而行的,经历了历代医家在不断反思临床实践中的继承与创新,摒弃与发扬的学术发展历程得以完善与成熟,充分发挥着指导临床方药实践的疗效价值。例如,汉代《伤寒论》治外感热病,对表证用辛温开腠发汗,将机体汗出作为邪解的标志,治疗中处处注重"顾护阳气";而清代温病学派治表证则不执表寒一端,认为有风温犯表的一面,辛温在所忌,擅用辛凉透表以解邪,将热退症衰作为邪解的标志,认为热易伤津,治疗中处处突出"顾护津液"。就用下法而言,伤寒用下局限于燥屎,用方不忌燥,下不嫌迟;温病用下以通腑泄热为目的,下避温燥,下不嫌早。

金元时期对内伤杂病的治疗各创新说，促进了临床治法的学术发展，如完素长于治火，丹溪独到养阴，东垣理虚补脾，从正建树攻邪，皆给脏腑治法的发展开新说而注活力，从而形成脏腑病辨治法体系。

如肺系喘证，河间从火气立论，长于清热治喘；东垣从"气乱于肺"立论，用药体现清肃肺气；朱震亨、王好古治喘分虚实两端。之后，医家认为"喘由外感者治肺，由内伤者治肾"（《类证治裁》），虚证"肾不纳气，孤阳无根，治宜固摄"（《医原》），临床治法更加明晰。汪绮石从虚劳由火说角度提出"清金保肺""金行清化"等治疗观点对肺虚证治疗产生了一定影响。

心系病治法，刘完素提出肾阴虚心火旺论，用方多在泻火坚阴，使"火衰水平"，心悸怔忡治疗，朱震亨用方在豁痰定惊，东垣侧重镇固定惊，方隅提出"养血补心治之本，清理痰气治之末"，王清任、唐容川将活血化瘀法用于心悸、心痛治疗中。胸痹心痛治疗继仲景确立通阳化痰法之后，宋代认识到正虚为发病之本，从《世医得效方》记载的苏合香丸治疗"卒暴心痛"，可以看出，活血行气，芳香温通法已用于心痛治疗中。

脾胃治法，完素提出脾胃湿燥论，除脾湿、润胃燥使"土气得其平"。东垣立脾胃元气内伤说，根据脾主升运的特点，开创出甘温益气、甘温退热、升阳举陷等治法。清代叶天士治胃贯穿"以通为主"的法则，强调分气血阴阳，以在经在络施法用方，认为"病初气结在经"，法用苦辛通降或疏泄气机，"久病血伤入络"，治以辛柔和络或搜剔缓攻的治法临床意义最为深刻。林佩琴从肝乘胃的角度又提出"辛酸制木"法，丁甘仁接踵论曰"治肝宜柔，治胃宜通"。

肝病治法，隋·巢元方虽有"肝气不实""肝气之虚"之说，但有论无法药，以至到明代之前治肝无补法，金元治肝也只是停留在疏肝理气、调畅肝血上。明清则越出"肝无补法"之藩篱，肝虚大胆用补法。李梴、顾靖远从肝藏血角度建立补血和肝等治法，陈士铎等人则依肝肾相生、乙癸同源之理，提出补肾水以养肝血治法。之后张山雷、张锡纯治肝风深得其道，建立平肝息风、滋阴潜阳等治法。肝络治疗，叶天士最有创见，临床中应用辛香通络、甘缓理虚、辛柔通补等法。

肾系病治法，随着张介宾、薛立斋、赵献可等医家对肾中水火阴阳及命门学说的研究，相继开创出了温补肾阳、滋补肾阴、滋阴降火、引火归原等治法，有效地指导着肾虚病证的临床实践。

临床治法发展到现代，人们将现代医学对病变器官的"单靶点"治疗引入辨证论治体系中，形成宏观整体调治与微观病理治疗相结合的临床治疗思路。

例如,对传染性疾病治疗,针对病因,选择具有对不同病毒、致病菌的特异性杀抑作用的药物,再根据病机状态宏观调治失衡的脏腑功能,形成综合微观病因与整体病机进行治疗的临床治法结构特点,以及治络法、解表法、毒瘀并治法、痰瘀并治法等治法的出现,更加丰富了临床治法的内容。中医在追求临床疗效的大量方药实践,使治法理论在分化中重组,创新中发展。

二、多法合用的临床治法结构特点

中医治法,《内经》针对具体病证提出了许多治法理论与方法。东汉张仲景将《内经》中的部分治法用于伤寒六经方证辨证论治中,开创治法指导临床用方之先河,至于后来宋·赵佶《圣济经》中的十剂理论,张介宾《景岳全书》中的"新方八阵"等皆用治法统领方剂,由于《伤寒论》方证辨治中的"八法"影响深远,以后将八法作为基本治法,如程国彭说"论病之源,以内伤外感四字括之,论病之情,则以寒热虚实表里阴阳八字统之,而论治病之方,则以汗和下消吐清温补八法尽之,盖一法之中八法备焉,八法之中百法备焉"(《医学心悟》)。与此同时,由于内伤杂病研究的不断深入,对内科疾病逐渐形成了以调治脏腑为核心的具体病证临床治法。如调治脏腑的清心、养心、疏肝、柔肝、健脾、补脾、宣肺、清肺、滋肾、温肾;隔脏治法,如肝病治脾,肺病治肾;有针对病因的治法,如祛风、祛寒、祛湿、润燥、泻火;对症治法,如止痛、止血、止咳、止泻;反治法,如寒因寒用、通因通用。这些治法渗入辨证论治诊疗体系中形成具体病证的临床治法。

疾病是以时间为主线的复杂的变化过程,而临床治法要具体到对某一疾病的阶段性证候治疗上,证候是疾病演变过程中的阶段性断层病机,它含有病因、病性、病位等病理结构,不是某一个治法能纠正的,临床根据证候的维度结构要多种治法组合干预,至少是两种以上治法的兼用,其结构特性表现在多法合用上,即多靶点协同用药组方的制方格局。

程国彭曰"一法之中八法备焉,八法之中百法备焉",说明治疗大法的可分性。临床治法根据证候病理结构的需要,将不同治法构件拿来重新组合,使多种治疗靶点汇聚在证候的结构维度治疗上,发挥多维度整体调治作用。例如,胃肠积滞用下法,但积滞有热结、燥结、气结之不同,热结用寒下,寒下则是下法与清法的组合;寒结用温下,温下是下法与温法组合;燥结用润下,润下是下法与滋阴法组合;气结用行气泻下法,行气泻下法是消法与下法组合,这就体现了中医治疗大法的可分性与临床治疗的多维组合应用特点。又如一个具有发热、口渴、面赤等热象的肺炎喘咳,证候属痰热阻肺,肺气受到阻遏,其证候内涵有:病因是痰热,病性属热,病位在肺,病机为痰热阻肺,症状为咳喘,治法确定为清热化痰,止咳平喘,这一治法则是清热法、化痰法与止咳平喘法相组合。如一个临床表现为发作性心前区闷痛,形寒心悸,手足逆冷,自汗面白,舌紫暗,脉沉细的冠心病患者,辨析证候状态属心阳不振,心血不畅,这一证候含有病因、病位、病性三个方面的病理状态,临床治法从三个方面考虑,确立为温心阳、宣心气、通血脉,三法合用,体现了确立治法的三维度治疗思路。

由于证候是疾病某一阶段病因、病性、病位等多种病理特性的概括,一种治法只能针对一种病理因素发生效应,设计临床治法要综合多种病理因素,多角度、多靶点调治,各种治法的作用点集中在对证候病理状态的整体治疗上。这种多法合用的临床治法特点充分体现了中医的整体调治临床思维。

三、法随证变的临床治法权变特点

所谓辨证实际是对疾病在动态演变过程中的阶段性病理状态的思考,即确定病理单元,论治就是依据病理状态确定治疗方案的临床思维。机体发生疾病后随着时间的推移,其病理状态也发生着变化,也就是说反映基本病机的证候也随时而变,所谓"证随时变"。例如一个外感病,今日表现为恶寒发热,证属邪在卫表,明日可能壮热不退,邪陷阳明,后日可能出现喘咳气急,热郁肺气。内伤病中,本周为邪在经,下周可能邪入络。虚实的转变也在瞬息之间,本旬为实,下旬可能由实转虚。

临床治法是建立在疾病病理层位的单元性证候上,证候是随疾病的演变而随时变化的,证随法出,证随时而变,要求临床治法随证候发展变化而权变。证候状态是施治权变的依据,其变化处于疾病的进退之中,有规律可循,临床对治法的权变游刃于证候单元的变化之中。

治法应识常而达变,对疾病证候变化规律要心中明了,对各种证候治法要了如指掌,权变才可游刃有余。

疾病之进,由表到里,由气及血,由实到虚,证候逐渐演进。例如一个外感病,初起若属风温犯表,治法当辛凉解表,透邪外出,证候演变为邪伏肺络,肺失宣肃,治法转为清肺透邪,宣肺止咳。例如中风病,急性期大邪犯脑,神机失运,证候属风阳卷痰火上犯于脑者,治法确立为息风豁痰,清热醒神;若大便三四日不解,为风阳痰火上壅,浊热下降无门,治法转为清热化痰,通腑醒脑；其间若闭脱兼见，治当兼益气回阳固脱；若犯脑风火大邪已去，而仅留风痰瘀阻者，治当息风化痰，活血通络；后遗症期残邪虽未尽，肝脏虚损外露，治法转向补通兼用。

疾病也有非循序而越位演进者，如温病按卫、气、营、血四个病位阶段演进，但温毒重病险恶者，卫分之邪可直逆传心包，出现神昏谵语，治法为清心开窍。

疾病之退，由里出表，由血到气，由脏到腑向轻浅发展，证候逐渐退却。例如消化性溃疡胃痛屡发，证属血瘀胃络，多由气病在经转入血伤入络，用活血化瘀法治疗后疼痛消失，表明胃络凝瘀消散，可能留有脘胀、食少，因受寒伤食或情志变化而犯，证候则退向脾虚气滞，治法转入健脾理气和胃，恢复期根据脾虚胃寒、阴虚络枯之不同采用温中养胃或滋阴润枯促其向愈。又例，肝硬化失代偿期气滞水泛的高度水肿，用峻利水湿法使腹水消退后疾病可转退回到脾肾亏损，或肝亏络瘀显露之候，治法转入健脾温肾，或养肝化瘀上，斯可带病延年。又如上述中风大邪已去，疾病可能复原到肝肾亏损上，坚持调治肝肾，补气活血可获释杖之效。

临床治法的权变在法随证变的同时，还包括守法权变，即在主体证候不变，治法方向不变，方中主要配伍关系不变的前提下，通过增减次要药味或调整方中药量以适应病情，修剪病理枝节。

临床治法的权变体现在法随证而变、守法而达变两个方面，这也是辨证论治动态观在临床治法上的体现。

第三节　辨证论治中如何确立临床治法

一、根据病理状态的个体化整体调治

人体各脏腑功能的正常发挥和脏腑间内在的平衡协调是维持人体正常生命活动的基础。疾病的发生是致病因素作用于机体，导致相关脏腑失调的结果，治疗疾病的最终目标是调整失衡的脏腑功能使之归于平复。临床治法的基本思路虽然是根据疾病所处的证候层位进行个体化整体调治，以干预其阶段性主要病机为作用面，但最终的临床效用仍将回归到脏腑生理功能的恢复上。

由于人体脏腑各有着不同的生理特性，不同致病因素侵犯机体，对脏腑

的侵害具有特异性，导致相关脏腑功能失衡出现病理变化，表现于外则出现相应的症状、体征，用中医理论进行逆向思维就会推断出其证候病机。证候是病因病机、病位病性的概括，临床治法针对其证候的不同状态层面进行多维度干预，这就是临床治法的宏观调治思维方法。

例如肺性清肃，具主气司呼吸的功能，一个老年慢性支气管炎复感外邪引起咳嗽气喘，咳痰清稀，胸膈满闷，畏寒肢冷，舌滑润脉浮的病人，用中医理论辨识证候属寒痰阻肺，肺失宣降，确立治法，逆病理而调之，寒痰为肺寒不布津，津凝而痰生，当温而化之；喘咳为痰阻肺气，肺失清肃，顺应肺主宣肃的生理特性，在温化寒痰的同时宣肃肺气，调畅呼吸，所以治法确定在温肺化痰、宣肃肺气上。又如脾性主湿，功在升运，临床将纳差、腹胀、便溏、四肢沉重、舌苔白腻等症状的病变确认为湿邪困脾，脾失健运，病因为湿，病变中心在脾胃，针对病因当化湿，湿化则脾运。胃主纳降，出现厌食饱胀、嗳腐吞酸、呕吐恶心等症状表现者，可推断属食湿内停，胃失纳降，食积当消导，湿邪当燥化，针对胃当降反逆的病理，顺应胃以降为顺的生理特性，当和降胃气，确立治法为消食和胃、降逆止呕，这是单脏腑病变的调治方法。

对于脏腑间失衡的病理状态，依据五行生克制化的理论，通过调整资生与制约以恢复其平衡。如五脏间相互资生失衡的土不生金、水不涵木、火不生土，调补资生的相应治法为培土生金、滋水涵木、补火暖土。五脏间相互制约失衡的肝木乘土、土不制水、水不制火、木火刑金，擒强制约的相应治法为抑木培土、补土制水、壮水制火、清金制木。虽然五脏生克制化的理论尚不能完全解释所有两脏同现的病态规律，协调两脏失调的证候治疗还是有指导意义的。

总之，疾病的发生是脏腑功能活动或脏腑间平衡失调的结果，治疗疾病的总体目标在调整失衡的脏腑功能归于平复，临床治法的作用点虽锁定在疾病的阶段性证候治疗上，但最终结果还是归于脏腑生理功能的恢复。

二、在疾病横断面上的证候单元调治

中医辨证论治不是直接针对病的治疗，而是把对一个病的治疗转化到不同证候治疗上，病是贯穿于始终的纵向整体，证是存在于病程中的横向阶段，病的纵向整体是由若干个不同特征的横向阶段组成，横向阶段可以说是证候单元，辨证论治的动态观实际是对证候动态变化的审视观。疾病是按照自身的证候规律演变发展的，在不同的病期或病理阶段会出现特异性证候，证候是这一阶段特定的病理状态，它是临床治法的定位点。诊病是为了明确疾病的个性特征，把握疾病证候的演变规律；辨证则是为了明确疾病就诊时段所处的证候单元；论治则是确定对证候单元的施治方案。由此可认为，对一个病的治疗要转化到不同病理阶段的证候单元治疗上，就要对疾病演变发展中的证候进行"即时"断层确认，以其证候单元作为确立临床治法的基点。

对一个疾病进行证候断层的定位治疗，首先要对这个独立疾病的病理及证候的发展演变规律全面把握，证候的演变虽然发生在疾病的虚实寒热转化、气血阴阳的盈亏盛衰、病势的进退变化之中，但是有规律可循。例如糖尿病，多按照燥热伤津耗气，继损阴伤阳的演变规律演进，此规律可反映出初、中、末三期的基本证候状态，即初期证候以燥热伤津为主；中期燥热大势已去，气耗津伤突出，凝瘀渐显；后期迁延日久，津亏气耗及肾，伤肾先损肾阴，继损肾阳，可酿成阴阳两虚证，且并发症丛生，并发症阶段多脏腑受损。又如支气管哮喘，病有发作期与缓解期之不同，发作期为痰阻气道，呼吸受阻，病以邪实为主，然阻气之痰又有寒痰、热痰、痰瘀之不同；缓解期为正气不足，内环境失稳，病以正虚为主，但正虚有肺气不足、肺脾两虚、肾气不足之不同。确立临床治法首先要明确疾病所处的证候层位，治法思路要紧紧追随证候演变的层位临床信息，变换治疗方法，法随证变，药随法变。

对疾病在动态演变中证候某横断面的确认，要以不同证候的特异性临床信息为依据，不同的证候有不同的临床表现特征，按照其特异性症状体征可以进行识别与确认。如慢性胃炎胃脘痛属肝胃不和的证候，临床以胃脘胀满，胀及两胁，嗳气反酸，每因情志因素而诱发为特征；瘀凝胃络证以胃脘刺痛或固定不移的隐痛，舌黯脉涩为临床表现；脾胃虚寒证以胃脘隐痛，喜温喜按，纳差乏力为见症；胃阴不足以胃脘灼热疼痛，口干舌燥为特点。如溃疡性结肠炎，黏液脓便属湿热，大便白冻属寒湿，临厕虚坐属气滞等。

以上可见，证候演变的层位有规律可循，证候的确认有症状特征可凭，跟随证候的演变层位确立相应治法，必须对证候的临床特征了如指掌，这是治法定位准确的前提。辨证论治特别强调辨证与治法的统一性，其统一性就在于证候层位与治法思维层位的对应性，对应性越好，疗效就越可靠。

三、根据证候结构的多维度调治

中医治疗疾病，追求的是个体化的整体调治，所谓整体调治要考虑到证候的病理结构问题。证候是疾病某一层位证候单元的病理机制，包括了病因、病位、病性等多因素病理结构的综合，因此，针对证候层面建立临床治法，要辨析疾病所处的证候层位的病理结构是什么？含有哪些病理因素？然后针对其病理结构的内涵，梳理维度调治思路，建立起与之相对应的多维度临床治法。证候的多维结构状态决定了构建临床治法的多维协同组方用药实践，治法的多维协同组药的构思体现了"多靶点"宏观整体调治的临床思路。

临床治法是中医多种治法的组合，前人在长期的医疗实践中创立了诸如病因治法、八纲治法、气血阴阳治法、脏腑治法及对症治疗等多种治疗方法，这些不同的治法是从疾病不同的病理角度建立的。如八纲治法是针对疾病的病性特征、病位表里而制定的辨治纲领；气血津液治法是用于调治脏腑功能活动所依赖的物质基础的盈亏盛衰；对症治疗则是针对疾病表现的临床症状所确定的治法；脏腑治法则是将以上治法引入脏腑失调的调治上，以纠其偏态。而临床治法是针对疾病的断层证候单元而设，证候有病理机制结构问题，建立切中证候的临床治法，也有施治组方配伍的结构问题，治法的施治组方结构要套合证候的病理结构。建立一个临床证候具体治法，要根据证候的病理结构将以上治法拿来组合，构建成多法合用的治法结构，这一结构特征体现了"多靶点"的调治思路，其不同的治疗作用点最终汇聚到对疾病演变过程中一个断层证候的多维度调治上。

基于以上治法的结构思维，确立临床治法的方法大体根据就诊时疾病所反映出的特异性症状、体征，结合脏腑特性和病理特点进行临床反向思维，推断出疾病所处的证候层位，然后根据其证候的病理结构按其所需，将多种治法引入到对该证候病因、病位、病性及症状的对应性治疗中，形成切中证候病理结构的多维度临床治法。

例如，根据肝主疏泄，性喜条达的生理特性及"怒伤肝"的病理特点，将精神抑郁引起的胸胁胀痛，急躁善怒，少腹胀满，脉弦等症状，推断为因气致病，病位在肝，病机为肝气郁结，治疗宜疏肝理气。若口苦、目赤、溲黄则为肝郁化热，爪甲无华、心悸舌红为兼肝血不足，胸胁刺痛，舌黯脉涩兼肝血不畅，用脏腑治法的临床思维调治病证，形成清热疏肝、养血疏肝、活血疏肝等不同临床治法；若肝区疼痛明显将对症治疗的止痛法纳入疏肝理气中，组成疏肝止痛临床治法。又如脾胃有纳运水谷的功能，将饮食不节引起的脘腹胀满、嗳腐吞酸、厌食呕恶等症状推断为食滞脾胃，从而建立起消食和胃法，继而辨析病性的寒热虚实，病势的滞通顺逆及对症治疗，拟定出消而兼温、消而兼清、消而兼补、消兼止呕、消兼止泻等临床具体治法。

四、法随证出的守法与达度

临床治法是建立在证候基础上的一种调治思路,如前所述,证候是疾病在演变过程中的阶段性病理单元,它是随病程的进展而变化的,辨证具有动态时空观,临床治法要随证而变,治法的权变在"守常"与"达变",守常体现了临床治法的原则性,证不变而法不变,达变体现了临床施治的灵活性,法随证而变。守常首先要"知常",其次才谈得上"达变",知常先要对疾病证候的发展变化规律有一个明晰的认识,这个病一般有几种证候类型,不同的证候类型可能会出现在疾病演进中的哪一个病期,治疗的思路要紧紧追踪证候的发展变化轨迹,找准证候的层位,确立相应治法。证候的变化凭临床症状可以明确,不同的证候具有特异性的临床表现,根据表现于外的症状体征进行逆向思维,可以推测出存在体内的病理变化,由此而建立相应的临床治法。

辨证论治要求临床证不变而法不变,但法不变而方可变,法随证变是疾病证候治疗的层位问题,一个疾病在证候不发生移位的情况下,治法不变更。法不变而方可变是修剪证候次要变异的病理枝节问题,所谓"师其法而不泥其方"是在治法不变的前提下,通过处方的变化以套合病机,适应证情的个体差异。

法随证变的权变方法包括两个方面,一是在疾病的演进中,证候状态(证候单元)发生了变化,治法要随之发生移位性变化。例如一个外感病,初起若属风温犯表,发热恶风,治法当辛凉解表,透邪外出,证候演变为邪伏肺络,咳嗽发热,治法则变为清肺透邪,宣肺止咳。证不变而法不变,继续守法治疗。证候发生变化,治法要随证而变。二是疾病的主要证候状态未变,次要证候状态或次要的临床症状发生了变化,可通过调整方中次要药物或配伍关系使之更加适应病情。例如一个发热微恶风寒,头痛口渴,咳嗽咽痛,舌红脉浮数的外感风热证,治疗用辛凉解表、疏散风热法,方用银翘散。但有些病人出现无汗,有些表现有汗,有些则咽痛,有些兼口干,有些有声哑,有些则呕恶纳差。有汗为表热偏重,所谓"炅则腠理开";无汗为邪闭卫表重;咽痛为热毒结于咽喉;口干为邪热伤津;暗哑为肺气不畅;呕恶纳差为风热夹湿影响到脾胃消化功能。对于这些个体化次要病理变化表现出的症状,在主方银翘散的基础上通过调整增减相应药予以解决,如有汗重用金银花、连翘加强清表热;无汗重用荆芥、薄荷注重开腠理;咽痛配桔梗、山豆根解毒结;口干加天花粉生津止渴;暗哑用蝉蜕宣肺开音;呕恶纳差配藿香、枳壳化湿和胃。这就是临床治法的"执常达变"思维。

此外,"达变"还包括不改变处方的配伍关系,通过调整原处方中的药量,实现达变,适应病情。如对肝肾阴虚的病证,确立滋补肝肾治法,选用六味地黄丸,六味地黄丸原方中熟地黄、山茱萸、山药的剂量之比为 8:4:4,若病证以腰膝酸软、头目眩晕、耳鸣耳聋等阴精亏损症状为主,宜以滋阴填精的熟地黄为君药,原方剂量可不变,若以盗汗、遗精等阴精走泄症状为主,宜温涩滋补为主,可重用山茱萸,减少熟地黄量;若属肝肾阴虚的消渴,则宜增大山药量,突出生津止渴,减少熟地黄量。又如四物汤治疗营血虚滞,其熟地黄、白芍量大于当归、川芎则以补养营血为主,行滞次之;若当归、川芎量大于熟地黄、白芍,则以活血调经为主,补血虚降到次要位置。

制方遣药的权变显示了临证处方的原则性与灵活性,临床治法的移步换形只发生在证候的移位变化之中。疾病处于某一个病理阶段,其证候不变是相对的,证候次要方面的变化是绝对的。因此,临证处方贵在权变,不可胶柱鼓瑟,一成不变,当如盘中走珠,灵活多变。

第四节　临床治法指导制方的基本方法

一、制方的君臣佐使法度与效用配伍

"方从法出"。一个病证的证候治法一旦确立,其诊疗程序就进入制方用药,制方用药并不是按治法随意性地堆砌药物,也不是同功效药物相加,而是在治法指导下,按君、臣、佐、使配伍法度组织方药。无规矩不成方圆。君、臣、佐、使是对制方组织配伍的原则性布局,《素问》曰:"主病之谓君,佐君之谓臣,应臣之谓使。"李杲曰:"主病之谓君,兼见何病,则以佐使药分治之,此制方之要也。"君、臣、佐、使用以明晰处方配伍组织中药物的结构关系,只有在这一原则指导下组织的处方才能体现主次分明,节宣得宜,兴利除弊,最大限度地发挥处方的临床疗效。

纵观临床上常用的古代成方,历史对疗效的选择使其具有千百年的生命力,经久不衰的临床疗效很大程度来源于配伍法度的严谨,人们强调辨证要准,制方要精,"精"就体现在君臣佐使的配伍法度严谨与用药的精准。君药:是方中针对病因或主证发挥治疗作用的药,是处方中的核心,如逍遥散中的柴胡,白虎汤中的石膏。臣药:协助君药治疗病因或主证的药物,如白虎汤中

的知母,理中汤中的干姜。佐药其义有三:①佐助药,协助君药治疗兼证或次要症状的药物,如麻黄汤中的杏仁;②佐制药,制约君臣药毒性、偏性的药物,如小青龙汤中的五味子;③反佐药,用于病势格拒须加以从治者,即治疗纯寒证,于热剂中少加寒品,以免热性上升,格拒不纳,如白通加猪胆汁汤之用猪胆汁;治纯热证时于寒剂中少加热品,以免寒凝闭遏之患,如左金丸之用吴茱萸。使药有两种含义:①调和诸药,处方中常用甘草调和诸药;②引经报使,即引药直达病所的药物,如八正散中的灯心草。

制方用药中如何确定君药、臣药以及佐使药,则以证候为依据,治法为指导,以药物对证候所起作用的主次为法度,尤其是君药的确定,它在处方中处于核心地位,对病因、证候治疗发挥着主导作用,《药治通义》曰:"药虽众,主病者专在一物,其他则节级相为用。"处方中君臣佐使配伍结构中其药味的多寡,各味药量的多少,取决于证候病理结构的复杂程度,一般而言,君药药味少而剂量重,臣、佐药则药味多而剂量小。证候复杂,君药不能完全照顾病情的证候面,或有毒副作用需加以制约者,则君臣佐使可全用,反之,证情简单者臣使药就不一定必备。总之,一个处方君药不可缺少,其他各药可酌情取舍,如香连丸只用君药黄连,臣药木香;六一散只用君药滑石,佐药甘草,即是其例。假如证候复杂,所用药物众多,难以确定其臣佐使位置者,也可以将所遣用药按不同功用化归,如主次部分、扶正部分、祛邪部分等来进行划分,如鳖甲煎丸分为软坚散结,破血攻瘀、理气化痰、利水导邪、协调寒热、补养气血六个部分。安宫牛黄丸分为清心开窍、清热解毒、镇心安神三个部分。

君、臣、佐、使是处方中的结构布局,也是制方的原则,但在处方的组织配伍中,应重视效用配伍,尤其相须增效配伍、佐使相辅相制配伍、慢性病标本兼治的补泻兼施配伍、病性寒热错杂的寒热并用配伍及气机病态失调的升降合用配伍、纵擒宣摄配伍、药物性能的刚柔相济配伍等须熟悉掌握。

补泻兼施是针对虚实相兼证而采用的补虚与泻实融于一方的配伍,此种配伍关系在慢性疾病的治疗中应用最多。慢性疾病久延不愈,虚实因果相关联、正虚邪实相兼夹,制方则补虚与泻实相配伍。寒热并用针对病性的寒热错杂证,以寒凉药与温热药相配伍平调寒热,如半夏泻心汤等。升降合用是针对脾胃升降失常采用的升与降并用的处方配伍方法,如补中益气汤升脾气,配枳实、槟榔、炒莱菔子降腑气,升降合用治便秘;又如紫苏与杏仁、桔梗与枳壳配伍升降合用,宣肃肺气止咳嗽。纵擒宣摄配伍法度即固摄与宣泄的配伍,调节制衡病势的相反状态,如肠病腹泻与便秘同时并见者,固肠止泻与导滞通便并驾齐驱于一方。又如肾病综合征蛋白尿与水肿同现者，固肾摄蛋白与疏水利小便融于一方。老年前列腺增生小便余沥不尽与尿频同时并见，制方则利尿通淋与固肾缩尿双管齐下。刚柔相济配伍，如竹叶石膏汤中的半夏与麦冬配伍，取半夏降逆止咳之用，以麦冬制其半夏性燥伤阴之弊。

二、临床制方中的选方与遣药组方

临床制方用药是既定的临床治法在具体病证上的实施，是治疗思路的实现。在临床治法指导下的制方有"依法选方"与"依法组方"两种方法，依法选方是针对某病证选用所掌握的现成治疗方剂，包括经方、时方及经验方。其方法是按照临床治法的需要确定选方的方向，再根据疾病的证候特征，在所选定的处方范围内依据不同处方的功用特点，进一步推敲选择更精准适宜的治疗方剂。例如治疗食少便溏，四肢乏力，面色萎黄，舌淡脉细缓，属脾虚不运，湿自内生的腹泻，确立补气健脾，祛湿止泻法，选方方向就定位在具有补脾祛湿止泻作用的方剂上，然而具有这一作用的方剂有五味异功散、七味白术散、参苓白术散等，究竟选用哪个方子呢？这就要根据疾病证候特征与方剂的功用特点推敲选定。本病证的证候特征是脾虚兼湿的泄泻，气滞腹胀不显，且未影响到胃的和降功能，五味异功散补气行气化湿，宜于脾虚湿滞气机，胸脘痞闷，气滞突出且泄泻不甚者；七味白术散补气健脾止泻，宜于脾虚兼湿，脾胃升降失常，症状以上吐下泻突出者；参苓白术散益气健脾，渗湿止泻，宜于脾虚不运，湿自内生，证候特征以大便溏泻为主，气滞腹胀不显，且无胃失和降的呕吐。经过比较，显然是选用参苓白术散为宜。

成方是经过历史对疗效的筛选，大浪淘沙而流传下来的优秀方剂，所以临床处方用药尽可能选用成方，或将成方作为底方化裁应用。依法选方的关键在于胸有成竹，胸中要有较多的成方作为蓝本，对优秀的成方必须熟悉其功效、主治证及同类方剂的异同点，做到知方如数家珍，选方才能得心应手。配伍才可知宜知避，知利知害，疗效心中有数，这也就是中医的基本功所在。

依法组方是自组处方的制方用药方法。由于医生所掌握成方的局限性及证候病理结构的复杂性，在临床中对所有的病证不可能全部选出切合病情的成方，此时在不违背临床治法指导原则的前提下可自行遣药组方，即所谓"依法组方"，方可以不一，但法必须肯定。疾病的动态变化与患病个体的差异性，决定了临床证候的复杂性，但再复杂的证候，依据临床治法思路，按照制方组织配伍原则都可以组织配伍出切合证候状态的治疗处方。

确立临床治法有一个证候状态的主次结构及其结构的关联性思考。依法组方也有一个药物的主次配置及如何协同发挥疗效的问题，在遣药制方中，往往也有医者经验用药成分。病情复杂者，制方多以复方的形式构建，最大限度地发挥药物的群体效能，制方严谨的组织配伍，其效能不是一加一等于二，可能是一加一等于三。

另外，为了适应证情的需要，可以选择性能不一致的药物进行配伍，以产生新的治疗效用。例如麻黄性辛温，其开腠宣肺功最优，石膏性大寒，清泄里热力最大，对肺热喘咳证，重用石膏配麻黄的麻杏石甘汤，以石膏之寒抵消麻黄之温，使麻黄失其温而不失其用，发挥宣泄肺郁之功用，石膏不失清泄肺热之效能，二者相伍，协同共济，产生出清泄肺热、止咳平喘之功用。又如治血虚的当归补血汤配伍，从气生血的理论出发，重用黄芪甘温益气，激发生化之源，少用当归守阴涵阳，使气旺血生。又根据阳根于阴之理，以滋补肾阴的六味地黄丸少配附子、肉桂的肾气丸，立意于阴中求阳，水中求火，使肾阴化生肾气，所谓阳得阴助而生化无穷。

在临证制方中，还可以以一个药为主，辗转配伍相应药物，产生不同的功用，适应证情需要。如黄连配木香为香连丸，治疗痢疾里急后重；若不配木香配吴茱萸为左金丸，治疗肝火犯胃的嘈杂反酸；若配大黄、黄芩为泻心汤，功在清泻实热火毒。又如枳实配白术为枳术丸，健脾消食积；若不与白术配，而与大黄相伍，可治腹中实痛；配白芍，可治气血不和的腹痛。

三、制方遣药中的三因治宜

中医辨证施治，制方遣药中强调"三因制宜"。如严用和说："世变有古今之殊，风土有燥湿之异，故人禀亦有厚薄之不齐。"（《济生方》）所以，处方用药要因地、因时、因人而异。我国地域辽阔，东西南北地理环境不同，同是一种疾病，处方用药有差异，如同样一个感受风寒，因地域而异，疏表用药有别。西北之人，气沉而厚，凡受风寒，难于透出，宜用疏通重剂；东南之人，气浮而薄，凡遇风寒，易于疏泄，宜用疏通轻剂；南方气温易夹湿，北方气寒易遏阳，同是暑证，北方常用解表化湿，理气和中的温燥之剂藿香正气散可收功，南方用解表化湿，解暑清热的新加香薷饮每见效。因此，处方用药要根据地理环境对疾病影响的差异性，在药物的选择、药量的轻重等方面都要有所区别，切勿固定刻舟。

四时之气，行于天地之间，人处气交之中，人体的生理功能与病理变化随气候的交替变化略有差异，故处方用药当因时而异。春温腠开，夏热津泄，处方用药适当清温养阴；秋凉燥化，冬寒阳藏，处方用药适当润燥温阳。以感冒为例，虽同属感冒，夏季人体腠理开疏，一般不宜用辛散发汗重剂，如麻黄、桂枝、羌活之类，以防腠开太过，出汗过多，变生他症；冬季人体腠理致密，不易汗出达邪，一般须用发汗作用较强的解表药，才能达到邪从汗解的目的。

人体罹患疾病，由于体质有阴阳之偏、强弱之异，年龄性别有老壮妇幼之别，处方用药必须考虑这些特殊因素，因人而异。如阴虚之体患感冒，用加减葳蕤汤滋阴解表很有效；阳虚之体患感冒，以再造散助阳解表病可除。阴虚之体患乙肝，方中配黄精、女贞子、旱莲草滋养肝阴；阳虚之体患乙肝，方中配淫羊藿、鹿衔草、炒蜂房温阳化毒。张仲景《伤寒论》论四逆汤曰"强人可大附子一枚、干姜三两"，于十枣汤曰"强人服一钱匕，羸人服半钱"；《金匮要略》小青龙汤加石膏汤曰"体强者服一升，羸者减之"。可见古人对处方药量的大小，也从体质的强弱因素出发予以考量。又如老年人气血已衰，精神减耗，不同年少真气旺盛，若有实邪，亦不可肆意攻伐，以免伤及正气。又如妇女，应当注意经带胎产情况，一般在经期或妊娠期间，峻利、破血、有毒之药应慎用或禁用。再如婴幼儿患病，其气血未充，脏腑娇嫩，病情变化快，治疗须及时，忌投峻猛之药，用量宜小，巧拨灵机。又因脾胃薄弱易兼食积，用药应时时照顾脾胃纳运。

四、临床制方的精方之道与剂量用法

辨证准而制方精是提高辨证论治临床疗效的关键。何为精方，精方之道又是什么？是临床制方用药时应认真思考的问题。我以为精方体现在方证统一，配伍严谨，用药精练，简言之，在套合病证的前提下，能以最少的药味、最小的剂量，达到最大的临床疗效斯为精方。

然而，精方之道体现在组方药味的多寡问题上，由于各人处方习惯不同及各自经验的局限性历来就很不一致，有的"方取简练，不求繁多"，犹精兵奇袭，克敌制胜。有的制方用药众多，认为"用药如用兵，韩信用兵多多益善"，以至于现在庞杂大方在医生笔下屡见不鲜，"法调有制之师不畏多，无制之师少亦乱"。我认为，处方的药味多少，既有一个原则依据，又有一个量的概念，原则依据就是疾病证候的复杂程度，如病证较为单纯，治法则宜专一，处方药味应力求少而精；症情比较复杂，需要两种以上治法配合应用时，处方的药味就必然要多一些，不强求一律。其实对于处方药味多少也含各人的经验习惯

成分,我一般对证情单纯者,处方用药5~7味,证情较复杂者,9~12味,主张一般不宜超过15味,有云"用药十七八,大夫无主张"。以我临床体会,再复杂的证情,在处方用药时只要多费匠心,遣药精当,12味药可以照顾到病情,处方药味太多,过于庞杂,不仅造成药材的浪费,增加患者治疗成本,更会造成功用的分散或相互牵制消耗,进而影响疗效。

证情复杂的病证制方遣药如何做到制方精到?我以为在处方的组织配伍上要下功夫,其一,君药尽可能选针对主证效专力宏的药,突出君药对病因、主证的治疗作用,可减少协助药物,如清热泻火主选石膏,泻热通便主选大黄,补脾气用党参,养心安神用酸枣仁。其二,对证情复杂者,针对兼夹证尽可能选配一药多能的药物,使其一箭双雕,如慢性胃炎气阴两虚者,选用具有益气养阴之功的太子参而不以党参配麦冬,湿与食滞选用化湿且可消食的白豆蔻而不以化湿与消食药相配伍,胃炎毒瘀交阻选用既可解毒,又能化瘀的半枝莲,肝肾病瘀阻水停选用具有利水作用的化瘀药如泽兰、牛膝、益母草之属,瘀水同治,而不用化瘀与利水两组药相配,如左金丸中的吴茱萸一取降逆和胃,二取佐以制黄连之寒,一药而佐使兼备矣。

总之,精方在制方遣药的精练,但精练又贵在法证合拍,在合拍的前提下精选药物,药味的多寡并不是衡量精方的标志,证情复杂,多而不杂,证情简单,少而精专,从而无一药游离,无一药不对症,处方方能显其精。

制方剂量是指处方中药物的分量,是药力的标识,煎法是指煎剂中的煎药与服用方法,两者是影响疗效的一个不可忽视的方面。剂量的基本要求是在安全前提下的有效性。现行《方剂学》教材中的处方量与《中华人民共和国药典》中的药用量是一个常规用量,对每个患者而言,临床制方剂量随病情、体质、年龄、性别及发病季节的不同,都需要一个动态的调整,不可每必照搬常规剂量。这里着重谈谈临证处方中药物剂量的配制问题。剂量标识药力,剂量的配制比例反映处方治疗的主次结构与功效性能,一般而言,针对主证确定君药,君药剂量大,突出治疗重点;臣药、佐药、使药剂量次之、小之,它只发挥协助治疗或治疗次要症状的作用。剂量比例的不同搭配,可以影响方剂的功效主治,如桂枝汤桂枝与芍药等份,调和营卫解肌表,倍用芍药加饴糖,变为小建中汤,温中补虚治虚劳;半夏泻心汤与甘草泻心汤组成相同,半夏泻心汤寒药与热药基本均等,和胃降逆,散结除痞,治寒热互结痞证;甘草泻心汤倍用甘草,增强了补中作用,治疗胃气虚弱,气结成痞。当归补血汤黄芪一两,当归二钱,立意于"有形之血生于无形之气",若两药剂量相等,或当归重于黄芪，恐怕血未生而气先脱；又如肾气丸重用熟地黄八两，温阳药桂、附各一两，立意于阴中求阳，少火生气，若重用辛热的桂、附而少用熟地黄，恐怕阳未复而阴先伤，何益于肾阳振复。从以上可以看出，剂量可影响功效，甚至可改变功效，功效决定疗效，所以在处方药物剂量的安排上，根据设定治法的要求，要有一个药力剂量的估计与基本比例的权衡，不可主次颠倒，使功效与治法相去甚远，否则就难以达到预期的临床疗效。

处方煎剂的煎服方法是从医疗实践中总结出来的，煎服不当可影响疗效，如附子、川乌、草乌高热久煎有利于消除毒性；矿石贝壳类药如磁石、牡蛎、石膏、紫石英等先煎有利于析出有效成分；薄荷、钩藤、砂仁后下有利于挥发性有效成分保存；大黄后下则有利于保存泻下药力；人参、鹿茸片另炖服避免有效成分被其他药渣吸收；琥珀、三七冲服有利于发挥疗效。镇吐剂饭后服或少量频服有利于胃纳药下。还有包煎、烊化等不再赘述。总之，处方煎剂的煎服是应该加以注意的。

第二章

构建临床治法的思维

第一节　脏腑治法的临床思维与用药依据

一、构建脏腑治法的思维框架与用药原理

脏腑是中医理论体系的核心，脏腑治法思维正确与否是决定临床疗效的关键之一。不论是外感病还是内伤病，外因致病还是内因致病，其病理变化都可反映在脏腑上，也就是说，疾病的发生都可导致脏腑功能的失调。辨证是从脏腑出发，根据脏腑失调反映于外的临床症状体征，采用司外揣内的思维方法，推测脏腑功能失常的病理机制，治法落脚在失衡脏腑的调治上，药物也是通过脏腑发挥作用。

如前所述，前人在创建治法的历史长河中提出了诸如病因治法、八纲治法、脏腑治法、对症治疗等多种治法用药方法，虽然这些治法是从不同角度或辨证治疗体系中产生的，但其治疗途径都归结在改变脏腑失衡的病理状态这一点上，也就是说，只有在调平了脏腑失衡的病理状态，使生理功能恢复，才可显示出各种治法的临床价值，如病因治法在消除不同致病因素对"易侵"脏腑的病源损害，恢复脏腑生理功能；《内经》八纲治法在改变脏腑的病理性态，纠正其偏。刘完素将脏腑用药按五味入五脏进行了梳理，"凡药之五味，随五脏所入而为补泻，亦不过因其性而调之"（《脏腑标本虚实寒热用药式》），对脏腑病变建立了病性调节的用药模式。脏腑临床治法则是根据具体病证脏腑失衡的病理结构特征，将各种治法取其所需，重新构建起以调治该病证脏腑气血阴阳之盛衰、寒热虚实之偏性为主要内容的施治方药。

疾病的发生是致病因素作用于机体脏腑，使脏腑气血阴阳、水津体液在化生、运转过程中出现的病态变化，其病理特征表现在盈亏盛衰上，调治法则是损盈补亏，泻盛扶衰。气血阴阳是脏腑功能活动的物质基础，气机运行是脏腑功能活动的基本形式，五脏生克制化是维系脏腑相互协调的条件，此三条是维持脏腑生理功能的基本要素。中医的标本概念是分析证候结构矛盾、决定治疗主次的思维方法。因此，确立一个病证的临床治法，先从疾病表现于外的临床征象推测病发何脏，锁定病位，再判断发病脏腑气血阴阳的虚与实、气机运行的顺与逆、与其他脏腑功能的协调性、证候结构的标本特征，以此而构建起以调治失衡脏腑功能状态、消除临床症状的病理状态为目的的临床治法思维，有效防止治法对证的偏移，才能确保治法指导制方用药的精准性与疗效性。

《内经》构建起了调治脏腑的理论框架，与此同时对脏腑病变的用药也提出了原理性法则。中医治病，是通过药物的性能效用纠正脏腑失衡的病理状态，掌握脏腑用药非常重要，必须熟悉药物的性味特征、升降沉浮特性及归经，同时掌握脏腑功能特性、喜恶特点、体窍联系，在此基础上才能准确判断脏腑病变的病位、病性、病势特征。所谓施法制方先要识药，识药才能知药善用，恰到好处，临床得心应手选遣用药。

诚如脏腑用药：肺的功能在主气司呼吸，外合皮毛，职司清肃，《内经》说："肺苦气上逆，急食苦以泄之。"（《素问》，以下《内经》引文同）外感引起的咳嗽，肺气上逆，用麻黄、紫苏疏散表邪，杏仁、桔梗、川贝母苦降肺气；出现鼻塞流涕，喉痒音哑从"肺开窍于鼻"、喉为肺系考虑，用辛夷、苍耳子、麻黄绒通鼻窍，蝉蜕、胖大海等利咽润喉。心的功能在主血脉，藏神，司君火，脉细弱结代，心动悸，用炙甘草、人参、桂枝补心气鼓动血脉；胸痛不得息，手臂麻木用当归、川芎、丹参、乳香通利血脉；心烦少寐用酸枣仁、柏子仁、合欢花、磁石安神定志；出现舌尖红芒刺，要从"舌为心之苗"考虑，用黄连、竹叶、灯心草、生地黄清降心火；出汗多从"汗为心液"考虑，用淮小麦、煅牡蛎、五味子敛心阴。肝的功能主要在疏泄、藏血，性具风象，"肝苦急，急食甘以缓之""肝欲散，急食辛以散之，用辛补之，酸泻之"。肝气郁结的胁肋胀痛，乳房作胀用柴胡、青皮、香附、玫瑰花辛散疏肝；筋脉拘挛疼痛用白芍、甘草酸甘缓急止痛；头昏、爪甲无华，藏血不足用当归、川芎、首乌补养肝血；肢麻抖动抽搐为风象，用天麻、钩藤、羚羊角平息肝风；眼目干涩、视物模糊，要从"肝开窍于目"考虑，用青葙子、决明子、菊花、枸杞清肝、养肝明目。脾司中气，主运化，统血，性恶湿，"脾苦湿，急食苦以燥之""脾欲缓，急食甘以缓之，以苦泻之，甘补之"。倦怠乏力，嗜卧用黄芪、党参、白术、茯苓补运中气；脘腹胀满，纳呆苔腻用苍术、厚朴、半夏燥脾除湿；肌衄、便血用黄芪、党参、侧柏炭、地榆补脾统血；消瘦、四肢无力要从"脾主肌肉，主四肢"考虑，用补益脾胃药；口淡、口臭、口角流涎要从"脾开窍于口""脾主摄涎"用化脾湿，摄脾涎药。肾藏元阴元阳，为封蛰之本，主骨生髓，为纳气之根，"肾苦燥，急食辛以润之""肾欲坚，急食苦以坚之，以苦补之，咸泻之"。肾阴虚肾损髓少，腰酸膝软，虚火内扰，见潮热、骨蒸盗汗，于滋补肾阴的同时用知母、黄柏苦寒坚阴；肾阳虚畏寒肢冷用附子、肉桂、细辛温肾通阳；筋骨痿软无力，用狗脊、续断、杜仲强健腰膝；气喘用蛤蚧、肉桂、沉香温肾纳气；耳鸣、耳聋从"肾开窍于耳"考虑用药；久泄、遗尿、尿频从"肾司二阴"考虑用药。

二、调治脏腑气血阴阳津液虚实的临床思维

气血同源于脾胃化生的水谷之精气，气主煦之，由肺所主，其升运调畅赖于肝脾；血主濡之，由心所主，藏于肝，统于脾。气血虚证多由化生不足，心肝失养，肝脾功能减弱；实证多为气血的运行障碍，气血郁滞。

脏腑气虚多见于肺、心、脾、肾气虚。其中肾气虚指肾的气化作用降低，肾阳为气化的原动力，补肾气实际是温肾阳。肺气虚多由久患咳喘，耗伤肺气，在伤气的同时往往阴随气耗，故气虚多兼阴虚，肺为清肃之脏，性喜温润，故补肺气宜甘温润补。又肺与肾金水相生，肺虚日久每气损及肾，致肾不纳气，故久喘呼多吸少，在补肺气的同时须兼温肾纳气。脾气虚化源匮乏，后天失养，脾司中气主升运，喜燥恶湿，补脾气当甘温运补，用药偏燥，激发化源燥脾湿，有利于脾气的生发，脾气主升，气虚日久可致虚陷，补气又当补中寓升，以鼓舞脾清阳之气上升。心主血，寓阴涵阳，心气虚往往发生在心阴虚损之中，心气虚每兼心阴暗耗，补心气要兼养心阴，用药甘温偏润；气运血，心气虚运血乏力，每致心血瘀阻，补气少佐化瘀，有利于气肝血行。

脏腑血虚表现为心肝血虚。多由脏损血耗，化生不足或慢性出血所致。心主血而藏神，心血虚多见心神失养，补心血当甘凉滋补，养血安神。肝藏血调节血量，肝血虚藏少疏达，每以血分虚滞见于临床，补肝血宜滋养辛散，补充血量兼调畅血行，肝体阴用阳，肝血虚可致肝阳偏旺，补血又当稍佐平肝。不论是心血虚还是肝血虚，有中焦运化呆滞者，皆可立足生化之源，用甘温益气佐以养血之品，鼓舞中气，激发化源，使中焦脾胃"受气取汁，变化而赤是谓血"，否则，若纯用滋补求血生，反滋腻碍脾运，不利于血的化生。

脏腑气血实证是指气血在运行中出现壅滞的病理状态，其中气分实证表现在气机运行的滞与逆。脏腑皆可出现气滞，但临床中以肝、脾、肺、大肠气

滞最为常见。肝性条达，疏泄气机，气滞于肝，每壅脾碍胃，故疏理肝气多兼理脾气；脾居中焦，为气机升降之枢纽，脾气郁滞，运化失司，每滋生湿邪，故疏理脾气，宜燥湿展气；肺为清肃之脏，肺气壅滞多因痰阻，宣肃肺气化痰为先；大肠气滞缘于邪结于腑，行气导滞通腑……气逆多见于肺、胃气机上逆，它是发生在气滞基础上，气机违生理而逆行的病理状态，如肺气主肃降，痰阻则喘逆，治当化痰降肺气；胃气主通降，气滞可呕哕，治以和胃降其逆。

脏腑血分实证表现在血的运行瘀滞与血不循经的出血。血由心主，由肝所藏，血分瘀滞与心肝关系密切，治疗以活血化瘀为主，病久者瘀血在络，络脉瘀滞病涉广泛，如心络、肺络、胃络、脑络皆可涉及，病入络者化瘀当兼通络。血离经妄行的出血证有虚实之别，其实证与心肝有关，其证候有火热灼络出血，血热沸溢出血，瘀血内阻出血，治疗针对病因分别采用清热止血、凉血止血、化瘀止血不同治疗方药。

五脏皆有阴阳，各脏腑气血津液的亏损，最终归宿于阴阳亏虚，阴主滋培，阳主激发，其虚皆当论补，阴虚以甘润滋补为主，阳虚以甘温温补为要，但由于各脏的生理特性不同，临床言补有所区别。

脏腑阳虚多见于心、肺、脾、肾之阳虚。心司君火，心阳火气主振奋温通，心阳虚"阳微阴盛"，血脉不畅，温补心阳宜辛温滑通振奋阳气，温通血脉。肺居上焦，肺阳斡旋胸中，布化津液，肺阳虚肺寒津凝，寒痰阻肺，温肺阳宜辛温宣肺，振奋肺阳，温化寒饮。脾阳主振奋中焦，统摄血液，脾阳虚中焦虚寒，或脾不统血，温脾阳宜辛甘温热，温补中焦，或温脾统血。肾主元阳，为诸阳之根，肾阳称命门之火，各脏腑只有在肾阳温煦、推动、激发下产生各自的阳气，所以温补肾阳是补脏腑阳气的关键。补肾阳有缓补与峻补之别，峻补只有在肾阳衰微，命火忒微的危脱证中应用，用药以辛甘大热峻补元阳，拯危固脱。对于多数慢性病肾阳虚弱者采用缓补肾阳法，由于肾为阴阳并居之脏，肾阳的化生赖以肾阴滋培，所谓阴根于阳，补肾阳须在滋补肾阴的基础上配温热补阳药阴中求阳，水中求火，使肾中阳气徐徐生发。

脏腑阴虚多见于心、肺、肝、肾阴虚。心为火脏，火赖阴济，心阴虚多致心气内耗，补心阴用甘寒滋补辅以甘温益气；心藏神，神赖阴舍，阴虚多神不守舍，故补心阴又当兼安心神。肺属燥金而主气，肺阴虚多与气虚相兼，补肺阴用甘凉润补当兼益气；肺性清肃，阴虚金燥气不肃降，补阴当兼肃降气机。胃为阳明燥土，性喜润降，胃阴虚每有胃失和降，治胃宜润降，当甘凉滋胃兼和降胃气。肝肾同源于下焦精血，其阴虚多并称，但由于肝与肾的生理功能与病理特性不同,补阴用药还是有区别的。肝藏血,体阴用阳,滋补肝阴用药偏凉少腻重,又阴虚不恋阳多兼肝阳偏亢,故补肝阴多兼平潜肝阳。肾藏精,水火相济,补肾阴用药宜腻重之品滋养培植下焦精血;肾内寄相火,阴虚阴不恋阳,每有相火内动,故滋补肾阴多兼清泻相火,即所谓"壮水之主,以制阳光"。又肾水火并居,阴阳互根,所谓阴虚、阳虚是言其虚相对偏重而已,阴虚必有阳亏不化生阴精;阳虚必有阴亏无以蒸精化气,阴阳互为化生,所以补阴注意育阴温阳,同样的温阳注意扶阳存阴。

津液源于水谷精微之气,主濡润脏腑,充养形体,津液的输转敷布赖肺气宣肃布散、脾气输转运化、肾阳升腾蒸化。脏腑津液的虚证为津液亏损、脏失濡养,实证为津液输转不利,成湿、成痰、成水。治虚当言滋养,治实在祛湿、化痰、治水。

脏腑津液亏虚主要反映在肺、胃、大肠、肝肾阴津亏损,其中肺、胃津液与阴同类,故阴虚与津亏齐名。肺阴津亏虚多与燥伤肺津,热淫津伤有关,治宜甘凉润肺,释燥复津;胃阴津虚多与胃火偏盛,土燥津伤,或脾不济阴有关,治宜甘寒滋养,濡润胃腑。大肠阴津亏多与邪热内结有关,治宜润肠通便,"增水行舟"。肝肾阴亏虚是肝肾阴精亏损,与物质意义上的津液关系不大,也有言补津液者实际上是补肝肾之阴。

津液的实证是以湿、痰、水等存在体内的病理产物,常发生于津液输转敷布障碍,水津代谢失常,治疗要根据津液留聚的病理性状与其脏腑的相关性予以调治。肺布津、脾转津、肾蒸津,治津液实证此三脏最为关键。痰湿与肺脾有关,肺不布津,津凝成痰者,根据风、寒、热犯肺凝津的不同病因分别采用疏风化痰、温肺化痰、清肃肺气化痰饮;脾失健运津凝成湿成痰者,健脾助运,燥湿化痰。津聚成水者关乎肺失治节,脾不制水,肾不化气及三焦不利,治水根据关联脏腑分别采用宣肺通调水道、健脾化湿利水、温肾化气行水及疏通三焦水道诸法。

三、调治五脏失衡与气机顺逆的临床思维

五脏平衡失调是指五脏间生克制化规律失常,五脏相互资生、制约是维持五脏动态平衡的基础,如肝木得肾水滋养而阳不亢,脾土得肾阳温煦则土不寒,肾水得肺津下濡则水不亏,肺金得脾气资化则气不虚,脾土得肝木疏达则土不壅……五脏间这样生克制化平衡失调则发病,如土不生金则肺气虚,火不暖土则脾阳虚,水不涵木则肝阳亢,木火刑金侮肺则病咳……

调治五脏失调的临床思维则根据五行生克制化理论，采用虚则补其母，实则泻其子，抑强扶弱的法则，两脏同调，协调平衡，恢复其各自的生理功能，例如脾虚化源不足不能上充肺气者，通过甘温补脾气使脾气旺肺气充沛，即培土生金也；肾阳虚不能温暖脾土致脾虚泄泻者，通过温补肾阳使肾阳上腾温暖脾土，即补火暖土也；肾阴亏损不涵养肝木而致阳亢者，滋补肾水，即滋水涵木也；肝火刑金侮肺的咳嗽泻肝火以肃肺止咳，即泻木保金也；脾土虚肝木侮土之腹痛腹泻者，宜泻肝健脾以止痛泻，即泻木扶土也。

中医五行生克制化理论指导临床实践，就以上例子说明了它对调治脏腑间失衡的实用性，显示了其临床价值，但从临床实际看五行生克制化理论尚不能完全解释两脏同病的证候规律及指导治疗。一脏患病涉及它脏，其病变中心外展的规律不完全按五行理论演变，所以对这一理论不能死搬硬套，从临床实际出发，不离不泥，即符合五行规律者按其理论调治，不符合这一规律者，按实际证候调治。

脏腑的气机升降出入是脏腑功能活动的表现形式，它贯穿于生命的全过程，即《素问》说"出入废则神机化灭，升降息则气立孤危"。各脏腑气机都有自己的运行规律，其自身的运行规律也就是各脏腑功能特性的反映，如肺主宣肃，肝性条达，心喜流通，脾喜升运，胃主通降，肾主封藏。脏腑气机失调的病理特性表现为不及与太过，逆生理而运行，当行则滞，当降反逆，当升则陷，调治脏腑气机思路在于顺应各脏腑气机运行的特性，即顺生理而逆病理，擒强而扶弱。

脏腑气机失调以肺、脾、胃、肝、肾为主。肺居上焦，外合皮毛，宣肃气机，治节水液，肺气宣肃失常，不能调畅呼吸，便出现咳嗽、气喘，治宜肃降肺气；治节失司，水道不利，便出现风水水肿，治宜宣肺利水。肺与大肠相表里，肺气不降大肠腑气不下行，邪滞壅腑便难下，也会影响肺气不肃降，喘咳气急，通腑气有利肺气肃降，使喘平咳止。脾（胃）居中焦，为气机升降之枢纽，脾不升清则胃不降浊，气滞于中则脘痞饱胀，治宜行气除痞；气逆于上则呕哕嗳气，治宜和胃降逆；脾不升清，胃不降浊见呕吐、泄泻者，治以健脾升清，除湿止泻；脾阳下陷见脱肛久泻，治宜补益脾气，升阳举陷。肝气主疏泄，肝阳易升发，肝气郁滞则病胁肋胀痛，治宜疏肝解郁；肝阳升发太过则头目眩晕，治当平潜肝阳，抑上亢之势。肾主封藏，总司气化，肾失于封藏，精关不固则遗精尿频，或蛋白漏泄尿中见蛋白尿，治以固涩精气摄蛋白；肾气失司，液聚成水，治以温补肾阳，化气利水。

调理脏腑气机以脾肾最为关键，脾居中焦，在脏腑气机的升降中发挥着主导作用，故称为气机升降之枢纽。肾为脏腑气化的原动力，所谓"五脏之阳气非此不能发"，只有脾气升降正常，诸脏气机可协调运动，谷精的转输、水津代谢归于正常；只有肾阳蒸腾气化，脾气才可能斡旋升运，只有肾气固摄封藏，阴精才可藏而不漏，肺气才能降而不逆，所以，调治脏腑气机以调治脾气、肾气为要。

四、确定证候标本治疗的临床思维

中医标本理论是中医辨证论治中重要的思维方法，用于确定疾病阶段性证候治疗的轻重缓急，把握证候治疗的先后主次、施治组方用药的结构布局。

标与本是一个相对的概念，每随分析场合而异，以邪正而言，正气为本，邪气为标；就病因与症状而言，病因为本，症状为标；以疾病发生的先后而言，旧病为本，新病为标。标本治疗的原则是急则治标，缓则治本，在疾病发作期，病情急迫，甚至危及生命的，标象严重，把治标作为重点；在疾病缓解期，病势缓和，将本作为治疗重点，或者标本兼治。例如中风病阴虚阳亢，阴虚为本，阳亢为标，若亢阳暴涨化为风火，风火相煽冲心犯脑时当急平潜肝阳，清化风火以治标，当肝阳平潜之后阴虚显露者，当转入滋补肝肾为主，缓图治本。在慢性病病情稳定期，多将正气、病因、旧病等本的方面作为治疗的重点，治标放在次要地位，如肺气肿肺肾两虚为本，痰阻喘咳为标，在疾病的发作期以治标为急，缓解期痰咳不显，仅见气短微喘者，久久坚持补肺温肾培本的治法，可以减少感邪痰喘的发作频率，见微痰而咳者标本兼治。又如肝硬化腹水，当腹水大势消失之后，坚持补肝脾肾以培本，或兼行气活血消胀标本兼治，使之带病延年。临证治病，先治其急，随后治缓，标本治疗也就随时而变，急性阶段治其标，慢性缓发治其本。

在疾病病因病机的因果转化中，用标本分析其病理环节，前因为本，后果为标，标本随病机变化而变。如病毒性肝炎其病毒潜伏于肝，早期病毒复制活跃，其病毒为本，滞肝气凝肝血为标，治疗以解毒治本为主，疏肝化瘀治标为次，疾病进入损肝伤阴耗气阶段，肝阴亏气虚为本，毒邪恋潜为标，治疗以养阴扶正培本为主，解除邪毒治标为次，疾病后期进入肝硬化失代偿期阶段，腹水发生，虽肝虚脏损为本，络瘀气滞水阻为标，但标证上升为矛盾的主要方面，治疗则以治标为急，待胀消水泄之后缓图治本。可见标本在疾病证候病理结构的因果变化中其含意也随病机而变，在疾病发展不同阶段的证候状态中权衡标本，分析病机演化的因果关系，明晰证候结构的矛盾主次，把握治疗缓急的施治组药发挥着关键性作用。

标本理论最多应用在慢性疾病中，慢性疾病虚实标本相关联较为普遍，正气亏损与内邪滋生往往共存于证候矛盾的统一体中，正虚恋邪不解，邪留正气难复，使疾病缠绵难愈，正邪纠结的结果形成虚中夹实，实中夹虚的证候状态，以标本分析证候结构，正虚为本，邪实为标，治疗中补虚泻实相兼顾，采用虚实标本兼治，否则，只注重扶正固本邪不得解，只注重祛邪治标正气难复，病仍不愈。当然，一般而言，虚实相兼的证候，正虚与邪实并存并非等量齐观，总有一个正与邪的偏重，权衡标本治疗也应有主次之偏。

五、截断病机演进的临床治法思维

疾病的进退变化是疾病的动态特征之一，疾病在没有得到有效治疗的情况下，往往按照由浅入深，由经及络，由气及血，由实到虚，或由虚到实演进，脏腑受病从一脏病变到多脏受累。不同疾病都有自身的演进规律，如伤寒病按六经传变，温病按卫、气、营、血四个阶段演变；消渴按上、中、下三消演变；肿瘤表现为初、中、末三期。治疗疾病从某种意义上说是干扰疾病演进，使病止而正复邪退。

疾病的进退反映在病机证候上，病退则病机层位逐渐减轻，病进则病机层位逐渐加重，所以，治疗疾病要对疾病的演进趋势有一个准确的预测。治疗现证时其思维要随之提前到位，截断病机演进，将疾病控制在轻浅阶段，促其向愈。正如《金匮要略》说"见肝之病，知肝传脾，当先实脾"，《内经》所谓"不治已病治未病"，也体现了这种治疗思想。

瞻前预测病机趋势，截断病机演进首先要对各种疾病的演变规律有一个清晰的了解，疾病的发生、证候的演变是有规律可循，凭迹象可察，如中风病在未卒中前先见有头痛眩晕，肢体麻木，当预知有卒中的可能，治疗当平肝潜阳，活血通络，防止卒中的发生。慢性萎缩性胃炎脘胀纳呆气滞阶段要根据"气病及血""久病入络"规律，预知有胃络血凝的渐成，治气滞的同时要适当配化瘀柔肝药，防止络瘀的形成，若胃镜报告提示有肠化生或内瘤变，则知有癌变的可能，配抗癌中药设堤防变。糖尿病在多尿、渴饮、乏力后出现食欲减退、恶心呕吐、嗜睡、烦躁，预知疾病将进入酸中毒，数天之后可能发生意识障碍，治疗提前采用温肾化湿泄浊毒，防止毒壅神昏的出现。

总之，临证论治，对病机的演进要胸中有数，眼光放远，治现证预测其变，治其变截断逆转，对于缩短病程，防止疾病向纵深发展具有积极意义，决不能只顾眼前不顾未来，只治现证不考虑演变。所以《玉函经》曰："盖临病之际，精诊熟察，于其缓急轻重进退之势，与邪正推荡之机，反复思索，痛着眼力。倘遇脉证不合者，审情辨奸，必认得日后如何，而处置对方，无敢后时，则重者能轻，进者能退。假令一时变生，我心预有所期，则操纵自在，不使至于败坏困极，即是良工之事也。"

第二节　脏腑特性与治法用药

一、肺(大肠)的特性与治法用药

(一)肺(大肠)的特性

肺主气，司呼吸，五行属金，肺气以肃降为顺。肺为娇脏，易受邪侵。肺脏病变的病理形式表现有三：其一，本脏亏损，阳气阴津不足；其二，肺气宣肃失常；其三，肺"治节"水津障碍。肺病临床表现以咳、痰、喘为特征。肺外合皮毛，其外邪犯肺多以正气(肺、脾气)亏虚为基础，肺喜清恶浊，肺的清肃与痰浊阻肺是肺气为病的矛盾特征之一。

肺主气，肺气的功能在调呼吸，司肃降，布津液，肺的治法以补气、肃气、生津为主。肺气虚表现为呼吸短促，声音低微。肺气外合皮毛，肺气卫表不固为多汗，易感冒。补肺气用药如西洋参、黄芪、人参、黄精、冬虫夏草；补肺固卫表用药如黄芪、白术、防风、麻黄根。

肺喜温润，气损必耗阴，补肺气要兼顾肺阴，用药以甘温润品为主，照顾肺喜温润的生理特性，此与补肺气用药甘补温运不同。肺阳虚多与寒伤肺阳有关，温肺阳多通过散肺寒来实现，用药如干姜、细辛、半夏。

肺失清肃指肺的宣发肃降功能失常，多为邪气犯肺致肺气闭壅，为咳、为喘，多痰，宣肺用药如麻黄、紫苏、白前、桔梗、紫菀；肃肺用药如苏子、前胡、旋覆花；清肺用药如桑白皮、瓜蒌、贝母、竹沥、石膏；敛肺用药如五味子、诃子、白果；止咳化痰用药如前胡、杏仁、紫菀、款冬花、百部、半夏；逐痰用药如白芥子、葶苈子、皂角。

肺布津液指肺敷布津液、濡润脏腑功能。肺津亏为干咳，口干，皮肤干燥，养阴生津用药如北沙参、麦冬、玉竹、百合、燕窝。阴损必耗气宜兼益肺气。肺为水上之源，通调水道，肺气闭阻，水出不利为水肿，小便不利，药用黄芪、防己、车前子、白茅根。

与肺有关的症状用药：肺开窍于鼻，鼻塞流涕药用辛夷、白芷、麻黄绒；鼻渊药用辛夷、苍耳子、鱼腥草、薄荷；喉为肺系，失声、音哑用蝉蜕、胖大海、木蝴蝶，久咳失声诃子配桔梗、甘草（诃子汤）；咽喉肿痛用玄参、桔梗、射干、牛蒡子、马勃。

肺与脾土金相生，与肝金木相克，与肾金水相生，肺与脾、肝、肾生克制化失衡的病变有土不生金，肝火刑金侮肺，肺虚肾不纳气，临床上调治其失衡的治法有培土生金、泻肝清肺（见肝胆治法）、温肾纳气等。

（二）治法及用药

1. 补益肺气 运用甘补温润，补益肺气的施治方药资生化源，充沛肺气，增强肺司呼吸功能。适用于肺气虚弱的短气而咳，咳而无力，动则汗出，易患感冒，形羸体弱，舌淡苔白，脉虚。用方如补肺汤（《永类钤方》人参、黄芪、熟地黄、五味子、紫菀、桑白皮）。

肺气亏虚常见于肺系病久咳耗气阶段，及脾胃化源不足，不能资生肺气者。肺气与脾气虽然皆发源于中焦脾胃，但肺与脾特性不同，补气则有别，肺喜温润，补气用甘温润品，如人参、太子参、黄精、五味子之属，实际是益气兼养阴，温润肺脏，拨动气机，充沛肺气。肺气宣肃，气虚宣肃无力，或咳或喘，补肺气当兼宣肃肺气，配质润的止咳平喘药，如肺虚偏寒用杏仁、紫菀、款冬花；偏热用桑白皮、前胡、川贝母；虚喘配蛤蚧、五味子、肉桂、冬虫夏草。

2. 滋养肺阴 运用甘润滋补肺阴的施治方药以滋补肺阴，生发肺津，从而使肺阴生复，肺燥得释。适用于肺脏阴虚津乏的干咳少痰，或痰中带血丝，口干咽燥，或颧红盗汗，舌红少苔，脉细数，用方如沙参麦冬汤（沙参、麦冬、玉竹、生甘草、冬桑叶、生扁豆、天花粉）。

肺阴亏虚与燥邪伤肺或热耗津伤有关，肺为燥金，阴虚肺燥病性偏热，故补肺阴用药甘凉润品，如沙参、麦冬、百合、玉竹等，肺主气布津，阴为体气为用，阴亏气必耗，尤其在肺阴虚久咳之中兼气虚者最普遍，补阴可选用兼有益气作用的药，如太子参、西洋参、黄精等；阴虚肺不释津可致肺络失濡，干咳久延，清润肺络用药如桑叶、川贝母、沙参、百部、甘草。

3. 温宣肺气 运用辛温宣肺施治方药开泄腠理，宣泄肺气，恢复肺的宣肃功能。适用于风寒外束，闭遏肺气的咳嗽气喘，鼻塞声重，无汗，恶寒发热，舌淡苔薄白，脉动浮紧。用方如三拗汤（麻黄、杏仁、炙甘草）。

风寒闭遏肺气见于外感风寒，宣肃受阻，开腠宣肺麻黄最有功，邪重于表用紫苏、荆芥；肺喜温润，非寒闭肺气者，宣肺止咳用药宜偏温润，如杏仁、紫菀、款冬花、百部之属；气郁津凝咳痰为主，用二陈汤化痰止咳；痰壅气逆的痰喘用苏子、白芥子、白前下气消痰。

寒伐肺阳致肺不布津，津凝成痰者痰多清稀，在辛温解表寒的同时，用温散肺寒药如干姜、细辛、桂枝等振奋肺阳化痰饮，即仲景所谓"病痰饮者当以温药和之"。

4. 宣泄肺热　运用辛宣苦泄施治方药以开宣肺气，宣泄肺热。适用于邪热闭遏肺气，咳喘气急，鼻翼煽动，发热口渴，舌苔薄白或黄，脉滑而数者，用方如麻黄杏仁甘草石膏汤。

肺热咳喘与外感有关，肺为娇脏，与火为仇，外感风邪入里，邪从热化，壅遏于肺，用药辛寒宣泄，麻黄辛宣开肺，只要是肺气闭遏不论寒热皆可用，关键在配伍，寒闭配桂枝，热闭配石膏，肺热咳痰配桑白皮、黄芩、鱼腥草之属；气郁津劫者可配入沙参、麦冬。

5. 清化痰热　运用清热化痰施治方药以清除肺经痰热，恢复肺清肃之性。适用于痰热阻肺之咳嗽气喘、咳痰黄稠，胸膈满闭，舌红，苔黄腻，脉滑数，用方如清金化痰丸（《统旨方》：黄芩、栀子、麦冬、知母、桔梗、桑白皮、贝母、瓜蒌子、橘红、茯苓、甘草）。

肺热喘咳与痰热阻肺多发生在外感表证已罢，邪热入里犯肺者，多与肺部感染有关。但彼为无形之热闭遏肺气，此为有形痰热阻壅肺气，治此痰热阻肺者，清肃肺气当先化痰热，药用瓜蒌子、浙贝母、桑白皮、前胡、杏仁之属化痰热，黄芩、鱼腥草清肺热，痰热喘促配紫苏子、白果、地龙之属降气平喘。口干咳痰不利多为热劫肺津，配沙参、麦冬滋阴释津。

6. 泻肝保金　运用泻肝清肺施治方药撤肝火或平肝阳，以恢复肺清肃性能。适用于肝火刑金侮肺的咳嗽痰带血，心烦易怒，胁肋刺痛，用方如咳血方（青黛、瓜蒌子、海粉、栀子、诃子）；肝气上冲侮肺的阵发性咳嗽，咳时引胸胁作痛，方用蛤蚧散（青黛、海蛤壳）合黄芩泻白散（《症因脉治》黄芩、桑白皮、地骨皮、甘草、粳米）。

肝火刑金侮肺可见于支气管扩张，肝气上冲侮肺的痉咳可见于小儿百日咳痉咳期。肺为娇脏，与肝金木相克，临床中肝火、肝气皆可侮肺，所谓"木撞金鸣"。欲复肺之清肃当先伐肝，属肝火刑金者，用清泻肝火的青黛、栀子之属撤刑金之火；属肝气侮肺者，用黄芩、桑白皮清肝泻肺，可配赭石、青皮、沉香平肝气冲逆之势。此外，根据痰、咳、喘及络破咯血的不同症状用相应药物清肃肺气。

7. 培土生金 运用补中肃肺施治方药补健脾气，使脾气旺以充沛肺气，增强肺主气司呼吸功能。适用于土不生金助肺，肺气虚弱的气短、干咳、咳而无力，食少便溏，面色㿠白，舌淡脉弱者，用方如参苓白术散（人参、白术、茯苓、甘草、白扁豆、山药、莲子、桂枝、薏苡仁、砂仁）。

土不生金的肺虚证，临床证候表现以肺脾两虚为见症，根据土旺生金理论，通过补脾气以充肺气，用药偏重甘温补脾益气，如以四君子汤为主方可加黄精、山药益脾肺之品。同时要调肺之宣肃，用桑白皮、杏仁、桔梗、百部之属。培土生金法不论补脾还是肃肺用药，甘温苦辛皆宜平和，过于温燥则伤娇脏，不利肺气恢复。我对肺气虚的短气乏力自汗微喘者，喜用《永类钤方》中的补肺汤（人参、黄芪、熟地黄、五味子、紫菀、桑白皮）加黄精、沉香很有效。

8. 温肾纳气 运用温补肾阳，摄纳肾气施治方药使肾纳气归根，虚喘得平，适用于肾虚不纳气的虚喘、气短，呼多吸少，动则喘息，气不得续，舌淡苔白，脉沉弱。用方如都气丸（熟地黄、山茱萸、干山药、泽泻、茯苓、牡丹皮、五味子）。

肾不纳气虚喘常发生在慢性阻塞性肺疾病缓解期。肺肾同司呼吸，肺脏气损日久无不及肾者，及肾不纳气归根则虚喘，如《问斋医案》云"肾虚气不归原，肺损气无依附，孤阳浮泛作喘"。用药温肾纳气，但温肾必先填精，用熟地黄、山茱萸使肾精化气；肉桂引火归原，与沉香相伍温肾纳气；蛤蚧补肾纳气，治虚喘最好用，纳气当兼肃肺，用五味子肃敛肺气止咳喘。

9. 补心肃肺 运用补心气肃肺气的施治方药使心气充旺，肺肃咳止。适用于心咳病咳嗽气喘，咳痰带血，心悸胸闷，气短而促，颧红唇紫，舌黯脉沉细。用方如参附汤（组药为方名）合三子养亲汤（苏子、白芥子、莱菔子）。

心咳多见于充血性心力衰竭。心主血脉，肺朝百脉，两脏共司血脉循环，心气运血是百脉朝肺的动力条件，心脏病日久脏损气虚，若遇感冒、劳累，肺受邪而累于心，心气虚衰不能运血朝肺，肺聚痰留瘀宣肃失常而发心咳。此心虚肺实，强心与肃肺并举，强心用温补心气的人参、附子、桂枝之属，肃肺在化痰消瘀肃降肺气，用如苏子、葶苈子、紫菀、橘红化痰药与丹参、桃仁、红花、泽兰之化瘀药相配伍，同时可配肉桂、沉香、五味子温肾纳气平喘逆，若惊悸用紫石英镇心定惊悸。

附：大肠治法方药

大肠与肺相表里，大肠主传导糟粕，气机以通降为顺，大肠的通降与肺气的肃降相关联。大肠的病变主要为传导失司，邪结肠道，其治疗以通降腑气，恢复其传导功能为主。大肠传导失司，邪结肠道有因实而病、因虚致实两端，前者如邪热燥屎内结、温热毒邪蓄积等，治疗以通下法荡涤肠道；后者邪结肠道，有因津亏传导不利，法宜润通，润肠通便，有因气虚推导无力，法用补泻，益气通便。

1. 泻热通便　运用苦寒清下施治方药以荡涤胃肠实热积滞，使腑气通降，恢复传导功能。适用于实热燥屎积滞大肠，大便不通，脘腹痞满，腹痛拒按，舌苔黄燥，脉沉实者，用药如大承气汤（大黄、芒硝、枳实、厚朴）。

实热积滞常发生在外感病热结阳明，或内伤病积热内结，皆称其阳明腑实，治以通腑为要，药用苦寒泻下的大黄、芒硝、番泻叶、芦荟之属，大黄功在推荡，芒硝化燥屎为溏粪，燥屎内结两者常相伍，番泻叶苦寒滑润，热结食积便秘常单泡服，若用量掌握不好有水泻腹痛的副作用。芦荟凉肝通便，小儿肝热夜啼便秘用之尤良。泻热通便的大承气汤中枳实除痞满，厚朴行气消胀，但其性温燥有燥屎者一般不用，若有食积内停者，槟榔、炒莱菔子消导通便功效显著。

2. 润肠通便　运用滋润肠道，润通大便的施治方药以增液释津，润通大便。适用于肠燥便秘，大便难解，口燥咽干，舌红少津，脉沉细。用方如麻子仁丸（麻子仁、大黄、厚朴、枳实、芍药、杏仁）。

肠燥便秘常见于热病后热劫肠津肠燥、产后津血亏虚肠燥及素体阳明火旺之人。肠道津亏便难下，用药宜凉润通降。若热病后热劫肠津便秘用玄参、麦冬、生地黄"增水行舟"；产后津血亏虚便秘用当归、玉竹、杏仁、柏子仁、瓜蒌子、麻子仁润而通之。

3. 温润通便　运用温补润肠的施治方药以助大肠传导，濡润肠道，促进排便。适用于气虚津亏，肠蠕动缓慢，大便多日不解，或虽有便意但努挣难下，腹部胀满，食少体倦，舌淡苔白或薄黄，脉沉弱。用方如济川煎（肉苁蓉、当归、川牛膝、泽泻、升麻、枳壳）。

气虚肠燥便秘常见于老年人及病后体虚者。其发生与肾虚、脾虚及肠燥皆有关，肾主五液而司二便，肾虚精亏则便秘；脾输转谷精与肠传导糟粕相关联，脾气虚则大肠传导无力而便秘。温润通补促进排便，其肾阳虚者用肉苁蓉、锁阳配川牛膝,脾气虚者用人参、白术配玉竹。气主推之,血主濡之,温润通便不只在温补阳气,更要注重润养阴血,可随机而配当归养血润肠通便,桑椹养阴润肠通便。此外,大肠传导无力必有谷滞,配枳实、槟榔、炒莱菔子导滞通便,我对肠动力障碍,排便延时难下者,虚燥并治,组成补虚通便方(肉苁蓉、桑椹、白术、当归、生地黄、枳实、槟榔、炒莱菔子、瓜蒌子),临床效果良好,供参考。

4. 清化肠热 运用苦寒清泄,解毒止痢的施治方药清化肠中湿热毒邪。适用于湿热毒邪壅积肠中的腹泻、腹痛,便脓血,里急后重,小便短赤,舌苔黄腻,脉数者。方用如白头翁汤(白头翁、黄柏、黄连、秦皮)合香连丸(木香、黄连)。

肠道热毒壅积见于痢疾动起、溃疡性结肠炎发作期。湿热毒邪非苦寒不除,用黄连、黄柏、大黄、白头翁之属挫败毒邪,其中大黄解毒,并推而荡之,取"通因通用"之效,使毒随便泄,所谓"痢无止法"即乃此意;白头翁入血分,大便见赤者用之。毒邪壅积肠中,大肠通降受阻,用槟榔、木香行滞调气;腹痛重用白芍缓急止痛;病久损正,大便黏液时有时无,当补虚化滞,配黄芪、人参、白术、炮姜、当归之属,便见白冻为中阳伤,少佐肉桂、炮姜温散寒湿作用好。

5. 解毒消痈 运用泻肠中热毒,破瘀散结的施治方药以清除毒瘀结滞,使肠痈消散。适用于热毒壅结,气血凝聚的肠痈,右下腹疼痛拒按,右足屈而不伸,或时发热,舌苔薄腻而黄,脉数者。方用如大黄牡丹皮汤(大黄、牡丹皮、桃仁、冬瓜子、芒硝)。

肠痈即阑尾炎,病发于热毒结聚肠道,化为内痈。毒壅在肠,当通而散之,用清热解毒与泻下通腑双重功效的大黄为主,配破瘀的桃仁、牡丹皮毒瘀并治。毒盛身热配败酱草、大血藤增强解毒;毒盛化腐成脓,用冬瓜子、薏苡仁利湿排脓;病久热衰,少腹肿痞不消者,少佐附子有利于肿痞消散。

二、心(小肠)的特性与治法用药

(一)心(小肠)的特性

心主血脉,为藏神之脏,五行属火,心血贵在流畅,心神禀性清灵,心脏病变的病理表现形式有三:其一,气血阴阳内亏,心虚脏损;其二,心血运行障碍;其三,心主神志异常。其心虚脏损在发病中居主导地位,心阳心气虚君火不温运是内生痰浊、瘀血的病理基础。心阴心血虚是阴血不恋阳,心体搏动亢奋,心主神明异常的病理基础。

心脏以体为用,其主血脉、藏神功能异常皆与心虚脏损有关,心气虚则气短,脉细弱结代,补心气用药如黄芪、人参、灵芝、西洋参;心阴虚则心悸,怔忡,少眠,补心阴用药如生地黄、麦冬、五味子;心脏体用相依,故其心气虚与心阴虚具同损性,补心气要顾及心阴,养心阴要照顾心气。

心主血脉指心主血脉的营运,心虚脏损,气阴不足可影响血脉运行不畅,虚实兼夹,症见胸痛,不得息,手臂麻木,用补气养阴药兼配化瘀通络药,如丹参、三七、鸡血藤、泽兰。

心司君火,其生理性君火为心阳,病理性君火为心火。君火式微,心阳虚衰为四肢厥冷,虚汗淋漓,脉微欲绝,治须回阳救逆,振奋心阳,用四逆汤、参附汤;君火不温,心阳不振常可致痰浊阻胸,通心阳与化痰浊并用,药如薤白、桂枝、瓜蒌、半夏、远志;君火旺心经火盛见心烦、失眠,口舌生疮,小便短赤,清心火用黄连、栀子、竹叶、莲子心。

心藏神指心主神志意识。心血虚心神不藏见心悸,失眠,健忘,养心安神用药如生地黄、龙眼肉、酸枣仁、柏子仁;痰浊迷阻心神,灵机不运为健忘,痴呆,化痰宣窍醒神用药如菖蒲、远志、合欢皮、益智仁;痰火、邪热、温毒蔽阻心窍,心神失灵的神昏谵语,药用清心开窍如安宫牛黄丸、紫雪、至宝丹。

与心有关的症状用药:心开窍于舌,心火旺口舌生疮,舌尖红起刺用生地黄、黄连、栀子、竹叶;汗为心液,多汗用药浮小麦、煅龙骨、煅牡蛎、五倍子。

心与肝木火相生,与肺火金相克,与肾水火相济。心与肝、肺、肾生克制化失衡的病变有:木不生火,火旺克金,水不制火等,但在临床中以心肾水火不交为多见,调治当交通心肾,恢复两脏平衡。

(二)治法及用药

1. 补益心气 运用甘温补心气的施治方药温补心气,鼓动心体,改善心气虚弱的病理状态。适用于心气不足,心体搏动无力的心悸、气短,动则悸发,静则悸缓,自汗、唇苍白或微绀紫,舌淡,脉象细弱无力者,用方如炙甘草汤(炙甘草、人参、桂枝、生姜、阿胶、生地黄、麦冬、火麻仁、大枣)。

心气不足可见于心脏病心功能不全等疾病中,心体的搏动赖以阳气为动力,补心气要以甘温之品振奋心气,用药黄芪、人参、炙甘草之属,然心脏阴为体气为用,心气充沛以心阴为物质基础,气耗多损阴,补气当甘温兼滋阴,配麦冬、五味子甘润养阴。心性清灵,甘温润补鼓舞心气灵机,不可同补脾用药甘温燥进,温燥则伤心阴。

2. 峻补心阳　运用辛甘温热的施治方药振奋阳气，拯救危脱，适用于阳气衰微，四肢厥冷，虚汗淋漓，脉微欲绝者，方用参附汤（人参、附子）。

心阳病变多以心阳不振见于临床，从纯虚的角度认识心阳，心阳虚与肾阳虚并见，即少阴心肾阳衰，常见于心力衰弱中，阳与气同类，阳衰气必脱，峻补心肾之阳，承危救脱，以辛甘大热、回阳救逆的附子与大补元气、固脱救危的人参相配；阳与阴同根，阳衰阴必竭，临床中也常配养阴的麦冬、五味子，如生脉散。

3. 补养心血　运用辛甘滋补心血的施治方药补养心血，充盈心主血量。适用于心血不足，血不养心的心悸，惊则悸甚，失眠多梦，健忘，舌淡脉细弱。方用归脾汤（人参、黄芪、白术、茯神、酸枣仁、龙眼肉、木香、炙甘草、当归、远志、生姜、大枣）。

心血虚常见于贫血、神经衰弱等疾病。心主血，血藏神，心血虚以心神失养为特征，补心血用药以偏于养血安神药为主，如酸枣仁、龙眼肉及清心安神的百合。心血贵在流畅，补血当动静结合，静补如生地黄、白芍，动补如川芎、当归。血由脾化生，补血多配入甘温补脾药如黄芪、党参、白术激发生血之源，使脾气旺而生心血，若有食欲不振最忌纯用滋补，滋补腻重滞脾碍胃，不利于心血化生，并影响中焦纳化功能。

4. 滋养心阴　运用甘润滋补心阴的施治方药滋养心阴养心体。适用于心阴亏损的心悸、怔忡、失眠、多梦，心烦口干，颧红盗汗，舌红少苔或红艳独露舌尖，脉细数。用方如天王补心丹（人参、玄参、丹参、茯苓、五味子、远志、桔梗、当归、天冬、麦冬、柏子仁、酸枣仁、生地黄、朱砂）。

心阴不足的心悸怔忡常见于心脏病心律失常、心动过速、心肌炎等疾病中，心脏体为阴气为用，心阴虚常伴心气亏，补阴当兼顾心气，用药滋柔养阴兼益心气药，如麦冬、五味子与人参、灵芝相伍，或用西洋参、太子参气阴双补之品。心属火脏，火赖水济，阴虚水不济火，虚火焚灼往往是心悸、心烦的直接原因，所以，养阴用药宜凉，凉可清心泻火，心搏亢奋惊悸不已多与亢阳有关，当配重镇潜阳之品，我以生晒参、麦冬、五味子、酸枣仁、仙鹤草、紫石英、山茱萸相配为方，治心脏早搏、心动过速属心阴虚者每获良效，供参考。

心阴虚病发于温毒侵心，化燥伤阴者（如病毒性心肌炎）。滋阴兼清温毒，补清两用，如西洋参、麦冬、五味子、灵芝、贯众、苦参之属相配用；病发于肝肾阴亏，液耗及心阴者（如高血压、冠心病），滋肾与养心阴相兼，两顾少阴，如生地黄、麦冬、五味子、龟甲、白芍、牛膝、天麻、钩藤之属可酌情选用。

5. 通阳化痰 运用辛温滑通的施治方药通心阳、开痰结。适用于心阳不振，痰阻气结的胸痹胸闷，或胸痛彻背，喘息咳嗽，气短，舌苔白腻，脉象沉弱。用方如瓜蒌薤白半夏汤（瓜蒌、薤白、半夏、白酒）。

痰阻胸阳常见于冠心病中。心居胸中，胸为"清阳之府"，胸中阳微不宣，津凝痰浊阻胸，用药以薤白、桂枝辛温滑通，宣通心阳，瓜蒌、半夏化痰开结，需要注意的是温阳用药注重辛通，张伯臾强调"温阳通阳不宜补阳"（《冠心病专辑》）实为经验之谈。胸痛明显有阳不运血，痰与瘀相兼，当配丹参、水蛭、檀香、降香之属化瘀宣心气。

6. 益气化瘀 运用益气活血的施治方药补气化瘀，使气旺血行，心脉瘀阻消散。适用于心气不足，运血无力，瘀留心络的心胸疼痛，胸闷短气，身困乏力，自汗，舌质紫黯或有瘀斑，脉沉细而涩者。用方如自拟益气化瘀方（黄芪、人参、桂枝、葛根、川芎、红花、丹参、檀香、水蛭）。

气虚瘀阻常见于冠心病心绞痛中。年高之人元气渐亏，心气鼓动无力，血流缓慢而留瘀。补气用药甘温辛通，如黄芪、人参、桂枝、黄精之属，化瘀用丹参、红花、赤芍、檀香、三七及通络药水蛭、蜈蚣酌情选用。

7. 滋阴化瘀 运用滋阴活血的施治方药以滋养心体，流通血脉。适用于心阴亏损、心血瘀阻的胸前区疼痛，头目眩晕，心悸失眠，眼圈青滞，口唇紫舌黯，脉细弦而涩者。用方生脉散（人参、麦冬、五味子）合丹参饮（丹参、檀香、砂仁）。

阴虚脉涸血瘀常见于高血压、高血脂并发冠心病之中。"肝主身之筋膜"（《素问》），血脉内壁为肝主的筋膜组成，筋膜赖阴津濡养，阴虚筋膜涸而脉涩，血流不畅，瘀血留滞，"燥者润之"，凝瘀当通，用药滋通并举，滋润养血用药如生地黄、麦冬、枸杞、白芍之属，木瓜酸温生津可润筋，葛根升发脾胃清阳而输津，二者皆可用之。化瘀用药丹参、水蛭、三七，若血脂高配用山楂、决明子、姜黄、泽泻之属。

8. 清化痰火 运用重坠降痰火的施治方药以坠降痰火，开宣心窍，恢复心神灵机。适用于痰火迷阻心窍的癫狂，病为癫者临床见神志呆滞，情感淡漠；病为狂者情感高涨，行为躁越，前者为痰气迷阻，药用涤痰开窍，如石菖蒲、远志、胆南星、郁金、天竺黄，与安神药琥珀、珍珠母、酸枣仁之属相配；后者为痰火壅阻，以攻坠为要，药用坠降痰火，如煅礞石、生铁落、龙齿、胆南星与泄热通腑的大黄、芦荟之属相配，尤其泄热通腑可导痰火假道阳明而去，不致忤逆心宫，不论大便闭结与否，皆可用之。

9. 清心开窍 运用清心解毒，开窍安神的施治方药以清泻热毒，开启心窍，促使神志苏醒。适用于温邪热毒内陷心包、蒙蔽心窍的神识不清，谵语烦躁，身热气粗，舌红绛，苔黄。用药如安宫牛黄丸、清开灵注射液等。

神昏窍闭常见于热病、中风、中毒等疾病脑细胞损伤，意识障碍者。心性清灵，最忌昏蒙，一旦邪犯窍闭，神机不运，遂发生神识昏迷，一般用成药如牛黄清心丸、至宝丹开窍醒神，但因病理状态不同用药有区别，如热入营血，神昏谵语仿犀角地黄汤意，用药：人工牛黄、生地黄、芍药、牡丹皮；气血两燔，大热烦躁用清瘟败毒饮（石膏、生地黄、犀角、黄连、黄芩、栀子、桔梗、知母、赤芍、玄参、连翘、甘草、牡丹皮、竹叶）去犀角；热邪内陷，壮热烦躁用成药紫雪。

10. 清泻心火 运用寒凉清利的施治方药清泻心经火热，导心火下移。适用于心经火盛的心胸烦热，口舌生疮，小便赤涩，舌红脉数，用方如导赤散（生地黄、木通、甘草梢、竹叶）。

心经火盛常见于口腔炎、泌尿系感染疾病中。心属火脏，五志化火最易，先见于心经实火，一般用黄连、栀子苦寒直折，火扰于胸，心胸烦热用栀子、豆豉、连翘清心除烦。舌为心之苗，心与小肠相表里，心火盛口舌生疮，小便赤涩，用竹叶、川木通、甘草梢导心火下移可以达到清心火的效果。火为阳邪易伤阴，清心火须配生地黄、麦冬养阴之品，实际上不少心火证多是在心阴虚的基础上产生的。

11. 交通心肾 运用补肾清心、两调心肾的施治方药协调心肾水火之升降，恢复心肾平衡。适用于下元肾虚而心火上扰的心烦失眠，心悸不安，头晕耳鸣，手足心热，盗汗神疲，口舌糜烂，舌红少津，用方：肾阳虚心火旺用交泰丸（肉桂、黄连）；肾阴虚心火旺用天王补心丹（生地黄、人参、丹参、玄参、茯苓、五味子、远志、桔梗、当归、天冬、麦冬、柏子仁、酸枣仁）。

心肾不交常见于神经衰弱、更年期综合征等失眠中。心为君火，居上焦而降液，液中有真气，君火暖肾水；肾为坎水，居下焦而升气，气中有真水，心肾水火升降交济，以保持两脏功能协调。若心肾水火不交，最突出的临床表现是心神不内藏的失眠。临床属肾阴虚而水不济火、心火旺者以天冬、麦冬、玄参、五味子等滋阴清热药与远志、酸枣仁、柏子仁、朱砂等安神药相配；属肾阳虚而心火盛者，用温肾的肉桂与清心的黄连相配，温下清上。此外，交通心肾注意调理中焦，尤其在心神不宁的失眠之中，配茯神、菖蒲、半夏等和安中焦很有效，即古人所谓"上下交病治其中"之意。

附：小肠治法方药

心与小肠相表里，小肠受传胃中水谷而泌别清浊，小肠病变以小肠虚寒、泌别失职，水谷混走大肠，此与脾肾阳虚有关，治法归于健脾温肾法药；小肠火盛，小便赤涩，此与心火下移小肠有关，治法归于清心火施治用药。

三、脾（胃）的特性与治法用药

（一）脾（胃）的特性

脾主运化而升清，为统血之脏，后天之本，气血生化之源。脾胃禀性湿土，化纳相助完成水谷的受纳、输转、化生过程，故脾胃并称，但其职不同，其性有异，发病还是有区别的。病偏于脾的病理表现形式有二，其一，水谷不能化精微，气血化源不足，或统血失权；其二，水津输转障碍，津凝为湿、为痰、为饮，前者为虚，后者为实，但皆与脾失运化有关。脾以运为健，脾主运与湿碍运反映病发于脾的矛盾特征，治脾贵在健运，而健脾往往游刃在助运与除湿之中。

脾司中气，为人体气血的发源地，脾气虚弱则运化、升发、统血诸功能低下，表现为倦乏，少气懒惰，嗜睡，四肢无力，日久消瘦肉脱（脾主肌肉、四肢），或虚寒出血，补脾气用药如黄芪、党参、白术、山药、扁豆。

脾气滞为脘腹胀满、饱胀，苔腻，运脾行滞用药如白术、木香、枳实、半夏、砂仁。

脾气虚气不生血，见面色不华，口唇苍白（脾其华在唇）的贫血，或劳倦内伤的肌热面赤，补气生血药如黄芪、党参、白术配当归。

脾气虚清阳不升的眩晕，脾虚中气下陷的脱肛、子宫脱垂，补脾气药基础上用葛根、升麻、柴胡升举阳气。

脾气虚统血失职见肌衄、便血，补脾气药基础上，肌衄用仙鹤草、三七、旱莲草、大叶紫珠；便血用侧柏叶、地榆、灶心土。

脾阳虚为中焦虚寒，见畏寒凉饮食、胃脘冷痛、泄泻呕吐，食少，温中阳用药如干姜、炮姜、高良姜、丁香。

脾主运化，运化失健常发生在脾气虚的基础上，脾不能运化水谷精微，则谷反为滞，虚滞相兼，其滞以湿浊、痰饮、积水等病理形式积存体内，若湿浊困脾，运化不健，厌食纳呆，补脾助运用党参、白术、苍术、陈皮、砂仁。燥湿健脾用药如白术、苍术、厚朴、砂仁。湿濡肠而泻者用药如人参、白术、茯苓、山药、陈皮;湿聚为痰者药用半夏、陈皮、茯苓;湿积成水者用大腹皮、冬瓜皮、泽泻、车前子。

脾郁积热见口唇干裂起皮,口气臭,用药如石膏、藿香、栀子、防风。

与脾有关的症状用药:肿胀用厚朴、大腹皮、陈皮;苔腻口臭用草果、砂仁、藿香;口中涎多用吴茱萸、益智仁、砂仁;口苦用黄芩、栀子、龙胆草;口甜用佩兰、石斛、莲子;脱肛用黄芪、升麻、柴胡。

脾与肺土金相生,与肝土木相克,与肾先后天相济,与之失衡的病变有:土不生金,木不疏土,火不暖土等,调治两脏失衡的治法有:培土生金(见肺治法),疏木达土,补火暖土等。

(二)治法及用药

1. 温补脾阳 运用温热补中的施治方药振奋中焦阳气,消除中焦虚寒。适用于脾阳不足,中焦虚寒的脘腹冷痛,喜温喜按,呕吐泄泻,舌淡苔白,脉濡弱,用方如理中汤(人参、干姜、白术、炙甘草)。

脾阳虚寒顾名思义虚中有寒,多见于消化不良,虚寒性胃肠病中,寒伤中阳发病,脾性喜温燥,温脾阳非温热甘补不足以振奋中阳,方药可用理中汤(人参、干姜、甘草、白术),寒甚加附子为附子理中汤;中阳虚寒的虚劳里急用黄芪建中汤(炙黄芪、白芍、桂枝、饴糖、炙甘草、生姜、大枣)温建中宫之气,缓急止痛。

2. 补益脾气 运用甘补温运施治方药补益脾胃之气,助脾运化。适用于脾胃气虚之面色萎黄,语声低微,四肢无力,食少或便溏,舌质淡,脉细缓。用方如四君子汤(人参、白术、茯苓、炙甘草)。

在慢性病中诸多见虚求治于后天,所以补益脾气临床之用甚多。脾得甘则补,得温则运,补脾气用甘补温运振奋中气,激发化源,药如人参、黄芪、党参、白术之属。脾病常湿,脾不运湿所困,助脾健运当燥化脾湿,燥湿用白术、苍术,化湿用砂仁、白豆蔻,利湿的茯苓可酌情配用。

3. 益气升阳 运用甘温补中、升举脾气的施治方药以升发脾胃清阳之气。适用于脾胃气虚下陷的脱肛、久泻、久痢,舌淡苔薄白,脉虚者。用方如补中益气汤(人参、黄芪、白术、甘草、当归、陈皮、升麻、柴胡)。

脾气虚陷常发生在久泻久痢脏器下垂病证中。脾主升发,虚久气可陷,治宜升阳举陷,用药以温补脾气的药如黄芪、人参、白术,与升发清阳药如升麻、柴胡、葛根相配,其中黄芪补中有升,功用不可代;升麻、柴胡用量宜少,它是在脾气健旺的基础上拨动升机。另外,脾升清阳与胃之降浊阴相辅相承,临床中配枳实降浊有助脾升。

4. 益气生血　运用甘温补脾生血施治方药以鼓舞中气，激发化源，使脾胃化生营血。适用于脾胃气虚，化源匮乏的贫血、血虚发热、肌热面赤，或血不养心以致心悸、失眠、健忘，舌淡，脉细弱。前者用方如当归补血汤（黄芪、当归）；后者用方如归脾汤（人参、黄芪、白术、茯神、酸枣仁、龙眼肉、木香、炙甘草、当归、远志、生姜、大枣）。

"有形之血生于无形之气"，血源于中焦脾胃所化生，《内经》"中焦受气，取汁变化而赤是谓血"，故补血重用黄芪大补脾胃元气，激发生血之源，配当归补血和营，守气涵阳，使阳生阴长，气旺血生。

5. 益气摄血　运用甘温补益脾气的施治方药恢复脾统摄血液的功能。适用于脾阳气不足，不能统摄血液运行的出血证，如齿衄、鼻衄、肌衄、吐血、便血，其血色黯淡，食少，四肢乏力，舌淡，脉虚。方用圣愈汤（生地黄、熟地黄、白芍、川芎、人参、当归、黄芪）。

脾不统血常见于再生障碍性贫血、血小板减少性紫癜、妇女功能性子宫出血、溃疡性结肠炎等虚寒性慢性出血疾病中。血载气，气摄血，虚寒性出血摄血不在涩止，而要立足统血之脏，温补脾胃元气，使脾气旺统摄血循经运行，用药以甘温补脾药辅以养血止血药，如黄芪、党参、白术、茯苓，配旱莲草、仙鹤草。消化道出血配侧柏炭、地榆炭、灶心土；皮下出血配蒲黄、地锦草、鸡血藤、三七。

6. 补脾除湿　运用甘温补运脾胃的施治方药补健脾气，化除脾湿，恢复脾运化功能。适用于脾虚湿滞之腹泻、腹胀、便溏、纳差，四肢无力，面色萎黄，舌淡，脉细缓。用方如参苓白术散（人参、白术、茯苓、甘草、山药、白扁豆、莲子、薏苡仁、砂仁、桔梗）。

脾虚湿盛泄泻常见于慢性肠炎、消化不良、肠易激综合征等疾病中。脾禀土性，虚生湿，虚与湿并存，运化为之不健，用药以甘温补脾与除脾之湿药相伍，补脾如四君子汤，但除湿有燥湿、化湿、利湿之别，寒湿多碍运，用白术、苍术温燥化之；湿浊多滞气，用厚朴、藿香、白豆蔻芳香化之；湿浊多濡泄，用薏苡仁、泽泻、车前子利而渗之。久泻腹胀关乎脾不升清，即《内经》所谓"清气在下，则生飧泄"，用葛根、炒升麻升阳止泻。

7. 燥湿健脾　运用苦温燥湿的施治方药燥除困脾之湿，恢复脾运化功能。适用于湿浊困滞脾胃，运化失司的脘腹胀满，不思饮食，口淡无味，呕吐恶心，舌苔厚腻，脉濡缓者，用方如平胃散（苍术、厚朴、陈皮、甘草、生姜、大枣）。

湿困脾胃常见于消化不良中。脾为湿土，以运为健，脾之健运必须保持其温燥之性为前提。若脾失温燥则土气收湿，湿浊困滞中焦，运化之机顿滞，除湿当用温燥之品，药如苍术、厚朴、半夏、草果等苦温燥湿，醒脾悦胃；湿阻气机胀满甚者，用芳香之品如砂仁、白豆蔻、佩兰之属化湿展气，开化气机；湿滞伴食滞，须配炒莱菔子、神曲、麦芽、焦山楂消导食积。

8. 健脾行水 运用健脾利水的施治方药以助脾健运，疏利水道，恢复脾运化水湿的功能。适用于脾不胜湿，水湿内停的水肿、腹胀，小便不利，肢体沉重，苔白腻，脉沉缓，用方如实脾散（《重订严氏济生方》厚朴、白术、木瓜、木香、草果、大腹皮、附子、干姜、甘草、茯苓、生姜、大枣）

脾不制水可见于功能性水肿、肾炎水肿，如《素问》云："诸湿肿满，皆属于脾。"脾虚水津不得输转的水肿当健脾利湿以制水，药用补脾气的黄芪、党参、白术、茯苓，与疏利水湿的泽泻、猪苓、白茅根、车前子之属，同时配桑白皮开肺气调治节，治水之上源；肾炎水肿可配泽泻、石韦、益母草、白茅根泄肾浊。

9. 清泻脾火 运用清泻升散的施治方药以清泻脾胃郁热伏火。适用于脾胃伏火熏蒸的口疮口臭，烦渴易饥，口燥唇干，弄舌，舌红脉数。用方如泻黄散（藿香、石膏、栀子、甘草、防风）。

脾病以虚寒俱多，实证以湿滞为主，但也有脾胃伏火之实热证，脾胃伏火起于脾经郁热，治宜清泻疏散，所谓"火郁发之"，药用石膏辛寒清火，栀子清利导热，并从"欲降先升"之理，须配藿香、防风发散郁火。

10. 疏肝健脾 运用疏肝补脾的施治方药调理肝脾，适用于肝郁脾虚的胁胀、脘痞、纳差、腹胀，体倦乏力，舌淡苔白，脉细弦。用方如逍遥散（柴胡、当归、白芍、白术、茯苓、甘草）。

肝郁脾虚是慢性肝炎、情志致病及消化疾病中比较多见的证候类型，肝郁横逆犯脾胃往往在脾虚的条件下发生，或肝郁脾壅，由壅致虚，所以，疏肝必当健脾，药用柴胡、郁金、香附，疏肝的同时配党参、白术、茯苓、甘草补健脾气，所谓"崇土即所以抑木"，抑木不是遏制肝气，而是顺其肝性而疏达之。此证发生在慢性肝炎中脾虚每多生湿，肝郁常可化热，从而形成湿热蕴肝滞胆，配叶下珠、垂盆草、虎杖解湿热毒邪。

11. 补火暖土 运用温补肾阳的施治方药使肾阳温暖脾胃，恢复脾温运的功能。适用于肾阳不足不能温暖脾阳的大便久泻不愈，或滑脱不禁，腹痛喜温喜按，肢冷神疲，舌淡苔白，脉沉弱。用方如真人养脏汤（人参、当归、白术、肉豆蔻、肉桂、炙甘草、白芍、木香、诃子、罂粟壳)。

火不暖土泄泻可见于慢性肠炎、肠易激综合征、肠结核等属虚寒性肠病中，前贤云"釜内之热在灶薪，脾阳根基在命门"，泄泻脾虚湿盛，日久脾损及肾，及肾者命火不能暖脾土。"欲暖脾胃之阳，必先温命门之火"(《医宗金鉴》)，药用肉桂、补骨脂、党参、白术、干姜之属，温肾暖脾止泻。久泻不止，温中寓固涩，用肉豆蔻、诃子、赤石脂收涩止泻药固肠止泻。

附：胃腑治法方药

胃与脾相表里，胃受纳腐熟水谷，脾运化水谷精微。皆秉土性，其职不同，其性也异。胃为阳明燥土而降浊，脾为太阴湿土而升清，病变各有特征，阳明胃土易实易燥，太阴脾土易虚易寒。胃的病变以寒温失调，通降失常为主。胃虚证以阴虚津亏居多，故有"胃易涸，脾常湿"之说，治胃虚常用滋养胃阴、润胃枯涸。胃实证有胃热、胃寒、食滞之别。胃寒、胃热病性不同，但均涉气机，胃寒与虚并见，气凝为痛，气逆嗳吐，治有温胃止痛、温胃降逆。胃实热者其腑实病归阳明，见大肠治法。阳明之经脉上循头面，头面火热证为胃经火旺，治宜清胃泻火；食滞谷积，治当消导。

1. 滋养胃阴　运用滋养润泽的施治方药以滋养胃阴润燥土，使"阳明燥土得阴则安"，恢复胃喜润降生理特性。适用于胃阴亏损，失于润降的胃脘隐痛，口渴咽干，嗳气欲呕，纳差，便干，舌红少苔，脉细数。用方如麦门冬汤(麦冬、半夏、人参、甘草、粳米、大枣)。

2. 清胃泻火　运用苦寒清泻的施治方药以清胃热、散郁火，清除胃腑积热。适用于胃有积热，火气上冲的牙痛、头痛、面颊发热、口气热臭、口舌干燥，舌红苔黄，脉滑数。用方如清胃散(生地黄、当归、牡丹皮、黄连、升麻)；若兼见烦热干渴，胃火旺而肾阴伤，清火与滋水并用，方如玉女煎(石膏、熟地黄、麦冬、知母、川牛膝)。

3. 温胃止痛　运用温胃寒行滞气的施治方药使胃中寒凝消散，阳气旋复，气行痛止。适用于寒凝胃气的胃脘冷痛，畏寒凉饮食，或受寒痛发，舌淡苔白，脉涩，用方良附丸(高良姜、香附)合丹参饮(丹参、檀香、砂仁)。

4. 温胃降逆　运用温中降逆的施治方药以温胃散寒，降逆和胃。适用于胃寒气逆不降的呕吐、呃逆，舌苔白，脉迟。用方如旋覆代赭汤(旋覆花、人参、生姜、赭石、炙甘草)；干呕吐涎沫，用吴茱萸汤(吴茱萸、人参、大枣、生姜)。

5. 消食和胃　运用消导食积的施治方药以消导胃腑食积，和降胃气。适用于饮食停滞胃脘的脘腹胀满，嗳腐吞酸，厌食呕逆，舌淡苔白，脉滑。用方如保和丸（山楂、神曲、半夏、茯苓、陈皮、连翘、莱菔子）。

四、肝(胆)的特性与治法用药

(一) 肝(胆)的特性

肝主疏泄，为藏血之脏，禀性春木而主动主升，以血为体气为用，性喜条达恶郁遏，肝主筋，开窍于目，为罢极之本。肝脏的病变以疏泄失常，体用失调，阳气升动，生风化火为主。其肝疏泄与肝郁滞反映肝气为病的矛盾特征；阴不敛阳与阳动化风反映肝风为病的矛盾特征。

肝疏泄失常指肝气疏达障碍，气太强则横逆，为胸胁胀满，易于激动善怒；气不达则忧郁寡欢，情绪低落，失眠。气太强须疏泄肝郁，方如柴胡疏肝散（柴胡、陈皮、川芎、香附、枳壳、芍药、甘草）；气不达疏肝定志，方如逍遥散（柴胡、当归、白芍、白术、茯苓、甘草）合安神定志丸（茯苓、茯神、远志、人参、石菖蒲、龙齿）。

肝藏血指肝具贮存血液与调节血量功能，藏血不足为肝血虚，见形瘦，面色、爪甲不华，目眩，脱发，筋惕肉瞤，舌质淡，肝开窍于目，肝主筋，爪为筋之余，目眩、筋惕、指甲不华是肝血虚的特异症状，补肝血药如当归、川芎、白芍、枸杞、桑椹。

肝不调节血量则肝血藏多泄少，肝络瘀滞，见肋痛如刺，胁下痞块，眼圈青滞，治以活血化瘀，血瘀轻者活血用药如当归、川芎、赤芍、丹参，重者化瘀用药如红花、桃仁、泽兰；血瘀成痞块，软坚散结通络用药如鳖甲、牡蛎、蜈蚣、水蛭、鸡血藤。肝血的调节赖肝气的疏泄，肝血瘀以气滞为先，血瘀早期活血行气，用药如川楝子、延胡索、乳香、没药。

肝藏相火，相火内动为肝火，火郁肝经见目赤肿痛，烦躁易怒，不能安卧，尿黄便秘，口苦口干，清肝泻火用方如泻青丸（当归、龙胆草、川芎、栀子、大黄、羌活、防风）。

肝体为阴，肝阴虚肝体失养，见胁隐痛，目干涩，膝酸软，咽干燥，舌红少津，养肝阴用方如一贯煎（北沙参、麦冬、当归身、生地黄、枸杞子、川楝子）。

肝阳易亢，亢阳化风见头目眩晕、失眠，脉弦数，治宜平肝息风，制止亢阳，用方如天麻钩藤饮（天麻、钩藤、石决明、栀子、杜仲、黄芩、益母草、桑寄生、夜交藤、朱茯神）。

与肝有关的症状用药：目赤用青葙子、菊花、密蒙花；视物不清、夜盲用羊肝、菊花、石斛、枸杞子、沙苑子；耳道流脓用黄柏、知母、川木通、夏枯草、路路通；肝火耳鸣用女贞子、旱莲草、夏枯草、白蒺藜；癥瘕用三棱、莪术、鳖甲、䗪虫；疝气用荔核、橘核、小茴香、乌药；拘挛用木瓜、怀牛膝、续断。

肝与脾木土相关，与肺木金相克，与肾乙癸同源，与之失衡的病变有肝木横逆犯脾，肝火刑金侮肺，肾水不涵养肝木，据此而调整失衡的治法有抑木扶土（见脾治法）、泻木保金（见肺治法）、滋水涵木。

（二）治法及用药

1. 滋养肝血 运用滋养调补肝血的施治方药以补充肝藏血量。适用于肝血不足，头晕目眩，面色、爪甲不华，脱发，筋惕肉瞤，不耐烦劳，舌质淡，脉沉细，用方如四物汤（熟地黄、白芍、当归、川芎）。

肝血虚常发生在贫血及妇女月经不调等病中。肝藏血，其华在爪，肝血虚爪甲无华外象可见；肝为罢极之本，血虚不耐疲劳；妇女以血为用，肝藏血不足，血海空虚，月经量少；补肝血以阴柔养血药如熟地黄、白芍、首乌、枸杞子。肝藏血贵在藏而有泄，补肝血要补而兼疏，用当归、川芎、丹参活血散血；肝舍魂，肝血虚，魂不守舍见失眠、多梦易醒，用酸枣仁、柏子仁、夜交藤养血安魂；血虚肢麻，血不达肢末用黄芪、鸡血藤、桂枝、蜈蚣等益气通络；血虚生风，目眩眼花，头胀痛配钩藤、天麻、菊花平肝化风，甚者加龟甲、生地黄斯为养血息风。

2. 滋补肝阴 运用甘寒滋养肝阴施治方药以补肝阴、养肝体。适用于肝阴不足，肝体失养的胸胁隐痛，心烦口干，消瘦，头晕耳鸣，舌红少津，脉细数。用方如一贯煎（北沙参、麦冬、当归、生地黄、枸杞子、川楝子）。

肝阴不足为肝脏体损阴亏，可见于肝病中后期阴亏脏损阶段，虽然肝肾同源，阴精同质，但养阴用药稍有区别，病发于肝阴亏津乏血燥突出，补肝阴宜甘凉柔润，如生地黄、麦冬、白芍、女贞子、桑椹、枸杞子之属，此与肾阴虚亏在精血，用药腻重填补不同。若津亏血燥不显，从木赖水荣角度出发可配桑寄生、怀牛膝、旱莲草之属柔润补肾养肝，且不可过温，过温助肝阳，如熟地黄性温腻重不好用，山茱萸虽温但酸涩养肝可用之，若阴虚有亢阳萌动之势，可配龟甲、鳖甲滋阴潜阳。若筋骨不健用川续断、杜仲、千年健强筋健骨。

3. 疏肝理气 运用辛散疏肝的施治方药疏达肝气，解除肝郁，恢复肝疏泄条达之性，适用于肝气郁结，胁肋胀满而痛，乳房作胀，每因情志变化胀痛增甚，嗳气、善怒，脉弦。用方如柴胡疏肝散（柴胡、陈皮、川芎、香附、枳壳、芍药、甘草）。

肝气郁结常见于慢性肝炎及情志为病。疏肝气用柴胡、香附、郁金、紫苏梗，破肝气用青皮，解肝郁用玫瑰花、合欢花；肝藏血量的调节也赖肝气疏泄，气郁可致血郁，胁痛甚者为血滞于肝，用行气活血的川楝子、延胡索；肝郁常犯胃影响消化功能，形成木郁土壅之候，见脘痞腹胀，配用半夏、陈皮、砂仁、厚朴之属疏木达土；木郁土虚者纳差乏力，配六君子汤培土泄木；木郁致胃气上逆的呕酸用左金丸（吴茱萸、黄连）疏肝清热，嗳气频作配佛手、旋覆花降胃气。

4. 疏肝通络 运用辛散疏肝、活血通络的施治方药疏肝气、畅肝血、通肝络，适用于肝失疏泄、血瘀阻络的胸胁刺痛，或有痞块，乳房胀痛，眼圈青滞，胸前、颈部见赤丝血缕，舌暗脉涩。用方旋覆花汤加味方（茜草、旋覆花、葱白、当归、丹参、桃仁、鸡血藤）。

肝经瘀阻常发生在肝炎后期肝纤维化中。肝藏血藏多少泄，血凝肝络，化瘀通络用丹参、当归、泽兰、丝瓜络之属。肝络瘀阻以气滞为先，化瘀通络当先疏肝气，须配柴胡、香附、川楝子之属兼疏肝行气。瘀阻成瘕，肝脾肿大，用鳖甲、生牡蛎、䗪虫软坚通肝络。

5. 清泄肝火 运用苦寒清泄的施治方药清解肝热郁火，适用于肝火内郁的目赤耳鸣，口苦咽干，胁肋胀痛，小便黄赤，舌红苔黄，脉弦有力。用方如龙胆泻肝汤（龙胆草、黄芩、栀子、泽泻、木通、车前子、当归、柴胡、生地黄、甘草）。

肝经火热，静则为热，动则为阳，在气郁化热而无上旋化风之时，往往表现为肝火，当苦寒清泄郁火，用栀子、黄芩、连翘之属苦寒直折。"火郁发之"，还可配柴胡、郁金、香附疏达肝气，发散郁火。肝火易劫阴血，配当归、白芍以防阴血伤。

6. 凉肝息风 运用凉泄肝热、清化风火的施治方药以平息肝风，制止风阳内动，适用于肝热化风，风阳上旋的头目眩晕，壮热神昏，烦躁抽搐，舌质干绛，脉弦数，用方如羚羊钩藤汤（羚羊角、钩藤、桑叶、菊花、生地黄、白芍、甘草、贝母、竹茹、茯神）。

风气通肝，风性动摇，肝热化风多见于热病热传厥阴，热极生风的壮热抽搐，当先凉肝，用羚羊角、钩藤、玳瑁、地龙之属泻肝热息肝风；肝主筋，阴伤筋挛者，用生地黄、白芍、木瓜柔润舒筋；肝热风起易夹痰，可配贝母、竹茹、僵蚕化痰通络。

7. 平肝潜阳 运用重镇潜降、滋阴柔肝的施治方药以平潜肝阳，制止风阳上旋,适用于肝阴不足,肝阳上亢化风的头目眩晕,目胀耳鸣,脑部热痛,面色如醉,脉弦长有力。用方如镇肝熄风汤(怀牛膝、生赭石、生龙骨、生牡蛎、龟甲、白芍、玄参、天冬、茵陈、川楝子、生麦芽、甘草)。

肝阳上亢多见于高血压病中。脏腑阴阳皆言生理,唯肝阳多指病理,所谓"肝阳有余",肝具风性,易升易动,临床病态有升动现象(如眩晕、目胀)者称为肝阳,肝阳升动有因肝热而阳升于上,有因阴血虚而阳亢于上,肝阳与肝风虽为异名证候,但两者有因果关联,即肝风由肝阳所化。肝阳上亢化风往往是在肝阴亏损的基础上阴不恋阳,肝阳怒张,施治用药如叶天士所云"法当介以潜之,酸以收之,味厚以填之"(《临证指南医案》),用石决明、龙骨、牡蛎、龟甲、赭石之属重镇潜降、平潜肝阳,生地黄、白芍、天冬、木瓜、五味子等柔润酸敛养肝阴。肝阳亢多起于肝气不疏达,少辅薄荷、麦芽、川楝子疏达肝气顺肝性。

8. 温散肝寒　运用辛热暖肝散寒施治方药以温散肝脉寒凝,或温降厥阴浊逆,适用于寒凝肝脉的小肠疝气、小腹引痛,或厥阴寒气犯胃,浊阴上逆的头痛呕吐,苔白润,脉沉弦,前者用方如暖肝煎(当归、枸杞、小茴香、肉桂、乌药、沉香、茯苓);后者用方如吴茱萸汤(吴茱萸、人参、大枣、生姜)。

肝寒多与寒邪侵犯有关,一是寒犯肝脉,致络脉凝滞,病多在下焦,如行经期腹痛,小肠寒疝疼痛,用药如乌药、小茴香、高良姜等温经散寒药,因寒凝必滞气,故配木香、香附、青皮、川楝子等疏肝理气药;二是厥阴寒气犯胃,浊阴上逆,用药如吴茱萸、生姜温暖肝胃降浊逆。

9. 抑木扶土　运用泻肝健脾的施治方药以抑制肝木,扶助脾土,协调肝脾功能。适用于肝疏泄太过,横逆克犯脾胃的肠鸣腹痛,大便泄泻,泻必腹痛,每因情绪因素而诱发,苔薄白,脉弦缓,用方如痛泻要方(白芍、白术、陈皮、防风)。

肝旺脾虚常见于肠易激综合征等胃肠功能紊乱疾病中。肝与脾土木相关,情志伤肝,肝失柔和,郁勃之气横逆所指,脾土受伐,职失健运,治疗要抑肝之强,补脾之虚。酸入肝,泻肝用酸甘之药如白芍、木瓜、甘草酸柔甘缓,柔肝体、缓肝急,抑制肝阳横逆犯脾。脾得甘则补,得燥则运,故健脾扶土用党参、白术、陈皮之属,如此抑强扶弱,土中泻木以协调肝脾。

10. 滋水涵木　运用滋补肾阴的施治方药以涵养肝木,制止风阳萌动。适用于肾阴亏损,水不涵木,风阳萌动的头目眩晕,目胀耳鸣,面赤脑涨,或肢体麻木,昏晕欲仆,舌红少苔,脉弦而数。用方如自拟滋阴息风汤(龟甲、白芍、生地黄、怀牛膝、天麻、白蒺藜、决明子、夏枯草）。

水不涵木多见于高血压病中，温病温邪久羁，灼伤肾阴也可出现。肝肾乙癸同源，肝木赖肾水滋养，若肾阴不足，如叶天士所云"水亏不能涵木，厥阴风阳鼓动"，用药以滋补肾阴为主，如龟甲、鳖甲、白芍、生地黄之属，使肾水旺以荣养肝木，木枯阳旺则化风，故常辅以天麻、决明子、白蒺藜之属平肝息风。

附：胆腑治法方药

胆寄于肝，内藏精汁，为清净之腑，性喜温和，胆汁藏排有度，以胆道通利为顺。胆腑病变以湿热蕴郁，净腑变浊热，肝不疏胆不利为主。若湿热蕴郁肝胆，胆汁外溢发为黄疸，宜清热利湿退黄；胆热犯胃，胃失和降，宜清胆和胃；肝汁瘀结成砂石，宜利胆排石；胆热凝津成痰，痰热上扰心神，宜清胆豁痰。

1. 利胆退黄 运用苦泄清利施治方药以清泄肝胆湿热，洁胆腑，退黄疸。适用于湿热蕴郁肝胆，胆汁外溢肌肤发为黄疸，乃为阳黄，黄色鲜明，胁胀满疼痛，口渴尿黄，脉弦数，用方如茵陈蒿汤（茵陈蒿、栀子、大黄）。

湿热蕴郁黄疸病关乎肝脾与胃，脾为湿土壅则生湿，胃为阳土滞易化热，湿热蕴郁犯肝胆，迫使胆汁外溢发为黄疸。治疗以清胆利湿为要，药用茵陈、栀子、田基黄、郁金之属，然湿热黄疸有热重于湿与湿重于热之不同，热重于湿病偏于胃，兼用黄连、蒲公英解热毒，大黄通胃腑，通腑即所以利胆；湿重于热病偏于脾，用赤小豆、四苓散利湿热，湿利即可以退黄，不论热重于湿还是湿重于热，皆须疏肝，肝疏则胆利邪开，同时当健脾，脾健则土运湿化。

2. 清胆和胃 运用苦寒清胆和胃施治方药以清泄胆腑湿热，和降胃气。适用于胆热痰浊犯胃，胃气上逆的吐酸苦水，或呕黄涎，舌苔黄腻或间有杂色，脉滑数，用方如蒿芩清胆汤（青蒿、竹茹、半夏、茯苓、枳壳、陈皮、碧玉散）。

胆热犯胃常见于胆囊炎中。胆藏精汁，与胃相通，最易蕴生湿热，故有"胆为湿热之源"之称，湿热蕴郁于胆，移于胃，致胃失和降，治宜清其胆而和其胃，清泄胆热用金钱草、黄芩、栀子之属；胆热移于胃则常为痰热呕吐，配竹茹、郁金、半夏、枳壳之属化痰热和降胃气。治胃腑宜通降，通胃即所以利胆，故常用大黄，胆源性胰腺炎腹痛配败酱草、蒲公英、牡丹皮等利胆与解毒化瘀并治。

3. 利胆排石 运用苦泄通利的施治方药以利胆排石。适用于胆汁郁结成石的胆囊结石，右胁绞痛，痛连肩背，脘胀呕恶，口苦纳呆，每因进食肥甘厚味而发作，舌红苔黄，脉动弦数，用方如茵陈柴胡汤（茵陈、柴胡、栀子、黄芩、大黄、芒硝、枳壳、青皮、陈皮、木香）。

胆囊热郁结成石的胆囊结石多并胆囊炎。胆藏精汁，其汁洁净，若湿热久郁胆腑，炼汁为砂为石，治疗则清热利胆，用金钱草、柴胡、栀子、黄芩之属。胆道通于胃腑，通胃腑即可以利胆道，用大黄、芒硝之属，胆附于肝，胆汁的泌排有赖于肝气疏达，故配青皮、枳壳、木香疏达肝气，我常在胆绞痛时于以上方药中配细辛利胆止痛作用显著，供参考。

4. 清胆安神　运用益心气、清痰热的施治方药以壮胆气，化痰热以复胆温和之性。适用于心胆虚怯，痰热内扰的昼夜不得眠，或惊恐不已，用方如高枕无忧散（人参、石膏、陈皮、半夏、茯苓、枳实、竹茹、麦冬、龙眼肉、甘草、酸枣仁）。

心胆虚怯、痰热内扰常见于神经衰弱、严重失眠。胆主决断，与心共司思维，胆虚则善惊恐，胆性温和，为洁净之腑，胆气旺则洁腑常净，胆气虚则痰热内舍，决断失司，惊恐不已。胆虚当补，用人参壮胆气；痰热当化，用枳实、半夏、陈皮、竹茹开化痰热，洁净化胆腑。有方温胆汤（半夏、陈皮、茯苓、竹茹、枳实、生姜、大枣、甘草），所谓温胆者实为清胆，"清胆腑痰热以复温和之性也"。胆虚心也虚，神不守舍，当配酸枣仁、龙眼肉养心安神定神。

五、肾（膀胱）的特性与治法用药

（一）肾（膀胱）的特性

肾主藏精，为先天之本，内寄元阴元阳，为水火并居之脏，其肾阴为滋生培植脏腑阴津之本源，肾阳为温煦生发脏腑阳气之动力。肾为封蛰之本，纳气之根。肾的病变以虚为主，其阴虚、阳虚多为先天不足或五脏阴阳亏损的病理归宿，肾阴阳互根，二者以对方为依存前提，阴亏有阳虚的存在，阳亏有阴虚的基础。

肾阴虚为脏损精亏，表现为腰酸膝软、头晕目眩、骨蒸潮热，从滋补肾阴用药如熟地黄、山茱萸、女贞子、桑寄生、龟甲；潮热骨蒸为阴不敛阳，相火内动，以知母、黄柏泻相火坚阴。肾主骨生髓，齿为骨之余，肾虚骨髓不充则老年骨质疏松，未老先衰，牙齿松动，补肾健骨用药如龟甲、补骨脂、续断、还少丹等。

脑为髓海，肾开窍于耳，肾虚髓少则眩晕、耳鸣、耳聋，填精益髓用药如熟地黄、山茱萸、枸杞子、鹿角胶、菟丝子；肾其华在发，肾虚须发早白，补肾乌发用药如桑椹、黑芝麻、旱莲草、何首乌。

肾阳也称命门火，若肾阳虚则温煦气化不足，命火衰弱表现为畏寒背冷，腰膝酸软，精神疲惫，阳痿早泄，小便频数或遗尿，温补肾阳往往在熟地黄、山茱萸、枸杞子温补肾阴基础上配肉桂、制附子、菟丝子阴中求阳，使肾藏阴精化肾气。

肾封蛰藏精，肾封藏不固见遗精、滑精、遗尿、尿频，补肾固封藏用药如沙苑子、益智仁、桑螵蛸、金樱子。肾为纳气之根，肺损及肾，肾不纳气的虚喘，呼多吸少，温肾纳气用药如蛤蚧、胡桃肉、沉香。

肾为先天之本，主生长发育、生殖，小儿发育迟缓，从补肾强骨用药如龟甲、熟地黄、续断、黄芪；男子阳痿、精冷、少精，从补肾益精用药，如五子衍宗丸（枸杞子、菟丝子、覆盆子、五味子、车前子）；女子宫冷不孕补肾暖宫用药如菟丝子、淫羊藿、仙茅、紫河车、蛇床子、韭子等。

肾主水，肾阳虚气化失司，水液代谢障碍的水肿、小便不利，在补肾阳用药基础上配川牛膝、车前子温阳利水，温肾助气化与利水消肿同施。

与肾有关的症状用药：背痛用续断、千年健、姜黄；遗尿用益智仁、覆盆子、桑螵蛸、金樱子；遗精用煅龙骨、煅牡蛎、莲须、芡实、沙苑子；脑鸣用龟甲、葛根、磁石、茺蔚子；尿蛋白用芡实、鹿含草、山茱萸、石韦。

肾与肺金水相生，与脾土水相克，与肝乙癸同源。与之失衡的病变有金不生水，水泛壅土，水不涵木，据此而调整失衡的治法有补肺滋肾，温肾健脾，滋水涵木（见肝治法用药）。

（二）治法及用药

1. 温补肾阳　运用滋肾阴药中配温肾阳药的施治方药，以阴中求阳，激发命火，振复肾中元阳。适用于肾阳不足，命门火衰，气衰神疲，畏寒肢冷，腰膝酸软，及阳痿遗精，精冷不育，舌淡或滑润，脉沉弱。用方如右归丸（熟地黄、山药、山茱萸、枸杞子、杜仲、菟丝子、附子、肉桂、当归、鹿角胶）。

肾阳虚见于多种慢性病功能衰退中。肾为水火并居之脏，肾阳植根于肾水之中，所以补肾阳要建立在滋肾阴的基础上，例如，不论是仲景的金匮肾气丸，还是张介宾的右归丸，方中皆有阴柔养阴的熟地黄、山茱萸、山药，配温阳的附子、肉桂，前者滋培肾藏阴精，后者蒸动阴精化生肾气，激发命门之火，若不考虑肾的阴阳互根特性，纯用温热补其阳，阳未复而阴先伤，不利于肾阳的振复。

2. 温肾回阳　运用辛甘大热、峻补元阳的施治方药以振奋元阳，回阳救脱。适用于少阴阳气衰微，阴寒内盛的四肢厥逆，恶寒蜷卧，神衰欲寐，舌苔白滑，脉沉欲绝。用方如四逆汤（熟附子、干姜、炙甘草）。

少阴阳气衰微见于休克早期、急性心力衰竭等危重病之中，少阴阳气为立命之根，其阳气衰则生机息。阳气衰脱急以辛甘大热的附子、干姜或再配大补元气的人参峻补元阳，承危救脱。此时不考虑滋培肾阴的问题，以回阳救危，挽回生机为要务。

3. 滋补肾阴　运用阴柔滋补肾阴的施治方药以滋培肾藏阴精。适用于肾阴亏损的腰膝酸软，头目眩晕，耳鸣耳聋，骨蒸潮热，盗汗遗精，舌红少苔，脉细数，用方如六味地黄丸（熟地黄、山茱萸、山药、茯苓、牡丹皮、泽泻）。

肾阴虚常见于慢性虚损疾病功能呈虚奋状态者。肾阴乃藏于下焦之精血，发挥滋培脏腑、育骨生髓等作用，其亏虚非味厚腻重之品不能培植，如《内经》云"精不足者，补之以味"是也，药如熟地黄、山茱萸、女贞子、枸杞子、鹿角胶之属。肾精宜藏而不宜泄，山茱萸酸温滋阴涩精尤宜，髓性喜温，不论是充骨髓还是补脑髓，滋阴化髓用药宜温，尤其血肉有情之品如鹿角胶、龟甲胶用之最宜。

肾阴内寓相火，水亏则火不潜藏，虚火内动，骨蒸潮热，盗汗遗精，配用知母、黄柏苦寒泻火，防止虚火劫肾阴，古人称为泻火坚阴。

4. 固肾涩精　运用补肾涩精的施治方药以涩肾精、固精关，增强肾封藏功能，适用于肾虚精关不固的遗精滑泄，腰膝酸软，头晕耳鸣，尺脉沉弱。用方如金锁固精丸（沙苑子、芡实、莲须、龙骨、牡蛎、莲子）。

遗精滑泄与性神经衰弱有关，生殖之精藏于肾，但藏泄有时由心主，故遗精责之心肾，有梦遗精关乎春心萌动引动相火；无梦滑精关乎肾气虚弱精关不固。有梦而遗滋肾阴、泻相火兼固涩精气，用药以知柏地黄丸（熟地黄、山茱萸、山药、牡丹皮、泽泻、茯苓、知母、黄柏）与固肾药如金樱子、莲须、芡实相配；无梦而遗补肾精与固涩精气相兼，用补肾涩精药如山茱萸、沙苑子、益智仁、韭菜子之属，可与涩精止遗药如龙骨、牡蛎、莲须、刺猬皮、金樱子之属相配，其中龙骨、牡蛎既可涩精，又可镇心安神，使神守于舍，不妄扰精室。

附：膀胱治法方药

膀胱为水腑，司决渎，"气化出焉。"膀胱不利则为癃闭、小便量少；膀胱不约则为遗尿、尿频数、尿有余沥；膀胱有热则尿黄赤、尿血、尿道涩痛；膀胱有寒则小便频。膀胱赖肾气化，肾虚膀胱气化不行。

1. 清利膀胱　运用清利湿热利小便或疏利气机利小便的施治方药使小便通利。前者适用于湿热蕴结，膀胱热闭，小便短赤，溺时涩痛淋漓不畅，用方如八正散（滑石、栀子、木通、大黄、车前子、瞿麦、萹蓄、甘草）；若湿热下注，灼伤膀胱络脉之小便见血，用小蓟饮子（小蓟、生地黄、滑石、当归、蒲黄、藕节、淡竹叶）。后者适用于肝失疏泄，膀胱气闭，小便滞涩，淋漓不畅，情志抑郁，方用沉香散（沉香、当归、白芍、王不留行、石韦、滑石、冬葵子、甘草）。

2. 散结利尿　运用消痕散结、疏通尿道的施治方药使尿道疏利，排尿通畅。适用于高龄男性前列腺增生痰瘀凝结，阻塞尿道，小便不利、余沥不尽者，用药如自拟散结利尿汤（黄芪、升麻、山慈菇、川牛膝、益母草、冬葵子、路路通、王不留行）。

高龄男性小便不利、余沥不尽者多为前列腺增生压迫尿道所致，用山慈菇消痕散结，冬葵子、路路通、王不留行疏通膀胱水道，黄芪、升麻补升脾气，气升则水自降，如前人所谓"气升者即气化之验"。

3. 温肾固膀胱　运用温肾阳固肾气的施治方药增强膀胱约束小便的功能。适用于肾阳不足，膀胱虚冷，不能约束水液的小便频数、遗尿，方用缩泉丸（乌药、益智仁）合桑螵蛸散（桑螵蛸、远志、石菖蒲、龙骨、人参、茯神、当归、龟甲）。

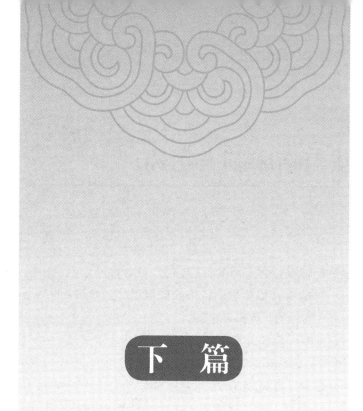

下 篇

临床治法与制方实践

第一章

补虚法与临床制方用药

补虚法是针对虚证而采用的治疗方法，以补虚药为主配伍组方，具有补益虚损、扶助正气、改善机体虚弱状态的作用，属"八法"中的补法，适用于各种虚证及正虚恋邪时的补虚御邪之用。

由于在临床中大多数疾病出现虚证时往往虚中夹有实，故补虚组方每多兼顾实邪，纯用补虚方药多在病后调养、高龄调补时。而虚实关联的复合证是理虚中的重要证候类别，制方时补虚与泻实并兼，如气虚导致血瘀，补气与化瘀并用；阳虚致寒凝，温阳与散寒同施等。癌症因癌致虚，因虚癌聚的虚实关联复合证居多，扶正抗癌即是补虚与攻癌并用。

第一节 补虚法简述

中医认为，正气旺是人体健康的标志，正气虚不但是疾病易感内因，而且是病延难愈的根本原因，所以历代医家非常重视补虚法的临床应用。所谓"不能治其虚，何以治其实"，足见对补虚法的重视程度。对于虚证，早在两千多年前的《黄帝内经》中就提到"精气夺则虚"（《素问》），"今血与气相失，故为虚焉"（《素问》），明·李中梓在《病机沙篆》说"夫人之虚，非气即血，五脏六腑，莫能外焉"。由此可见，虚证离不开脏腑，而脏腑之虚不外乎脏腑功能活动的物质基础——气、血、阴、阳之虚。究其虚证成因，有先天禀赋不足与后天失养两端，先天禀赋不足是胎育期发育不良，包括遗传性疾病，后天失养是在生命过程中营养供给不足，病后、产后调养不慎，正气未复，劳倦、房室使身体"透支"过度。从现代医学角度认识虚证，多与机体免疫功能低下、遗传基因缺陷及组织器官的变性、功能退化有关。

《内经》提出"虚则补之""精不足者补之以味，形不足者温之以气"的补虚用药原则，《难经》提出五脏虚损治法："损其肺者，益其气……损其心者，调其营卫……损其脾者，调其饮食，适寒温……损其肝者，缓其中……损其肾者，益其精。"东汉张仲景在伤寒六经方证辨证中对"三阴病"创立温补治法方药，从而开创补虚临床应用之先河。唐·王冰提出"壮水之主以制阳光，益火之源以消阴翳"（《重广补注黄帝内经素问》）的阴阳平衡补法。金元时期，李东垣补虚立足脾胃元气，以补后天之本为长见，以至于后来出现了许叔微、薛立斋等人有补先天与补后天之争执，这种争执后来统一在"后天之治本气血，先天之治法阴阳"（《医宗金鉴》）的补虚观点上。张子和从病情、病因角度提出平补、峻补、缓补、温补、滋补、筋力补、房室补的补虚观点。明代理虚高手汪绮石创立虚劳"三本二统"论，提出治虚有三本，"肺、脾、肾是也""治虚二统，统之于肺、脾而已""阳虚统于脾，阴虚统于肺"的理论丰富了脏腑补法。清·叶天士建立补胃阴学说，遥补了仲景温补脾胃，使补脾胃温补与润补两周全。这些补虚观点对后世补法的完善奠定了理论基础。后来从虚证的特质性出发将补虚法分为补气、补血、补阴、补阳、气血双补五类，但临床用补法还是以调补脏腑虚证为目的，脏腑之虚离不开气血阴阳，所以，临床补虚的思维构建是以脏腑为纲，气血阴阳为目。补虚落实到脏腑的气血阴阳物质层面上。与此同时，历代医家还提出了饮食调养、情志调摄、顺应自然等恢复正气的方法。

第二节　补虚法临床制方思维

一、辨虚证病位特质，建理虚思维框架

人体脏腑功能的正常发挥是生命活动体现，《素问》说"五脏者，身之强也"，而气血阴阳是脏腑功能活动的物质基础，脏腑是病位的所在，临床虚证的出现，首先反映在脏腑受损其功能低下，什么受损则在于物质基础的特质性——气血阴阳的某一方面亏虚，可谓"精气夺则虚"，血与阴属能源，气与阳属动能，所以，补虚疗损要以脏腑为纲，气血阴阳为目，纲举目张，建立起调补脏腑气血阴阳为内容的临床理虚思维框架，也就是说，根据脏腑生理特性先辨识虚在何脏腑，再辨虚在脏腑气血阴阳的哪个方面方可言补，什么虚补什么。补虚的制方用药最终要落实在脏腑亏损所反应的气血阴阳某个物质层面上，如一个气短、自汗出、易感冒患者，根据肺主气司呼吸，外合皮毛，判定是肺气受损，治疗以补肺气为主；若气短而喘，呼多吸少，根据肾主纳气，判定是肺肾两虚，治疗以补益肺肾之气为主，且补肾兼纳气。

二、体姿神态辨阴阳，颜容脉象测气血

中医辨证论治是将临床采集到的"四诊"资料用中医理论思维方法分析病情，辨析证候。对于虚证的证候辨识，通过体态神形就可测知大概，所谓"望而知之谓之神"，这是对一个高明医生的要求。《内经》"阳虚则外寒""形不足者温之以气"，形体畏寒怕冷，形体倦卧，神态怯寒为阳气虚，治之当温补阳气；"阴虚生内热"，阴虚则火旺，见潮热盗汗，手足心热，治当滋阴降火。气血虚以面容脉象可测知，面色苍白，爪甲无华便知血虚；面色㿠白，脉弱无力便知气虚。此外，气虚、阳虚属"形亏"，都属阳气不足，临床皆有面色㿠白，神疲乏力，气短、自汗等，但二者区别是：阳虚多有寒象，气虚一般无寒象。阴虚与血虚属"质损"，都属于阴血不足，临床表现都有消瘦、头目眩晕、眼花、心烦、失眠等，二者区别是：阴虚多见热象，血虚多无热象。

三、气血之虚补后天，阴阳之虚补先天

肾脾为先后天之本，治病必求于本，就虚证而言，气血之虚本在后天脾胃，阴阳之虚本在先天肾脏。气血发源于中焦，《内经》所谓"中焦受气取汁，变化而赤是谓血"（《灵枢》），气血虚要温补脾胃，用甘温之品鼓舞脾胃之气，激化生化之源，使脾胃健旺，化生气血，所谓"血虚以人参补之，阳旺则能生阴血"，当然，血虚也可以用熟地黄、枸杞子等阴柔养血之品滋补阴血，但阴柔之品性腻滞，有滞脾碍运之弊，脾虚纳呆之人用之往往使血未生而脾先滞，不利于血的化生。肾为先天之本，水火并居之脏，内宿元阴元阳，诸脏之虚，穷必及肾，及肾者，不是肾阴虚就是肾阳虚，或两者皆虚，补肾阴虚用阴柔沉静之品培植肾脏阴精，但为了防止腻重恋湿也当配茯苓、泽泻等除湿之品补中寓泄，如六味地黄丸。补肾阳除非肾阳式微要回阳救逆外，而慢性肾阳虚根据阴阳互根之理，在填补肾精的基础上少佐温阳之品引发少火，即水中补火，使肾阳生发有根，命门火气复燃，如金匮肾气丸。

四、厘清脏腑相联系，补虚注重互化生

所谓虚的特质性而言，有气血阴阳之别，但气血阴阳对脏腑虚而言具有特异性，如气虚重在脾肺，血虚重在心肝，阳虚重在脾肾，阴虚涉及肝肾肺胃，补其虚要厘清脏腑间的内在联系，气血阴阳之间彼此化生关系，如气血同源、阴阳互根、阳生阴长。虚者多同损，如气虚则血少，甘温补气使气旺血生；血

脱气亦衰,阳虚不生精,阴中求阳使阳生阴长。五脏之间亦有生克制化,如脾气虚土不生金,致肺气虚者补脾培土生金;肾阳虚火不暖土,致脾阳虚寒者补火暖土;肾阴亏肝阳旺,水不涵木而补肾水以滋养肝木等,临床补虚要充分考虑脏腑气血阴阳之间相互联系、化生的关系。

五、慢病虚实相关联,补虚祛邪相兼顾

在慢性疾病中出现纯虚证的机会并不多见,疾病在因邪致虚、因虚致实的虚实因果病机变化中,往往处于正邪相兼、虚实交错的病理状态,临床上用虚实标本辨证思维来看,则具有本虚标实的病机特征,如慢性胃炎日久,迁延不愈伤脾胃,脾虚运化不及,胃虚纳谷不化,脾不胜湿则湿滞,谷不化精则食滞,形成虚与滞交夹的病理状态,标本辨证则脾胃气虚为本,湿食中阻为标。治疗要以补虚培本与泻实治标相兼顾并举。在慢性疾病中,虚实因果关联的病机特征是:正虚恋邪不解,邪损正气愈虚,正邪盛衰消长,动态变化于一个证候的矛盾统一体中,疾病多表现出虚实相兼的证候特征,我称其为虚实关联证。临床理虚要标本兼治,补虚与泻实同施,纠正脏腑气血阴阳亏虚,邪恋不解的病理状态。其实,临床单纯使用补法的机会并不多,作为养生调理用补药的机会多。

六、未病先防补肺脾,既病防变扶正气

中医认为"正气内存,邪不可干""邪之所凑,其气必虚",正气亏虚,免疫功能低下,抗病能力减弱,是罹患疾病的易患因素,从疾病的预防角度要增强抗病能力,补虚以肺脾气为主,《理虚元鉴》所说"治虚二统,统之于肺脾而已",如肺气虚表气不固,易患感冒;脾胃虚化生乏源,气血俱亏。正气虚易染毒邪,如温热疫毒、肝炎病毒感染都与正气亏损,抵抗力下降有关。肿瘤的发生也与脏腑亏虚,内环境失稳有关。临床中疾病向纵深发展,都与正虚不抗邪有关,如对于癌症、糖尿病、肾病、肝硬化、类风湿治疗时祛邪当先扶正,既病防变要将补虚扶正放在一个重要的位置,这里说的正是相关脏腑气血阴阳某方面虚就补这方面,对于阻止疾病向纵深发展具有重要的意义。

第三节　补虚法临床应用注意事项

一、用补法审时度势，用之得法要有度

补虚法在恢复脏腑功能，促进疾病康复中发挥着重要作用，用之得法沉疴可起，用之失法如同促命，正如程国彭说："虚者补也，补之为义大矣哉！然有当补不补误人者，有不当补而补误人者，亦有当补而不分气血、不辨寒热、不识开阖、不知缓急、不分五脏、不明根本、不深求调摄之方，以误人者。是不可不讲也。"（《医学心悟》）由此可见，临床用补法必须辨清何脏之虚，什么虚，虚到什么程度，有无兼邪，都要做到心中有数，指下明了，方可言补。

二、补虚弱兴利除弊，扶正气不忘祛邪

胃纳脾运是人体消化功能的基本形式，但补虚药尤其是养阴药易于壅脾碍胃，影响消化，所以"填补必先理气"，少配理气助运药使补而不滞。也有些脾胃气虚运化极差的患者用甘温益气会产生腹胀纳差"虚不受补"的情况，用补重在调理脾胃不可甘温独进。营血贵在流畅，"补血须防留瘀"，补阴血要少配化瘀之品，或选用具有行血作用的补血药，如当归等。此外，要注意正虚有无余邪不尽，"扶正不忘祛邪"，若正虚兼邪滞者补虚勿忽略邪的存在，一味进补，邪不能除，轻者淹缠病程，甚者会"闭门留寇"，造成变端。

三、辨清楚虚实真假，补益药不可滥用

所谓"大实有羸状，至虚有盛候"，对证情复杂，虚实真假迷离的病证一定要分清是真虚假实还是真实假虚，补虚只能用于真虚假实证，若错用真实假虚如同促命。另外，对体质虚弱或因正气不支，病延难愈者用补确能改善机体的虚弱状态，促进疾病向愈，但一定要根据病情需要用之，不可迎合有些患者"补治百病"的心理，所谓"人参杀人无过，大黄救人无功"，是对滥用补虚药的告诫。即是虚证要补到好处，不可过补，如补阳气药用之太过则化火，滋养阴精药用之太多腻脾。

四、依病情选药定量，注意煎法与用法

补虚针对虚证，虚有阴血阳气之异，证情有轻重之别，而补益药也有补阴

血、补阳气之不同，作用有平和、较峻区别，作用平和药如党参、黄芪、山药、黄精、沙参、太子参、龟甲、鳖甲等；较峻药如人参、鹿茸、海马、蛤蚧等，平和补益药量小难以奏效，临床量宜稍大，成人量一般可用 15～30g；较峻补益药量大会补之太过，甚至还会产生不良反应，如鹿茸量大易动火，肉苁蓉量大易滑肠，故用量要严格掌握，如鹿茸成人每次 0.5～1g，宜研末吞服或入丸散剂。补益剂一般宜文火久煎，务使药力尽出，充分发挥疗效，对于龟甲、鳖甲等贝壳类补药当先煎，个别贵重药品如人参、鹿茸、海马、蛤蚧等宜研末吞服或入丸剂，既节省药材又保证疗效。

第四节　补虚药的临床选择与应用

补益药按功能不同分为补气、补血、补阴、补阳四类，如果按脏腑归经又可分为补心、补肝、补脾、补肺、补肾五类，不过五脏之虚不离气血阴阳，故目前对补益药的分类，多是在不脱离脏腑归经的基础上，分为补气、补血、补阴、补阳四类。

补气药多甘温，入脾肺心经，主要补脾肺心之气，补脾气使脾气健运，运化水谷生气血；补肺气使肺气充沛，主气布津司呼吸；补心气使心气振奋，鼓动血行养心神。

补气药有人参、党参、黄芪、白术、五味子、山药、黄精、甘草等，其中人参味甘微温，能大补元气，生津安神，凡脾胃虚弱，倦怠食少，肺气不足，气短喘促，心脾两虚，惊悸健忘皆可用之，补元气配黄芪，补健脾气配白术，补肺纳气配蛤蚧，补益心气配五味子、麦冬，且与附子相配能承危救脱，临床气虚暴脱虚喘亦可用之。党参甘平，补脾肺之气，与人参相比，力薄功缓，没有承危救脱及安神的作用，补健脾气最常用。黄芪甘温，补脾胃之气且能升阳举陷，固表止汗，利水消肿，托疮生肌，临床适用于脾胃元气不足，清阳下陷，表虚自汗，气虚水肿及疮疡溃久不敛。黄芪、人参均为补气之要药，唯补心脾肺气人参为优，且可生津，黄芪大补元气量宜重，擅长温升走表。白术与山药皆能补脾止泻，但白术苦温而燥，补中益气，燥湿健脾，擅长治脾不健运的食少、泄泻，配黄芪可利水治水肿及固表止汗治自汗。经我多年临证，白术单独用并无利水止汗作用，与黄芪配之才有此功。山药甘平性温，不燥不腻，补脾气又能固脾阴，补益肺肾，治肾虚遗精及带下、消渴，用量宜大。黄精甘平，功能补脾润肺，兼养阴益精，常用于脾胃气虚，病后虚损的调补品。甘草甘平，生用偏凉可泻火解毒，调和药性，炙用性温，益气补虚，其甘缓之性又能缓急止痛，且益气复脉，用于气虚血少、心动悸、脉结代。

补血药多甘补温润，归心肝经，主生精血，养心神，补肝血，使心主血脉、主神志，肝能藏血而主筋。补血药有熟地黄、阿胶、何首乌、当归、白芍、龙眼肉、桑椹等。其中熟地黄为养血滋阴，填精补髓之要药，凡肝血亏虚，肾精不足以及精血两亏皆可应用，但熟地黄腻重，会助湿碍脾，故可佐砂仁使补而不滞。阿胶为养血滋阴之良药，且可润肺止血，凡血虚阴亏，或肺虚燥咳及咯血日久不止可用之，唯性黏腻重，脾胃虚者非所宜。何首乌功近熟地黄而力稍逊，但不腻滞又兼涩性，生者又祛风润肠通便，可用于风疹、便秘，近年报道有肝损害，宜慎用。当归甘补辛散，养血调经，活血止痛，人谓"血中之气药"，兼能行气，长于治血分虚滞，且具补血润肠之功，可治血虚便秘，当归与重剂黄芪相配伍，取阳生阴长，气旺血生之理，补气生血善治血虚。白芍苦酸微寒，入肝脾经，酸收苦泄，能补血敛阴，柔肝止痛，且能平肝，凡血虚月经不调、痛经、胁痛，肝脾不和的腹中挛急作痛、泻痢、腹痛及肝阴虚阳亢的头痛眩晕皆可用。当归与白芍相比，当归适用于血虚有寒者，又能活血行气；白芍适用于血虚有热者，且可敛阴缓急，二者均可止痛，然止痛作用不同，当归在辛散，白芍在柔缓。龙眼肉甘平，养心血补脾气而安神。桑椹养血滋阴又可润肠通便。

补阴药多入肺胃及肝肾经，具有养肺胃阴津，滋肝肾精血作用，可使肺阴濡而宣发肃降，胃津复而受纳传化，肝阴复而藏血主筋，肾精旺而主骨生髓。补阴药有沙参、麦冬、天冬、百合、玉竹、石斛、女贞子、枸杞子、黑芝麻、龟甲、鳖甲等。其中沙参、麦冬、玉竹、百合、石斛甘凉滋润，以滋补肺胃阴津为主。沙参润肺止咳，养胃生津，常用于肺热燥咳、久咳声哑及热病伤津，常与麦冬相配，南沙参滋阴清热之力逊于北沙参，但兼有祛咳之功，有痰者可选。天冬、麦冬均清肺养阴润燥，治燥咳咯血，伤津口渴，肠燥便秘，但天冬寒性大于麦冬，清热之力较强，兼可滋胃阴；麦冬清热滋阴力不及天冬，但可清心除烦，养胃生津，阴虚而燥热盛选天冬，阴虚亏而兼心烦选麦冬。玄参苦咸性寒，滋阴降火，且有润燥除烦、散结解毒之功，凡热病伤阴发癍，心烦口渴，或阴虚火旺，咽肿、瘰疬、痈肿皆有效。玄参壮水滋肾与生地黄不同，生地黄甘润滋养，用于阴津亏耗纯虚证，玄参苦咸降泄，用于阴虚而火盛者。石斛为养阴生津、滋阴除热之良品，凡胃阴亏虚之口干舌燥，胃脘灼热尤为有效。玉竹甘平柔润，养阴润燥，生津止渴，清养而不碍邪，凡肺燥咳嗽，胃燥烦渴，善饥尤为相宜。百合甘寒滑润，润肺止咳，清心安神，用于劳伤、咳嗽、痰中带血及虚烦、惊悸、失眠多梦。枸杞子、女贞子、黑芝麻、龟甲、鳖甲长于滋肝肾之阴。其中枸杞子与女贞子功效相近，甘补滋阴，皆可用治肝肾阴虚、腰膝酸软、目暗不明等症，枸杞子滋补肝肾功胜于女贞子，长于养肝明目，女贞子补中有清，可治骨蒸劳热及须发早白。黑芝麻甘平滋养肝肾，用于肝肾阴亏、血燥生风、头晕目眩、耳鸣、肢麻，润肠燥治便秘。龟甲、鳖甲均咸寒滋阴潜阳，用于阴虚阳亢所致的头晕目眩、耳鸣耳聋及阴虚劳热、盗汗。龟甲甘咸补肾益阴作用强，又能坚筋骨，固崩漏，治骨痿；鳖甲咸寒退热之功胜，与地骨皮、青蒿等配伍治烘热，又能软坚散结，治肝脾肿大及腹中癥块。

补阳药多归肾经，主温肾助阳，补命门之火，强壮筋骨，化气行水，可使肾阳充足而温煦脏腑，水湿蒸化，筋骨强健，且促进生长发育。补阳药有鹿茸、鹿角、鹿角胶、鹿角霜、蛤蚧、冬虫夏草、淫羊藿、巴戟天、仙茅、肉苁蓉、锁阳等，其中鹿茸为峻补肾阳之品，能益精血，强筋骨，凡肾阳不足、精血亏虚之症，如畏寒、阳痿、滑精、尿频、女子不孕、虚寒崩漏、带下及肾不生精、精不化血的贫血，阴疽不敛等均可用。鹿角生用能活血散瘀消肿，可治疮疡肿毒，熟用（炒黄）能补肾阳、强筋骨，但药力薄弱。鹿角胶能补肝肾、益精血，效不及鹿茸，但有止血作用，可治虚寒崩漏。鹿角霜温补肾阳，虽药力弱，但可收涩止带，尤以脾胃虚寒不受腻补者宜之。蛤蚧咸平有小毒，长于补肺益肾，尤能摄纳肾气，善治肺肾两虚之虚喘、劳咳。冬虫夏草甘温而补，滋肺阴又能补肾阳，凡阴虚阳浮的虚喘，劳咳痰血，阳痿遗精及病后虚损未复可用之，近年常作调补品，唯功力较缓，须长期服用方可取效。淫羊藿、巴戟天、仙茅均能补肾阳，强筋骨，祛风湿，均可用于腰膝无力、阳痿不举、风寒湿痹等症。淫羊藿壮阳起痿作用强，性偏温燥。巴戟天温燥助阳性和缓，强筋骨功胜淫羊藿。仙茅辛热性猛，且有小毒，一般不宜作补药长服。肉苁蓉、锁阳均能补肾阳，性温体润，兼润肠通便，均治阳痿、遗精、腰膝冷痛、肠燥便秘，但肉苁蓉可益髓生精，治肾虚骨软，药力和缓，通便用量宜大（我用 20～30g）；锁阳润肠通便不及肉苁蓉，但益阴兴阳养筋，可治肾虚肢痿。补肾药还有：补骨脂、益智仁、杜仲、续断、菟丝子、沙苑子、蛇床子、胡芦巴、韭菜子，其中补骨脂、益智仁均能温补脾肾，固精缩尿，但补骨脂温肾壮阳且兼温脾止泻，常用于肾虚腰痛，下元不固，遗精尿频，及脾肾阳虚，久泻不止。益智仁长于温脾摄涎，固精缩尿，治中焦虚寒，腹中冷痛，脾不摄涎，口唾清涎，肾气不固的遗尿、遗精及小便白浊。杜仲、续断均能补益肝肾，固经安胎，常同用于腰痛膝软，胎漏胎动。唯杜仲补力胜于续断，且能强筋骨，降血压；续断兼能祛风湿、续筋骨、固经止崩，尤宜肝肾亏损，腰脊疼痛、筋骨折伤，妇女崩漏带下。菟丝子、沙苑子皆能益肝肾、固精、缩尿、明目，药性平和，均治肝肾亏虚、腰痛遗精、尿频遗尿、目暗不明。但菟丝子兼益脾止泻，且可生精，治脾虚泄泻，男子精少不育；沙苑子固涩作用强，长于治遗精、早泄。蛇床子温肾助阳，杀虫止痒，适用于男子阳痿、女子不孕，外用治皮肤瘙痒、女子滴虫性阴痒。胡芦巴温肾重在散寒止痛，常用于命门火衰、寒凝气滞之疝痛及小腹冷痛。韭菜子辛温壮阳，长于暖肾固精，治肾虚阳衰、遗精、尿频遗尿、血浊、血带。

第五节　补虚法临床制方

人体虚证是脏腑赖以活动的物质基础不足，机能状态低下。补虚就是调治相关脏腑的气血阴阳，改善虚弱状态。本节的补虚临床治法以五脏常见的虚证列法制方。但需要一提的是肝脏虚证有二：一是肝血亏虚，二是肝阴受损。但二者具有同质性，临床严格意义上肝血与肝阴是有区别的，肝血虚以血虚不荣、血不荣筋、妇人血海空虚为主要特征；肝阴虚与肾同亏，肝肾乙癸同源，以阴亏精损，精不上奉，虚风内动为主要特征。故而将肝脏补虚治法分为补肝血组方法、养肝阴组方法。

一、补益肺气组方法

针对肺气虚而设，以补益肺气、止咳平喘兼纳肾气等药配伍组方，具有补肺气、纳肾气、止咳喘作用，改善肺主气司呼吸功能。

（一）适应证

肺气虚久的咳嗽气短、气喘，咳而无力，少气懒言，困倦乏力，或怯寒自汗，易患感冒等。如老年慢性支气管炎、慢性阻塞性肺疾病缓解期可见此证。

（二）证态机理与施治

肺主气司呼吸，与脾母子相关，与肾金水相生，病发于肺不论是外感还是内伤，疾病久延、久咳不止都可损伤肺气，肺气虚子盗母气脾气亦虚，少气乏力，日久肺虚及肾，肾不纳气，则呼多吸少，动则气喘，施治在补肺气、纳肾气，恢复肺主气司呼吸功能。

（三）组方遣药配伍法

肺喜温润，补肺气以人参、黄芪、黄精、沙参等甘补润养之品，益气顾及其阴。肺性肃降，补肺气可配蛤蚧、五味子以助肃降。肺虚日久子盗母气，出现气短加重，不思饮食等，配用党参、白术、茯苓补脾而"培土生金"。肺虚日久及肾，致肾不纳气，呼多吸少，动则气喘配肉桂、五味子、沉香温肾纳气，方如都气丸。肺气虚损，卫表不固，体常自汗可配煅牡蛎、麻黄根、浮小麦固表止汗。肺为储痰之器，肺气虚而失于清肃，便伴有咳痰胸闷，配杏仁、紫苏、款冬花、苏子理气化痰。

（四）验案示例

1. 补肺纳气治疗咳嗽气短案　刘某，男，72岁。2015年10月12日以气短、气喘为主诉就诊。自诉：有慢性阻塞性肺疾病史。1个月前咳嗽气短发作，在西安某医院以"慢性阻塞性肺疾病、肺气肿"住院治疗两周，咳嗽气喘减轻而出院，出院后仍气短，上楼微喘，偶有咳嗽，咳少量白痰，不思饮食，便干，舌淡苔白、脉滑沉。辨证：肺肾两虚，气不纳降。治法：补肺纳气，止咳平喘。方药：人参10g、山茱萸15g、补骨脂10g、红景天12g、五味子15g、蛤蚧1/2对、苏子10g、沉香5g（后下）、紫菀10g、款冬花10g、火麻仁30g、炙甘草5g，12剂。水煎早晚服，每服6剂停2天。10月26日复诊：气短、气喘好转明显，晨起运动锻炼不觉气短，咳嗽消失，大便正常。舌淡苔白，脉沉滑，疗效显著，守法调药。上方去麻仁，加肉桂5g，10剂。水煎，每晚服1次，连服20天。2016年1月5日前来看胃病，诉：每年秋冬常犯的咳喘气短再未发作。

2. 补肺固卫治体虚易感案　李某，男，10岁。2015年2月15日其父陪诊。代诉：入冬以来，每一两个月感冒1次，恶寒微热，流涕，口干，纳差。舌淡苔白，脉细弱。证属：肺气虚弱，卫气不固，风寒易侵，治以补益肺气，固卫散寒。方药为自拟双黄防感方：黄芪15g、黄精12g、枸杞子10g、细辛3g、辛夷4g，10剂。水煎服，每剂分两次服，每晚仅1次，连服20天。2016年12月见到患儿父亲，诉：自从2015年2月15日治疗后1年多未感冒。

二、滋养肺阴组方法

针对肺阴亏虚而设，以甘凉滋润、滋养肺阴药为主组成，具有养阴润肺止咳作用，恢复肺清肃润降功能的一种治法。

（一）适应证

适用于温燥伤肺，或肺痨津伤所形成肺阴虚证，临床见干咳少痰，或咳痰带血丝，口干咽燥，甚或潮热盗汗，两颧发红。

（二）证态机理与施治

肺属燥金，为清肃之脏，居人体高位而肃降布津，性喜润降，润则气和，燥则干咳。若热病耗伤肺阴，或五志化火刑金，致肺燥阴伤，清肃之令不行，干咳少痰，或若金不生水滋肾，则见潮热盗汗等肾阴虚表现兼见于临床。依据燥者润之，施治以甘凉滋润释津润肺，恢复肺宣肃之能。

（三）组方遣药配伍法

滋养肺阴用药以甘凉滋养肺阴药为主，如沙参、麦冬、生地黄、玉竹等，配杏仁、桑白皮、桔梗肃肺止咳；若燥热伤津甚，干咳、咽干配石膏、知母、天花粉等清热润燥；若虚火灼肺金，金不生水，见潮热盗汗宜配鳖甲、熟地黄、山药、女贞子等滋肾阴，盐黄柏、知母坚阴清热；虚火刑金伤肺络而见咯血者配阿胶、白及、藕节、三七等补肺止血。

（四）验案示例

滋养肺阴治疗支原体感染咳嗽案　黄某，女，12岁。2015年5月15日以咳嗽、咽干3个月（其母代诉）就诊。3个月前"感冒"后咳嗽不止，午后发热，在咸阳市某医院就诊，诊断为"支原体感染"，住院治疗7天，体温恢复正常，但咳嗽未止而出院。出院后仍咳嗽、少痰、口干、咽燥，晨起及夜间咳嗽加重，口服中药及止咳西药效果不显，舌红少苔，脉沉细。诊断：支原体感染咳嗽。辨证：肺阴亏损，宣肃失常。治法：滋养肺阴，润燥止咳。方药：太子参12g、麦冬10g、北沙参12g、乌梅15g、杏仁8g、桑白皮12g、地骨皮10g、紫菀10g、款冬花10g、百部10g、炙甘草5g，7剂。水煎早晚服。5月23日复诊：服药后咳嗽基本停止，仅在夜间咳嗽几声，未出现午后低热，舌红少苔，脉沉细。上方去地骨皮，加桔梗10g，10剂。水煎，先早晚服6剂，后4剂每晚服，十几天后电话询问病情，其母代诉：咳嗽停止，病已愈。

三、补益心阳组方法

针对心阳心气不足而设，以甘补温通药物为主组成，具有补益心气，振奋心阳的作用。

（一）适应证

适用于心气不足、心阳不振的心悸气短、胸闷不适、恶寒肢冷等。

（二）证态机理与施治

心主血脉，体阴用阳，心血流循全身，濡养脏腑，赖心之阳气鼓动。气主推运，阳主温运，心气虚以气短、胸闷为主。心气虚进一步发展则心阳亦虚，心阳虚重则涉肾。少阴心肾之阳共司君火、温养脏腑、温化水湿，病涉肾阳见痰饮、水肿，水气凌心则心悸，如《伤寒明理论》云："心为火而恶水，水既内停，心不自安，则为悸也。"治要甘补温动，鼓舞气机，振奋心阳，使君火复明，阳气布达。

（三）组方遣药配伍法

补心气用人参、黄芪、五味子、炙甘草等甘温益气，若兼心阳虚气不鼓动，阳不温煦，气短脉迟缓者配肉桂或桂枝、薤白等振奋心阳。气虚及阳可导致痰浊、瘀血，重者水肿旋踵而生，若见痰浊阻胸，苔白滑，配瓜蒌、薤白、半夏等温通心阳；兼心前区疼痛，瘀血阻心络者配丹参、红花、川芎、水蛭等化瘀通心络；阳不化水，发生痰饮水肿配附子、茯苓、白术等温阳利水。心脏虚可体用同受损，气阴两虚者不鲜见，兼心悸心慌，阴虚者配养心阴药麦冬、五味子等使阴充阳旺，自强不息。

（四）验案示例

温补心阳治慢性心衰案 段某，男。2017 年 10 月 8 日以胸闷气短 3 年，加重 2 个月就诊。3 年来反复出现胸闷气短，劳动加重，曾以"冠心病、心功能不全、心衰"反复住院治疗，2 个月前病情复发，胸闷气短又加重，偶发心前区痛，不思饮食，下肢微肿，在当地县人民医院以"冠心病、心衰"住院两周，胸闷气短缓解而出院，近日胸闷气短加重，痰多，活动后气不接续，偶发胸痛，下肢压陷性水肿（+），面色㿠白，舌淡苔白，脉沉细弱。从心气不足、心阳不振辨治。方药：附片 12g（水久煎）、生晒参 10g、桂枝 4g、白术 15g、瓜蒌 12g、枳壳 15g、薤白 12g、半夏 10g、丹参 10g、檀香 5g（后下）、砂仁 5g（后下）、冬瓜皮 30g、车前子 15g、炙甘草 5g，12 剂。水煎早晚服。11 月 22 日二诊：胸闷气短明显好转，痰消失，心前区疼痛未出现，水肿消退，舌淡苔白，脉弱。从温心阳、补心气巩固疗效。调整方药：上方去附片、半夏、砂仁、冬瓜皮、车前子，加淫羊藿 10g、葛根 15g、三七粉 4g（冲），12 剂。水煎服 3 周。2018 年 10 月 26 日前来调理，诉：2017 年 10 月处方间断服半年，1 年未住院。

四、补心阴血组方法

针对心阴血亏虚而设，以甘补滋养、宁心安神药物为主组成，具有补心阴、养心血、安心神作用。

（一）适应证

适用于心阴（血）不足，心神失养的心悸、心慌、失眠、惊悸不安等，包括现代医学的心律失常等病。

（二）证态机理与施治

"人之所主者心，心之所养者血"（《仁斋直指方》）。心脏主血脉、主神明，赖以阴血充养，阴血亏虚不养心则心悸、气短，有空跳感，不藏神则失眠、健忘。心属火脏，火赖水济，阴虚水不济心火，虚火焚心则心悸，心动虚性亢奋，心悸、早搏出现。治要补心之阴血，阴充虚阳自潜。见惊悸者，又当安心、顺气，如方隅曰："治惊莫若安心，治悸莫若顺气。"（《医林绳墨》）

（三）组方遣药配伍法

补心血宜用熟地黄、当归、阿胶、酸枣仁等；养心阴常用生地黄、麦冬、天冬、五味子等。心不藏神，见失眠、心悸者，配酸枣仁、柏子仁、五味子、夜交藤等养血安神；惊悸不安配紫石英、珍珠母等养心阴与镇心安神同用；心烦不宁兼治痰火，配黄连、竹茹、琥珀；若失眠健忘补心气与开心窍同用，取"枕中丹"意，用人参、龟甲配石菖蒲、远志、郁金等。

（四）验案示例

养心益心阴治心肌炎心悸案 倪某，女，34 岁。2016 年 5 月 6 日以心慌气短半年为主诉就诊。半年前无明显原因出现心慌、心悸气短，在咸阳市某三甲医院诊断为"心肌炎"，住院治疗 3 周，病情减轻出院，出院后活动量大时心慌气短发作，自觉心脏有"蹦出感"，劳动加剧，自测心率 90 次/min 左右。诉：心率每上 90 次/min 出现心慌、失眠、心悸不安，发病时有恐惧感，饮食正常，近一周心前区疼痛发作两次，面色㿠白，舌红少苔，脉沉细数。辨证为心气阴两虚，心阳亢奋。治法：益气养阴，镇心通络。方药：西洋参 10g、麦冬 12g、五味子 15g、山茱萸 10g、紫石英 30g（先煎）、酸枣仁 15g、刘寄奴 12g、丹参 15g、炙甘草 5g，12 剂。水煎早晚服。5 月 20 日二诊：服药两周后心慌、心悸消失，偶有劳动后气短，未出现心前区疼痛。以上方去紫石英，加琥珀 4g（冲），12 剂。水煎服，巩固疗效。

五、补健脾气组方法

针对脾气虚而设，以甘补温运的药物为主组成，具有补益脾气、健运脾胃作用。

（一）适应证

适用于脾胃虚弱，证见倦怠乏力、不思饮食、腹胀便溏、脉弱等。

（二）证态机理与施治

胃纳脾运、脾升胃降共同完成脾胃对饮食的纳化、输转、化生功能，脾胃病若气虚病偏于脾，运化有所不及，则见食欲不振，困倦乏力；阴虚病偏于胃，胃络有所枯滞，纳降失司，多见口干思饮、知肌少纳、胃脘隐痛；脾胃为气血化生之源，脾虚日久，化源匮乏，不能生血，便出现血虚诸症。治宜甘补通运，激发化源，助脾健运，职司后天之本。

（三）组方遣药配伍法

补脾气用甘补温运药，如黄芪、党参、白术、茯苓之属补气健脾，使中焦健运。脾运不及则气滞、湿阻、食积，气滞胀满配枳壳、陈皮、半夏等行气消胀；湿阻呕恶、苔白腻配砂仁、苍术、豆蔻等燥湿健脾；食积嗳腐配莱菔子、枳实、麦芽等消食导滞。脾气以升为健，脾虚若中气下陷者见腹坠胀或脏器下垂，重用黄芪（30g）、升麻、葛根升阳举陷，方如补中益气汤；气虚及阳，中阳虚寒胃脘冷痛，泛吐清水配干姜、吴茱萸、益智仁、砂仁温补中阳；虚劳里急、胃脘隐痛用炙黄芪、肉桂、白芍等温健中宫之气。

（四）验案示例

补脾益肠治久泻不止案　张某，女，62岁。2016年9月10日以"腹泻6年，久泻不愈"就诊。6年前因胆结石术后逐渐出现大便腹泻急迫，便不定时，腹部不适即要排便，故不能出远门，多次肠镜检查正常，不思饮食，排便有下坠感，时不畅，胃脘胀满，困倦乏力。舌淡苔白，脉沉细数。诊断：胆囊术后消化不良。辨证：脾虚湿濡，肠失固摄。治以补脾升阳，益肠止泻，兼通腑滞。方药：黄芪30g、党参15g、炒白术20g、干姜15g、升麻6g、补骨脂15g、肉豆蔻10g、赤石脂30g（先煎）、乌梅20g、葛根15g、陈皮12g、木香6g、炙甘草5g，12剂。水煎早晚服。10月14日二诊：服药6剂后大便正常，排便急迫消失，但偶腹痛，舌淡苔白，脉沉细弦，守法治疗。调整方药：上方去赤石脂、葛根，加白芍30g、木香10g，10剂。服两周而愈。

六、滋养胃阴组方法

针对胃阴亏损而设，以甘凉滋润为主要药物配伍组成，具有滋养胃阴、和降胃气作用。

（一）适应证

适用于胃阴不足，口干思饮，胃脘灼热隐痛，饥不欲食。

（二）证态机理与施治

胃为阳明燥土，性喜润降，阳明者二阳合谓之明，阳气隆盛，最易伤阴津，胃阴伤胃络涸滞见口干胃隐痛，似饥不能食，涸不润降则恶心嗳气。养胃之阴即润胃之涸，以甘凉滋润养胃之大源，使"阳明阳土得阴自安"，胃腑燥除津释"则津液来复，使之通降"（《临证指南医案》）。

（三）组方遣药配伍法

组方先用甘寒滋润药如太子参、麦冬、石斛、玉竹等滋养胃阴，润胃络之涸。络涸易滞痛，见胃脘隐痛，配伍丹参饮（丹参、檀香、砂仁）活血行气止痛，络瘀痛重者配失笑散（蒲黄、五灵脂）、刺猬皮化胃络凝瘀而止痛。胃阴虚多因湿热伤阴所致，或肝胃郁热伤阴，临床胃阴虚并见胃脘烧灼、口苦者，配黄连、知母、栀子清泄胃热；苔黄腻配薏苡仁化湿热；阴虚胃不纳降，见恶心、嗳气以养胃阴药如石斛、麦冬与姜半夏相配，刚柔相济，润降胃气。

（四）验案示例

滋养胃阴治萎缩性胃炎胃痛案　李某，女，60岁。2019年3月9日以口干、胃脘隐痛10余年，加重半月为主诉就诊。10年来胃脘疼痛，嘈杂不适，每因进食不慎或受寒后胃脘疼痛加重，经常口干，近半月胃脘嘈杂，灼热隐痛，时有刺痛，恶心嗳气，易饥不欲食，饱胀，晨起口干明显，喜热饮，否认糖尿病史，两周前在省人民医院检查，胃镜报告：慢性萎缩性胃炎，胃底糜烂。C14呼气试验：992，阳性（++）。舌淡苔薄黄，脉沉细弦。辨证：胃阴亏虚，气滞络瘀。治法：滋养胃阴，和胃通络。方药：太子参15g、麦冬12g、石斛15g、吴茱萸4g、黄连6g、刺猬皮15g、佛手10g、丹参20g、檀香5g（后下）、蒲黄15g、白芍30g、炙甘草5g，12剂。水煎早晚服。3月23日二诊：口干减轻，嘈杂不适消失，食欲增强，口苦，时有嗳气，大便干燥两日一解，舌淡苔薄黄，脉沉细弦。守法治疗，调整方药：上方去吴茱萸、黄连、蒲黄，加旋覆花10g、大黄10g（后下）、枳实30g，12剂。水煎服3周。因家族有胃癌史，嘱：服完药后检查胃镜。4月5日三诊：胃无明显不适，大便正常，口干减轻，舌淡苔白，脉弦，4月4日胃镜报告：慢性浅表性萎缩性胃炎。从养阴和胃调治，方药：太子参15g、麦冬12g、石斛12g、白豆蔻5g、刺猬皮15g、佛手15g、白芍15g、炙甘草5g，7剂。水煎早晚服。

七、补养肝血组方法

针对肝血亏虚而设，以阴柔辛散的补血药物为主所组成，具有调补肝血作用。

（一）适应证

适用于肝血虚见头晕目眩，耳鸣，面色、唇甲无华，肢体麻木，筋脉拘挛，中风，肢体偏瘫，妇人月经量少等。

（二）证态机理与施治

肝主筋，为藏血之脏，"血主濡之"，脏腑筋脉的濡养全赖肝藏之血流灌濡养，如《内经》所云"肝受血而能视，足受血而能步，掌受血而能握"。若肝藏血量不足，本脏失养，血不上荣见头晕目眩；血不流灌肢体，肢体失养则麻木、偏瘫，如女血海空虚则月经量少。肝藏血主筋，得柔则荣，补肝血又贵在疏畅，补肝血又宜补中寓动。

（三）组方遣药配伍法

补肝血用地黄、白芍、阿胶、女贞子、何首乌之属，肝血的流畅有赖肝气的疏达，故补肝血首当配补而兼散之品，如被称为"血中之气药"的川芎、当归等补血散血、补而不滞；困倦食少，唇甲无华，脾不生血者重配黄芪补气生血；肢体麻木为血不润络，不荣则不仁，配黄芪、鸡血藤、蜈蚣益气通络；筋脉拘挛配木瓜、天麻、伸筋草舒筋息风。妇女月经量少或崩漏下血，血海空虚，冲任不固，当配人参、黄芪补气生血；崩漏不止配炒续断、棕榈炭、炒杜仲补固冲任。

（四）验案示例

调补肝血治缺铁性贫血案　杨某，女，76岁。2019年4月10日初诊。患者两年前患贲门失弛缓症，手术治疗后出现反复便血，在我处诊治1年余便血治愈，厌食难下好转，但体质渐虚，头晕眼花，气短乏力，在太原市某医院检查，诊断为缺铁性贫血，住院治疗两周头晕眼花未见好转，且出现胃脘嘈杂不适前来就诊。患者食少，时有气短，困倦神疲，口干，大便干，面色㿠白，舌红少苔，脉虚弦。辨证：肝血亏虚，脾不生血。方药：熟地黄20g、白芍15g、当归10g、川芎10g、枸杞子20g、鹿角胶12g（烊化）、砂仁5g（后下）、黄芪30g、吴茱萸4g、黄连6g、枳实30g、炒莱菔子20g、炙甘草5g，12剂。水煎服2周。4月24日电话诉：头晕眼花明显减轻，困倦乏力消失，胃脘嘈杂好转，询问后调药，以上方去鹿角胶、吴茱萸、黄连，加陈皮12g、刺猬皮15g，12剂。5月18日电话告诉：化验血正常，头晕眼花消失。

八、滋养肝阴组方法

针对肝阴虚而设，以甘润滋补、养阴柔肝药为主组成，具有滋补肝肾阴精作用。

（一）适应证

适用于肝肾亏损，头晕眼花、失眠、腰膝酸软、白发、脱发以及疾病后肝阴亏损、虚风内动者。

（二）证态机理与施治

肝肾同源于下焦阴精，肾赖阴精滋壮先天，主生殖；肝赖阴精滋养肝体，主润筋。肝肾同源同损，但所损必仅有偏，肝阴亏损则头晕眼花、肢体抽搐、麻木，治遵《内经》"精不足者，补之以味"，用阴柔养阴之品补养肝体，栽培精血。

（三）组方遣药配伍法

肝体阴用阳，补肝阴以白芍、山茱萸、枸杞子、五味子、女贞子等阴柔滋补之品为主。若头晕眼花，配龟甲、天麻、白蒺藜等平息风阳；少年白发，配以女贞子、墨旱莲、桑椹补肝肾；头油多、脂溢性脱发者再配伍辛夷、石菖蒲、苍术、侧柏叶开发窍、祛湿浊；视物昏花者配石斛、菟丝子、决明子、青葙子等养肝明目；热病后期肝阴受损，神倦、抽搐、舌红绛少苔，以生地黄、白芍、阿胶、龟甲、鳖甲等相配伍养阴息风。

（四）验案示例

滋养肝阴治疗脂肪性肝损害案 吕某，男，18 岁。2018 年 8 月 28 日初诊。诉：2017 年 9 月学校体检时发现肝功能异常，谷丙转氨酶、谷草转氨酶值高（数据不详），B 超报告：中度脂肪肝。肝炎病毒类型检查正常，服多烯磷脂酰胆碱胶囊及中药肝功酶类有所下降，但始终未达正常水平值，一月前（8 月 22 日）查肝功能：谷丙转氨酶 164U/L，谷氨酰转肽酶 99U/L，球蛋白 35g/L。B 超报告：脂肪肝。患者体胖，无明显临床症状，舌体瘦苔白，脉沉细数。诊断：脂肪肝、肝功异常。辨证：肝阴亏虚，脂质滞肝，治从养阴疏肝，清利湿热。方药：鳖甲 15g（先煎）、五味子 15g、枸杞子 12g、女贞子 15g、黄精 15g、郁金 15g、炒白术 20g、荷叶 30g、泽泻 30g、茵陈 30g、珍珠草 15g、白豆蔻 5g（后下）、炙甘草 5g，18 剂。水煎服，服 6 剂，停 2 天继服 6 剂，后 5 剂服 10 天。服上药后复查肝功：谷丙转氨酶降至 50U/L，其余指标均正常，体重下降 6kg。停药 3 个月。2019 年 1 月 8 日二诊：复查肝功：谷丙转氨酶 130U/L，余项正常，仍无明显不适，舌淡苔白，脉弦细。上方去茵陈，12 剂。2019 年 2 月三诊：复查肝功：谷丙转氨酶 60U/L，余项正常。嘱：停药锻炼，节食减肥。

九、滋补肾阴组方法

针对肾阴亏虚而设，以阴柔滋补阴精药为主组成，具有滋补肝肾阴精作用。

（一）适应证

适用于肾精亏损、腰膝酸软、头晕目眩、耳鸣、盗汗、遗精等。

（二）证态机理与施治

肾为先天之本，内藏真阴元阳。所谓真阴者，是人体阴精之本源，凡脏腑阴血亏虚穷必及肾，致肾藏阴精亏虚；虚劳内伤、房室不节亦伤肾藏阴精。肾肝乙癸同源，精血相互资生，盛则同盛，衰则同衰，肾阴虚肝阴亦虚，故补肾阴亦称滋补肝肾。

（三）组方遣药配伍法

补肾阴用熟地黄、山茱萸、枸杞子、龟甲之属阴柔养阴药填补肾精，然肾主藏精，补精宜滋填，但滋填药多腻重，可滞湿留肾浊，故补肾阴时要佐以泽泻、茯苓利湿泻肾浊，方如六味地黄丸。肾内寓相火，精旺则火气内藏为命火，精亏则虚火妄动为相火。相火内动，见骨蒸潮热、盗汗、遗精等，可配知母、黄柏清泄相火，方如知柏地黄丸；肾阴虚肝阴亦亏，见头晕耳鸣，视物不清者配枸杞子、菊花，如杞菊地黄丸；肾与肺金水相生，肺虚金不生水，亏及肾阴，见劳咳、潮热、盗汗者配五味子、麦冬，补益肺肾，方如麦味地黄丸；肾开窍于耳，肾虚耳鸣配磁石、石菖蒲、五味子，方如耳聋左慈丸。

（四）验案示例

滋补肾阴治肾虚耳鸣案　刘某，男，46 岁。2018 年 5 月 14 日以耳鸣半年为主诉就诊。半年前出现右耳耳鸣，在某三甲医院诊断为：神经性耳鸣，用"高压氧"等治疗，耳鸣未见明显减轻，现仍右耳如蝉鸣，昼轻夜重，影响睡眠，听力未受影响，精神差，心烦易怒，舌红少苔，脉沉细数。此乃肾精亏损，相火内扰，治以滋补肝肾，清降相火。方药：龟甲 15g（先煎）、山茱萸 20g、女贞子 15g、墨旱莲 15g、怀牛膝 15g、僵蚕 10g、磁石 30g（先煎）、知母 12g、盐黄柏 10g、泽泻 15g、龙胆草 10g、蝉蜕 6g，12 剂。水煎早晚服，服 6 剂停药 2 天，继服 6 剂。5 月 28 日二诊：服 6 剂后耳鸣明显好转，现耳鸣时发时止，睡眠好转，心烦消失，余无不适，舌红少苔，脉沉细数。守法治疗，调整方药：上方去墨旱莲、泽泻、龙胆草，加生地黄 15g、龙骨 30g、茺蔚子 15g，12 剂。水煎，服法同前。7 月 12 日前来调理脾胃，诉：耳鸣消失。

十、温补肾阳组方法

针对肾阳亏虚而设，最常在滋补肾阴药中配温补肾阳药物组成，具有温补肾阳作用。

（一）适应证

适用于肾阳不足，命门火衰，形寒怯冷，腰膝酸软，精神疲惫，尿频，水肿，性功能障碍，早泄等。

（二）证态机理与施治

肾为先天之本，内寓"元阴元阳"，元阳即肾阳，亦称命门之火，是人体阳气之根本。肾藏精，主骨生髓，主水液，主生殖，这些功能的正常发挥全赖肾藏阴精化肾气，肾阳的温煦激发，正如《景岳全书》曰："元阳者，即无形之火以生以化，神机是也。"肾阳虚不能温蒸气化则具寒象，使主水液、主生殖功能失常。慢性肾阳虚根据阴阳互根之理，在养肾阴药中配补肾阳药，使阴生阳长，化生肾气。否则纯用温热壮阳，阳未复而阴先伤，何益于肾阳振复！

（三）组方遣药配伍法

补肾阳有峻补、缓补之分，峻补肾阳适用于阳气欲绝，用附子配干姜或人参回阳救逆；缓补适用于阴不化阳的慢性肾阳虚，一般以熟地黄、山茱萸、枸杞子、鹿角胶等滋养肾阴，少配附子、肉桂、菟丝子等补阳之品，阴中求阳，化生肾气。肾主水，肾阳虚蒸腾气化无权则见水肿、小便不利，在以上蒸精化气配伍基础上配泽泻、茯苓、车前子等利水消肿；肾与膀胱相表里，肾阳虚膀胱失于约束的尿频、遗尿等，以补肾气药如鹿茸、人参、菟丝子等配益智仁、覆盆子、桑螵蛸等固肾缩尿药标本兼治；肾为封蛰之本，肾阳虚封藏失职，精关不固的遗精、早泄，以具有补肾固精作用药物如菟丝子、沙苑子、补骨脂等配芡实、煅龙骨、煅牡蛎、莲须、刺猬皮等涩精止遗药；肾主生殖，男子精少不育，女子宫寒不孕者，关于肾之精亏，以熟地黄、山茱萸、山药、枸杞子、鱼螵等补肾阴药与韭子、蛇床子、菟丝子、鹿茸等温补肾阳药相配补肾益阴生精；腰为肾之腑，肾阳虚，督脉虚寒，腰痛膝软者，温肾阳药配桑寄生、杜仲、续断、狗脊等以强腰脊；肾为作强之官，肾虚则阳道不兴，"宗筋弛纵"，勃起功能障碍，用淫羊藿、枸杞子、沙苑子补肾兴阳道，并配人参、九香虫、蛇床子、炒蜂房补阳明而荣宗筋，阳痿可起。

（四）验案示例

温补脾肾治肾病综合征验案　姜某，男，46岁。2008年11月6日以反复浮肿、尿蛋白半年就诊。此前在西安某医院确诊为"肾病综合征（膜性肾病型）"住院治疗1个月，病情减轻，出院后1个月停用激素，尿蛋白出现，面浮肿，精神差，腰酸，头昏眼花，不思饮食，患者面色㿠白，下肢轻度浮肿，舌红苔黄腻，舌体胖大有齿痕，脉沉细数，尿化验：尿蛋白（++），红细胞（+），血浆蛋白22.6g/L。辨证：脾肾两虚，湿热蕴肾。治法：温肾补脾，利湿固精。方药：熟附片15g（开水久煎）、山茱萸15g、熟地黄15g、山药20g、怀牛膝15g、覆盆子 15g、沙苑子 12g、黄芪 30g、白术 12g、蝉蜕 3g、泽泻 15g、石韦 15g、白花蛇舌草 15g、白茅根 30g，12 剂。水煎早晚服。11 月 20 日二诊：精神好转，食欲增强，浮肿减轻，但腰仍酸困，畏寒肢冷，小便清长，尿检：尿蛋白(＋)、红细胞(＋)，血浆白蛋白 28.4g/L，舌红苔白腻，脉沉细迟，湿热疏利大半，肾阳有所不足，上方去蝉蜕、白花蛇舌草、白茅根，熟附片减至 6g，加茯苓 15g、猪苓 10g，12 剂。12 月 13 日三诊：浮肿消退，畏寒减轻，舌红苔薄白，脉沉细数，尿蛋白(－)、红细胞(－)，上方去熟附片、猪苓，加土茯苓 15g、益母草 15g，10 剂。调理月余，尿蛋白消失，血浆白蛋白 36.4g/L。

十一、益气养阴组方法

针对气阴两虚而设，以补气与养阴药为主体配伍组成，具有益气与养阴双重作用。

（一）适应证

适用于多种慢性病气阴两虚者，临床见有困倦乏力，食欲不振，口干思饮或口干不欲饮，舌淡少津，脉细数者。

（二）证态机理与施治

气阴两虚在多种慢性难治病中都可出现，如糖尿病、冠心病、肾病、胃病乃至癌症等病。在疾病的演进中伤气耗阴，酿成气阴两虚证，治疗要益气养阴，正如汪绮石所说的"治虚二统""阳虚（气虚）统于脾，阴虚统于肺"（《理虚元鉴》），气虚补脾气，使脾化生；阴虚滋肺阴，使肺布津。所谓虚，在慢性病中并非纯气阴两虚，病机演变往往虚中夹实，补气阴要兼顾实邪。

（三）组方遣药配伍法

气虚多指脾肺气虚，补气常用如黄芪、人参、党参、白术之类甘温益气药。肺喜温润，补肺气尽量用甘温润品，如人参、黄精、百合之属。阴虚有肺胃阴虚与肝肾阴虚，肺胃阴虚伤在津，以口干为标志，用药甘凉滋润，药如麦冬、石斛、沙参、玉竹等；肝肾阴虚损在精，以腰膝酸软最多见，补阴重在腻重填精，药如熟地黄、山茱萸、枸杞子、鹿角胶之属。一般临床中气阴两虚以脾肺气虚并肺胃阴虚俱多，所谓益气养阴常将上述补气药与养阴药相配合，或选用具有益气养阴双重功效的药物，如西洋参、太子参、黄精等。此外，气阴两虚多存在于虚中兼实的证候结构中，补气养阴要兼顾祛邪，配以相应祛邪药物，邪去则正安，如冠心病胸痛常配丹参、川芎、蜈蚣等化瘀通心络；胸闷配半夏、薤白、瓜蒌、桂枝等化痰通胸阳；糖尿病多有燥热，益气养阴中常配天花粉、知母生津润燥，黄连、黄芩以清其热；慢性胃炎气阴虚常兼肝胃郁热，益气养阴药常配吴茱萸、黄连、栀子清泄肝胃郁热等，或丹参、檀香、砂仁行气化瘀止痛。

（四）验案示例

1. 益气养阴治冠心病心悸胸闷案　李某，男，62岁。2006年5月10日初诊。以冠心病频发早搏、不稳定型心绞痛在咸阳市某医院住院3周，病情缓解而出院，近3天天气变化，心慌气短，恐慌不安，胸闷加重，口干，少寐，食欲不振，大便干结，患者体胖，面色㿠白，舌红苔白腻，脉沉细有促脉。从气阴两虚，胸阳不振辨治。方药：人参10g、麦冬10g、五味子15g、灵芝15g、丹参15g、瓜蒌12g、薤白12g、半夏10g、檀香6g（后下）、紫石英30g（先煎）、琥珀4g（冲）、炒莱菔子15g、炙甘草6g，7剂。水煎早晚服。5月17日二诊：胸闷气短明显减缓，恐惧感消失，精神好转，舌红苔薄白，脉沉细，上方去灵芝、琥珀，加刘寄奴10g、白豆蔻5g，12剂。2个月后见患者，告知：偶有气短，未出现胸闷、心前区疼痛。

2. 益气养阴润燥治糖尿病案　张某，女，70岁。2013年11月12日以患糖尿病10年余，饥饿感明显1周为主诉就诊。10年前因口干，消谷善饥在当地医院就诊，确诊为糖尿病，一直注射胰岛素，血糖控制在餐后血糖12～13mmol/L，餐前血糖6mmol/L，现症见：饥饿感明显，胃脘烧灼感明显，口干喜饮，口黏有咸味，大便1日1次，排便不畅，小便正常，查餐前血糖10mmol/L，脉细弦，舌暗红苔白。胃有热使消磨加速而易饥，燥热甚使津液耗伤而口渴，从滋养胃阴，清热润便辨治。方药：黄芪30g、太子参15g、天花粉20g、石斛15g、知母12g、地骨皮15g、黄连6g、黄柏10g、醋龟甲（先煎）20g、佩兰10g、白豆蔻（后下）5g，10剂。水煎6剂早晚服，后4剂水煎隔日服。12月2日二诊：诉饥饿感消失，口干减轻，排便不畅，小便正常，舌红少津，脉细数。血糖控制良好，餐前血糖6.5mmol/L，餐后血糖10mmol/L以下。调整方药：太子参15g、天花粉15g、石斛15g、玉竹12g、知母12g、葛根15g、栀子10g、黄连6g、地骨皮15g、枳实20g、炒莱菔子20g，10剂。水煎早晚服。回访患者：血糖控制在正常水平，口干、饥饿感消失。

十二、补脾肾生血组方法

针对虚损气血精亏而设，以甘温补脾与滋肾填精的药物配伍组成，具有补脾生血、补肾生精、精化血的作用。

（一）适应证

适用于脾虚不生血，肾亏不生精的虚损证，见面色㿠白，唇甲无华，神疲乏力，食少气短或颜面浮肿等，如再生障碍性贫血、重度缺铁性贫血、肿瘤化疗抑制骨髓的血细胞下降者。

（二）证态机理与施治

脾胃为水谷之海，气血生化之源；肾为生命之本，藏精主骨生髓，髓生精，精化血。若脾虚水谷不能化精微，气虚血少；肾虚精亏髓少，骨髓不生精化血，精亏血少。尤其在再生障碍性贫血、重度缺铁性贫血、肿瘤化疗抑制骨髓的血细胞下降者，见面色苍白，神疲倦怠，肌衄，多关乎脾肾双亏，脾不生血，肾不生精，精不化血，治疗需补脾填精以甘补温运，鼓舞脾胃之气，激发生化之源，使气旺血生；并以阴柔沉静之味填精补髓，使髓旺生精，精化血。

（三）组方遣药配伍法

补气生血用甘温之品，如黄芪、人参、白术、灵芝等，并配当归、阿胶、白芍等补血药守气涵阳；补肾生精配鹿茸、熟地黄、枸杞子、山茱萸、紫河车等填精生髓使髓生精、精化血。脾为己土，其体常湿，脾不输转水谷化精微往往关乎脾湿不运，见纳呆、苔腻者，配砂仁、苍术、白豆蔻等化湿健脾。若见肌衄、牙龈出血、血小板极低等脾不统血、肝不藏血者，在补脾统血药中配龟甲胶、阿胶等益精固阴血，并配仙鹤草、墨旱莲、鸡血藤等，对提升血小板很有效。

（四）验案示例

补脾填精治疗再生障碍性贫血案 朱某，女，54岁。2018年11月27日以神疲、口腔出血3个月为主诉就诊。平素体虚，3个月来逐渐出现精神疲惫，头昏眼花，牙龈出血，11月24日在白银市中心医院诊断为再生障碍性贫血，因有高血压病、胃病等多种疾病，不想住院治疗，求治中医。见骨髓穿刺报告：骨髓有核细胞增生减少，粒细胞系统、红细胞系统增生受抑，淋巴细胞增高，血常规：白细胞$2.31×10^9$/L，红细胞$2.25×10^{12}$/L，血红蛋白48g/L，血小板$41×10^9$/L。患者面色㿠白，唇甲无华，语声低微，下肢皮肤见多处紫斑。舌淡苔白，脉沉细弦。诊断：再生障碍性贫血。辨证：脾虚肾亏，精不生血。治以补脾填精，生血固阴。方药：黄芪30g、人参10g、当归12g、白术15g、鹿茸粉2g（冲）、龟甲胶（烊化）15g、山茱萸15g、熟地黄20g、补骨脂15g、仙鹤草15g、鸡血藤20g、地锦草15g、陈皮12g，18剂。水煎早晚服，服6剂，停2天。嘱：3周后化验血常规，复诊。12月26日二诊：精神好转，牙龈出血停止，双下肢紫斑消退，但近1周胃脘不适，偶尔反酸，嗳气，食少，面色润，舌淡苔白，脉沉细弦。血常规：白细胞 $2.82 \times 10^9/L$，红细胞 $3.12 \times 10^{12}/L$，血红蛋白 $65g/L$，血小板 $102 \times 10^9/L$，守法治疗，兼和胃降逆，上方去熟地黄、仙鹤草、地锦草，加土鳖虫 5g、刺猬皮 15g、砂仁 5g、旋覆花 10g，免煎颗粒 18 剂。用药同上。2019 年 2 月 3 日，电话随访，患者诉：再生障碍性贫血已愈，血常规指标诉不清，现偶有眩晕，在服降血压药。

十三、调补心脾组方法

针对心脾两虚而设，以补脾气与养心血药物为主体配伍组成，具有补脾气、养心血、安心神作用。

（一）适应证

适用于思虑过度，劳伤心脾，脾气亏损，心血不足，心神失养的失眠健忘、心悸、盗汗、食少体倦、面色萎黄等。

（二）证态机理与施治

心主血而藏神，脾生血而主思，心血是藏神的物质基础，血虚则无以养心，神不守舍。而心血赖脾胃水谷之气所化生，思则伤脾，劳则伤心，脾伤则化源不足；心伤则神无以舍，食少不寐。治疗要补脾养心，两调心肾，根据气旺生血之理，甘温补脾生心血，心血旺则神自藏。

（三）组方遣药配伍法

以补脾气与养心血药为主体配伍两调心脾，补脾气用人参、黄芪、白术、茯神等；养心安神配酸枣仁、龙眼肉、柏子仁等，将补脾气药植于养心血安心神之内，使阳生阴长，血旺神藏，神藏则夜寐。心烦少寐者配人参、莲子心、琥珀清心安神；失眠健忘者配人参、石菖蒲、远志等补心气宣窍安神；少寐头晕配夏枯草、半夏、天麻平肝清风火，舌红心烦配灯心草清心火。

（四）验案示例

调补心肾治失眠案 刘某，男，55 岁。2018 年 8 月 10 日以困倦、失眠半年为主诉就诊。半年来因生活压力大渐渐出现入睡困难，困倦乏力，不思饮食，在多处求医，以神经衰弱、消化不良、抑郁症等不同诊断治疗，效果不显。近期失眠严重，夜寐无睡意，每夜浅睡眠 2～3 小时，有时彻夜难眠，多梦，困倦乏力，无食欲，情绪低落，舌淡苔厚，脉沉细数。从补脾养心调治，方药：人参 10g、白术 15g、茯神 15g、酸枣仁 15g、夜交藤 30g、丹参 15g、石菖蒲 10g、远志 10g、珍珠母 30g（先煎）、琥珀 4g（冲）、灯心草 4g，12 剂。水煎服，服 6 剂停药两天，继服 6 剂。8 月 28 日二诊：睡眠好转，每夜可睡 6 小时左右，困倦乏力减轻，始有精神，有食欲，但仍食少，头晕心烦，情绪低落，大便干，舌红少苔，脉沉细数。守法调药，补气安神，两调心脾。方药：人参 10g、白术 15g、茯神 15g、丹参 15g、酸枣仁 10g、夜交藤 30g、桑椹 20g、黄芪 10g、远志 6g、夏枯草 10g、合欢皮 15g，12 剂。水煎，早晚服 6 剂，后 6 剂每晚睡前服。1 个月后患者带朋友来看病，诉：自己失眠困倦病已愈。

十四、交通心肾组方法

针对心肾不交而设，以补肾阴、降心火药相配，或与温肾阳、清心火药相配，具有交通心肾，使心肾水火相济的作用。

（一）适应证

适用于治疗心肾不交的健忘、失眠、焦虑症。

（二）证态机理与施治

肾与心水火相关联，心藏神而神属阳，肾藏精而精属阴，心肾阴阳之气顺应天体阳气昼动夜静的转化规律而交替变化，使之夜转静而阳藏于阴，藏于阴则瞑目安睡。故而张介宾、陈士铎将失眠健忘归于心肾不交，水火不济，证候类型大概有：肾阴虚而心火旺的心肾不交失眠者；有肾阳虚火不归原，心火独旺于上的心肾不交失眠者。施治之要在交通心肾，使心肾水火相济，两脏功能协调。

（三）组方遣药配伍法

肾阴虚而心火旺心肾不交者，用生地黄、阿胶、龟甲、天冬、五味子等滋肾阴药与清心火药如黄连、莲子心、灯心草等为主要配伍，使肾水旺上济于心，心火伏下交于肾，心神可藏。若是肾阳虚火不归原，虚火离位上浮致心火旺而失眠者，以肉桂配黄连交通心肾，方如交泰丸。在《冷庐医话》中用半夏配夏枯草治失眠多梦也称交通心肾，对于失眠有头昏感或血压高者也很有效。石菖蒲配远志治失眠多梦也有人称为交通心肾，我以为此两药相配具有和胃化痰、芳香化浊作用，说其交通心肾倒不如认为能和中调升降，即所谓"上下交病和其中"之意。

（四）验案示例

交通心肾治失眠案 刘某，男，42 岁。2018 年 10 月 6 日以严重失眠 3 个月就诊。平素睡眠差，工作压力大，3 个月前失眠加重，入睡困难，每晚似睡非睡 2～3 小时，有时彻夜难眠，现服右佐匹克隆，可睡 4～5 小时，易醒，精神不振，头昏记忆力差，焦虑，情绪低落，不愿与人交流，平素血压偏高，畏寒食少，舌淡苔白脉虚缓。诊断：神经衰弱，抑郁状态。辨证：心肾不交，肝气郁结。治法：交通心肾，安神定志。方药：肉桂5g、黄连6g、夏枯草10g、半夏10g、酸枣仁15g、夜交藤30g、石菖蒲10g、远志6g、珍珠母（先煎）30g、琥珀（冲）4g、灯心草5g，12剂。水煎服，睡前服。10月14日二诊：服药6剂后睡眠明显改善，停服右佐匹克隆，每晚可睡6小时左右，精神好转，焦虑不安消失，调整方药：上方去肉桂、黄连，免煎颗粒12剂。6剂早晚服，后6剂每晚睡前服。

十五、扶正抗癌组方法

针对癌损正气而设，以抗癌药与补益药物配伍组方，或化疗间断用补益扶正药，具有扶助正气，提高免疫功能，控制癌瘤扩散转移的作用。

（一）适应证

适用于罹患癌症，癌损正气，倦怠乏力，不思饮食，进行性消瘦，或化疗损伤正气，体弱神疲，血常规下降，食欲大减者。

（二）证态机理与施治

癌症多因高龄正气衰退，内环境失稳，致癌因素蓄积扰乱脏腑，致癌瘤以痰湿毒瘀聚结的病理形式生存于体内而发病。癌症发生后癌损正气，正不抗邪，癌瘤肆虐扩散转移损伤脏腑，邪泛莫制，进而沉疴难起。正气虚在癌的发病及疾病进退中举足轻重，中医抗癌要将扶助正气放在整体调治的战略角度，充分发挥正气在抗癌、防止转移中的积极作用。

（三）组方遣药配伍法

扶正抗癌依据气血阴阳之所亏，脏腑受损之所在，须先用相应补虚药作为制方主体药。癌症初发，正气亏损就在进行中，虚证表现就已显露，一般先见于气虚与阴虚，神疲食少为气虚，用黄芪、人参、黄精、灵芝、白术等益气扶正；口干舌红为阴虚，用西洋参、天冬、麦冬、沙参、石斛之属养阴生津。气虚不生血进而血虚，重用黄芪及人参、当归、枸杞子等补气生血资化源；若涉肾者多病至晚期，补虚阴阳相兼顾。此外，癌症补虚要调补癌变相关脏腑，并选配相关抗癌散结药，如肺癌损肺肾、滞呼吸，配蛤蚧、沉香、五味子补肺肾肃降气机，并配炒蜂房、夏枯草等解毒散结抗癌；食管癌痰气结滞，润降受阻，补虚用沙参、麦冬、石斛配半夏、紫苏梗以润为降，兼配威灵仙、石见穿、急性子、山慈菇等宣壅开结抗癌；胃癌脾胃气阴受伐，毒结胃络，用益气养阴药配半夏、刺猬皮、九香虫、半枝莲等和胃解毒抗癌；肠癌补兼通降，肝癌养阴通络。病情恶化，正气败退先见胃不纳而脾不运，多从纳食进谷减少开始，水谷不能化精微，气血阴阳俱衰，消瘦肉削。中医认为，人"有胃气则生，无胃气则亡"，胃气之存亡的标志在是否能纳食进谷，所以癌症扶正处处要将促进纳食进谷作为重点，促进纳食不在消导食积，而在补益脾胃。见食少苔白者，配党参、白术、砂仁、半夏等健脾和胃增进饮食；食少口干或饥不欲食者，配麦冬、石斛、玉竹等与健脾药刚柔相济增进饮食。

癌症晚期，脏腑虚衰，气血阴阳俱败，滋生内邪，气滞、湿阻、瘀凝、水结旋踵而生者，正邪纠缠难解，以补正气、调脏腑、抗癌瘤，扶正与祛邪相兼顾。

（四）验案示例

1. 扶正抗癌治疗食管癌案 周某，女，57 岁。2012 年 6 月 9 日以咽食有梗塞感 2 个月为主诉就诊。4 个月前胸骨后不适，逐渐出现咽食有梗塞感，在咸阳市中心医院诊治，胃镜报告为食管癌。病理报告：①食管鳞状细胞癌Ⅱ级；②右颈部鳞状细胞癌Ⅰ级。胸部 CT 报告：①乳腺癌术后状；②左侧锁骨上区淋巴结肿大，放疗 3 次。现咽喉干涩，吞咽不畅，食少，神疲，身困乏力。舌红，苔薄白，脉沉细数。既往史：13 年前行胆囊切除术；10 年前因右侧乳腺癌行乳腺癌根治术，术后化疗 2 周。中医诊断：噎膈。辨证：气阴两虚，毒瘀结聚。治法：益气润降，解毒破结。方药：太子参 20g、沙参 15g、麦冬 12g、石斛 15g、山慈菇 15g、石见穿 30g、硇砂 4g（冲）、浙贝母 15g、威灵仙 10g、瓜蒌 12g、枳壳 15g、炙甘草 6g，12 剂。水煎早晚服。服 6 剂，停 2 天，继服 6 剂。6 月 23 日二诊：咽喉干涩不适减轻，偶觉吞咽不畅，食欲增强，精神好转，身困乏力消失，微觉畏寒腰酸，二便正常，情绪低落。舌暗，苔薄白，脉沉细数。守法治疗，调整方药：上方去石斛，加夏枯草 15g、蛇莓 30g、壁虎 5g（冲），12 剂。水煎早晚服，用法同前。2012 年 7 月 13 日三诊：现感胸骨后不适，无吞咽不畅，口干，食量减少，精神差，乏困无力，大便干燥难下，失眠多梦。舌紫暗，苔白腻，脉沉细数。调整方药：黄芪 30g、白术 15g、黄精 15g、当归 10g、灵芝 10g、麦冬 10g、石斛 12g、山慈菇 15g、石见穿 20g、硇砂 4g（冲）、鸡血藤 20g、大黄 10g（后下）、炙甘草 6g，18 剂。水煎早晚服。12 月 20 日四诊：服上方精神好转，无明显不适，又自行再服 12 剂，现偶感咽喉干涩不适，进食后明显，口干，纳食可，精神可，二便正常。舌淡，苔白，脉沉细。辨证：肺胃阴虚，痰毒交阻。方药：太子参 15g、沙参 15g、麦冬 10g、黄精 15g、白术 15g、山慈菇 15g、硇砂 4g（冲）、壁虎 3g（冲）、半夏 10g、瓜蒌 12g、浙贝母 15g、蛇莓 30g、炙甘草 5g，15 剂。水煎，隔日服。2013 年 1 月 20 日五诊：病情稳定，咽干好转，咽食通畅，失眠多梦，舌淡红，苔薄黄。CT 复查：未报告转移病灶。上方去半夏、瓜蒌，加黄芪 30g，以生晒参 10g 易太子参，24 剂。每服 6 剂后停药 2 天，后 12 剂隔日服，服用 24 天。11 月 25 日六诊：2012 年 12 月 20 日诊治后，病情稳定，进食如病前，每月调治 1 次，以四诊、五诊方为基础化裁，间断服药近 1 年，现病情稳定，咽食通畅，体重增加，生存良好。2 天前胃镜检查、CT 复检：均未见异常。晨起坚持锻炼，与同龄人体力相当。2014 年 2 月 19 日复诊：咽部偶尔有不适感，进食正常，近期口干思饮，喉中有痰，失眠多梦，活动量大时有困倦感，体重与 1 年前相比增加 10kg，舌淡，苔薄白，脉沉缓。益气养阴，化痰安神。方药：太子参 15g、麦冬 12g、石斛 15g、浙贝母 15g、土贝母 20g、夏枯草 15g、山慈菇 15g、夜交藤 15g、酸枣仁 15g、石菖蒲 10g、远志 10g，15 剂。水煎隔日服，巩固疗效。2014 年之后基本从益气养阴，解毒破结抗癌变换用药，每 2 个月服中药 1 次，每次 15 剂，服 1 个月，现已 9 年，患者至今（2021 年 6 月）仍病情稳定。

2. 益气扶正治肺癌案 罗某，男，67 岁。2017 年 10 月 10 日以喑哑、咳嗽气短，确诊为肺癌半年为主诉就诊。近半年来喑哑，语音难出，咳嗽气短，2 个月前在宝鸡某医院诊断：左肺恶性肿瘤，肺气肿。未做化、放疗，对症治疗后语音可出而出院，求治中医，患者咳嗽气短，自发病来不思饮食，体重日减，大便稀，舌暗红苔黄，脉沉滑。从气阴两虚、痰毒瘀阻辨治。方药：黄芪 30g、太子参 15g、沙参 15g、灵芝 10g、砂仁 5g（后下）、瓜蒌 12g、半夏 10g、紫菀 10g、白前 10g、百部 10g、夏枯草 20g、山慈菇 15g、炒蜂房 6g、蛤蚧 1/2 对、沉香 5g、焦山楂 12g、焦麦芽 12g、焦神曲 12g、炙甘草 5g，18 剂。水煎服。2017 年 11 月 12 日二诊：气短咳嗽减轻，活动量大时喘息，食欲增强，体重未下降，双下肢乏力，舌淡苔白，脉沉细弦。从肺肾两虚，痰瘀阻肺辨治，调整方药：人参 10g、黄精 15g、沙参 12g、蛤蚧 1/2 对、山慈菇 15g、夏枯草 20g、炒蜂房 6g、浙贝母 15g、红景天 10g、五味子 15g、肉桂 5g、白豆蔻 5g（后下）、炙甘草 5g，18 剂。水煎，服 3 周。2018 年 1 月 4 日四诊：家属前来代取药，诉：服药两周后气短气喘症状均缓解，3 周用药结束后病情稳定，停药至今，现活动后气短，咽部有少量白痰，纳差，偶有反酸，夜间口干思热饮，双下肢乏力。辨证：土不生金，肾不纳气，毒结肺络。从培土生金、补肺纳气以扶正固本，解毒通络，宣肃肺气论治。方药：人参 10g、白术 15g、黄精 15g、砂仁 5g（后下）、灵芝 10g、蛤蚧 1/2 对、五味子 12g、沉香 4g（后下）、刺猬皮 15g、旋覆花 10g（包煎）、紫菀 10g、款冬花 10g、炙甘草 6g，12 剂。水煎服。巩固疗效。此后与首诊方变换治疗两年多,病情稳定。

3. 益气解毒散结治胃印戒细胞癌案 丁某,男,69 岁。2018 年 8 月 3 日以反复胃痛 2 个月,确认胃癌就诊。2 个月前无明显诱因出现空腹时胃脘疼痛,反复发作,在唐都医院行胃镜检查诊断为胃癌,病理报告提示:(胃体下段小弯,胃角)低分化腺癌,局部为印戒细胞癌。化疗三次,因出现食欲差、恶心等不良反应中断。现症见:胃脘部胀痛不适,空腹时明显,时有紧缩感,反复发作,体瘦神疲,不思饮食,失眠,面色㿠白,舌淡苔黄腻,脉沉细弱。诊断:胃癌。以气阴两虚,肝胃不和,毒瘀凝滞辨证。方药:黄芪 20g、生晒参 10g、炒白术 15g、吴茱萸 4g、黄连 6g、刺猬皮 15g、郁金 15g、灵芝片 10g、砂仁(后下)5g、藤梨根 20g、乌骨藤 30g、壁虎(冲)5g、重楼 15g、木香 10g、蛇莓 20g、炙甘草 5g,12 剂。日 1 剂,水煎服。2018 年 8 月 21 日二诊:诉服用上方后胃脘部饥饿时疼痛不适减轻,恶心,大便次数增多,舌红苔黄腻,脉弦。调整方药:黄芪 20g、生晒参 10g、炒白术 15g、吴茱萸 4g、黄连 6g、刺猬皮 15g、半夏 10g、枳实 15g、紫苏梗 12g、肉豆蔻 15g、藤梨根 20g、乌骨藤 30g、砂仁(后下)5g、川楝子 10g、白芍 20g、炙甘草 5g,10 剂。水煎服前 6 剂每日 1 剂,后 4 剂隔日服。2018 年 9 月 3 日三诊:诉饥饿时胃脘不适明显减轻,晨起口唇干不欲饮,食欲增强,大便成形,日行 1～2 次,未再行化疗,近半月来体重增加。舌淡苔白,脉沉缓。调整方药:黄芪 20g、生晒参 10g、炒白术 15g、砂仁(后下)5g、黄精 10g、刺猬皮 15g、九香虫 4g、乌骨藤 20g、藤梨根 20g、黄药子 15g、陈皮 12g、木香 6g、浙贝母 15g、炙甘草 6g、焦三仙各 12g,12 剂。水煎服,用法同前。至 2018 年 12 月一直以调和肝胃,扶正抗癌解毒为法调理,患者病情平稳。2019 年 2 月 26 日诊诉:胃脘部疼痛,夜间痛甚,持续约 1 小时,时伴恶心。纳食正常,二便调,舌淡红,苔薄白腻,脉沉细数。调整方药:黄芪 20g、党参 10g、砂仁 5g(后下)、灵芝 10g、半夏 10g、枳实 15g、黄连 6g、川楝子 15g、延胡索 15g、刺猬皮 15g、蜈蚣 2 条、全蝎 4g(冲)、藤梨根 30g、硇砂 4g(冲)、炙甘草 6g,6 剂。日 1 剂,水煎服。2019 年 3 月 5 日复诊:诉服药后胃脘疼痛减轻,现轻微隐痛,纳食正常,舌淡红苔薄白,脉沉细弦。调整方药:上方去枳实、半夏、黄连,加莪术 20g,10 剂。水煎,服法同前。2019 年 3 月 26 日复诊:夜间胃脘稍隐痛,纳食、睡眠均正常,体重较前增加,舌红苔黄少津,脉虚缓。从中阳虚寒、毒瘀结聚辨证,方药:炙黄芪 20g、肉桂 6g、炒白术 15g、饴糖 20g、灵芝 10g、刺猬皮 15g、砂仁 5g(后下)、丹参 15g、黄药子 15g、硇砂 4g(冲)、蜈蚣 2 条、全蝎 4g(冲)、炙甘草 6g,10 剂。水煎,服法同前。之后一直以温中健脾,化瘀解毒,扶正抗癌为法,以上方加减治疗至今(2020年5月6日),患者病情平稳,饮食正常,体重未减轻。

十六、消减放化疗副作用补虚组方法

针对癌症放疗化疗出现的毒副作用而设,以相应补益药与调整脏腑功能药配伍组方,具有消减化疗毒副作用。恢复癌症患者化疗期间的脏腑虚弱状态,恢复体能。

(一)适应证

癌症患者在放化疗期间其毒副反应损伤机体,如抑制骨髓造血功能,出现血常规数值下降;周围神经损害出现肢麻、手脱皮、汗出;消化道反应如恶心厌食。放疗引起放射性肺炎、肠炎等症状。

(二)证态机理与施治

癌症放疗、化疗是把双刃剑,在治癌的同时损伤正气,化疗抑制骨髓,伤害周围神经,影响消化功能;放疗引起放射性肺炎、肠炎等毒副作用,给患者带来极大痛苦,有些不得不终止放化疗。中医认为,放化疗尤其是化疗,乃药物之毒复加损害机体,以损脾肾、伤气阴、碍胃纳谷为主。中医的对抗治疗在补脾肾化生精血,益气阴恢复体能,和胃气促进纳谷。具体遣药制方调治则按所损之虚,随机而治,组方用药。

(三)组方遣药配伍法

化疗抑制骨髓造血功能,出现白细胞降低者用黄芪、人参、灵芝等甘温补益脾胃,使脾旺生血,与此同时配淫羊藿、鹿茸、枸杞子等温补肾中精气,使肾精化血;红细胞降低配当归、阿胶养血;血小板降低配鸡血藤、仙鹤草、生地炭养血止血;畏寒阳虚者配附片、肉桂温补肾阳;口干伤津者配麦冬、石斛、玉竹养阴生津;汗多配五味子、煅龙骨、牡蛎固表敛汗;恶心不欲食用麦冬、半夏、白术、砂仁、紫苏梗和降胃气促纳谷。有化疗患者骨损足跟痛,用骨碎补、千年健、续断、熟地黄补骨强骨。有周围神经损伤肢麻者用黄芪、当归、鸡血藤、蜈蚣和营通络。化疗出现手背颜面色素沉着,变黧黑,从黑为肾之色治,用淫羊藿、巴戟天、当归、木贼,温肾阳退黧黑。放疗引起放射性肺炎咳嗽不止,用沙参、麦冬、黄精、紫菀、款冬花、百部等温润肺金止咳嗽;放疗引起放射性肠炎的腹泻腹痛,用白芍、白术、陈皮、防风、补骨脂、肉豆蔻等泻肝健脾止泻。

(四)验案示例

1. 温肾益气治放疗手背颜面黧黑案　惠某,女,46岁。2019年9月23日以十二指肠癌术后化疗，副作用难以忍受就诊。见病历资料，2019年6月在西京医院诊断为十二指肠癌，并行切除术，9月6日CT报告：双肺小结节考虑转移；肝内多发低密度灶考虑转移。9月10日行化疗（注射奥沙利铂，口服替吉奥），刻下症：困倦无力，口喉干痒，欲呕纳少，偶有干咳，胃脘隐痛灼热，烘热多汗，失眠多梦，全身不适，双手背皮肤变黑，血常规正常，舌苔黄白，脉弦细。治从益气养阴，解毒和胃。方药：黄芪20g、生晒参10g、天冬12g、枸杞子10g、巴戟天15g、鳖甲15g、地骨皮12g、刺猬皮15g、白术15g、白豆蔻5g、夏枯草20g、蛇莓30g、炙甘草5g，10剂。水煎，化疗间隙早晚服，若恶心呕吐加生姜3片。12月14日二诊：遵医嘱服中药。12月8日行第五次化疗，诉：从3次化疗后逐渐出现手背变黧黑，颧骨、眼圈变黑，左侧肘、指肩关节疼痛，指关节晨僵麻木，背部抽痛，烘热多汗，手中心热，大夫停用奥沙利铂，但手背、颧骨部位仍黧黑，关节疼痛麻木未减，舌淡苔白，脉沉细涩。肾主黑色，黧黑为肾阳亏损，烘热是肾阴亏虚，虚热内伏，疼痛肢麻为络脉虚滞。治疗从阴阳两虚调补，解毒透热通络。方药：黄芪30g、淫羊藿10g、巴戟天10g、木贼10g、鸡血藤20g、姜黄12g、蜈蚣2条、鳖甲15g、青蒿10g、地骨皮12g、硇砂4g（冲）、重楼15g、砂仁5g，12剂。水煎早晚服，服6天停2天，继服6剂。此后患者基本每月就诊1次，替吉奥一直在服。2020年5月29日第11次就诊：诉服中药两疗程后烘热未出现，手背、颜面、颈部黧黑逐渐消退，关节疼痛好转，晨僵消失，其间出现过咳嗽气短，去姜黄、青蒿、地骨皮，加蛤蚧1/2对、蜂房6g、紫菀10g、沉香5g，12剂。服3周。2020年6月7日见患者，如常人。

2. 补脾肾化气血治化疗致白细胞降低案 陈某，女，62岁。2020年4月6日以胃癌化疗后白细胞降低就诊。两月前因胃脘痞满、嘈杂不适在西安某三甲医院确诊为低分化胃腺癌，随即手术后两周进行化疗，原定3月14日进行第2次化疗，查血常规：白细胞2.8×10^9/L，红细胞3.8×10^{12}/L，血小板56×10^9/L，不能如期进行2次化疗，要求中医调治。患者体瘦，面色萎黄，困倦乏力，不思饮食，刷牙时牙龈出血，下肢有两处紫块，舌淡苔白，脉沉细数。从脾肾两虚，不生血固血调治。方药：黄芪30g、生晒参10g、灵芝15g、淫羊藿10g、鹿角胶10g（烊化）、天冬12g、仙鹤草15g、鸡血藤20g、砂仁5g，12剂。水煎早晚服，服6剂停2天，继服6剂。嘱：1周化验1次血常规。4月10日二诊：前12剂药服完后白细胞上升至3.4×10^9/L，红细胞正常，血小板78×10^9/L，精神好转，昨日查血常规：白细胞4.1×10^9/L，血小板92×10^9/L，饮食接近正常，刷牙亦不出血，下肢紫块消失。准备做第3次化疗。

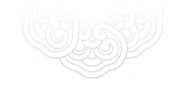

第二章

调气法与临床制方用药

调气法即调理气机，是针对气机失调采用的治疗方法。即《内经》所说"疏气令调"，以理气药为主配伍组方，具有调畅脏腑气机的作用，使失调的气机恢复到"气和"的功能态。适用于脏腑气机失调的病证，脏腑气机失调有气滞、气逆、气陷三种病理状态，调气法就有行气、降气、升气三种治法。

与气机失调相关联的复合证有：气滞血瘀证，制方构建行气与活血相配伍；肝郁痰阻证，疏肝与化痰相兼配伍。

第一节　调气法简述

中医的气病有气虚、气滞、气逆、气陷，气虚指人体脏腑功能物质气的亏虚，气滞、气逆、气陷是气机失调的病理状态，至于人们常说的"湿气""寒气""火气"及刘完素的"六气皆从火化"指的是六淫之中的病邪而言，与脏腑之气机非同一概念。

中医认为，气是维护人体生命活动的基本物质，吴谦曰："夫人以气为本，气和则上下不失其度，气行不停其机，病从何生？"气机是气的运动状态，气机的升降出入是脏腑功能活动的表现形式，《素问》曰："出入废则神机化灭，升降息则气立孤危。"故而中医治病极其重视气机的疏畅调达。早在《内经》就提出"结者散之，散者收之，逸者行之""高者抑之，下者举之"等调理气机的原则之论。汉·张仲景制降气和胃的旋覆代赭汤，行气散结治"梅核气"的半夏厚朴汤等。北齐徐之才在《药对》中将药物的功能归纳为十类，其中"宣"与"通"药即具调理气机功能。之后唐·陈藏器的《本草拾遗》、宋·赵佶的《圣济经》在处方分类十剂中提出"宣可祛壅""通可行滞"，十剂中具有调气作用的处方十居其二，足见调气的重要性。北宋之后，运气学说在医学中盛行，不少医家以"气象历数"推衍气分病，如张从正认为"五气迭侵于外，七情交战于内……所以百病皆生于气"(《儒门事亲》),并以案例阐发《素问》中"思则气结""怒则气上""恐则气下"等情志致病与气机失调相关性病因学说,提出"泄气法,治……两胁刺痛,中满不能食……服木香槟榔丸;上喘气满,醋心腹胀……更用利膈丸"(《儒门事亲》)。朱震亨提出"气血冲和,万病不生,一有怫郁,诸病生焉,故人之为病,多生于郁"(《丹溪心法》),创治越鞠丸以解气郁为先。李东垣调气重视脾胃气机的升降,对脾胃病"清气下陷,谷气下流"升发脾气,制补中益气汤、升阳益胃汤等,开创了甘温益气、升发脾气之先河,并结合"木郁达之"之理,调气注重疏理肝脾气机,认为"木性动荡轩举,是其本体,今乃郁于地中无所施为,即是风失其性……当开通之"(《脾胃论》)。金元之后,调气法深入到内科脏腑病证的治疗中。气为百病之先导,不少内科病证的发生都与脏腑气机失调有关,而气机失调又可产生次生内邪,如气滞则湿聚,气滞则痰生,气滞则瘀凝,气滞则水停等。故调气法在内科疾病的治疗中发挥着举足轻重的作用。

气机失调涉及的脏腑以肝、肺、脾胃为主,调气就是"疏气令调"(《素问》),调理失调的脏腑气机使其不失其度,归于平复。气机失调临床以胀、痛为主要表现,但由于各脏腑的功能特性不同,表现形式不尽相同,如肝气主疏泄,在志为怒,情志不遂最易郁滞肝气,症见胸胁胀痛、痛经,寒凝肝气见疝气痛,调气在于疏肝理气;肺主气而司呼吸,肺气膹郁则咳嗽喘息、胸闷胸痛,调气则宣肃肺气或宽胸理气;脾胃为气机升降之枢纽,在志为思,饮食、忧思易滞脾气而碍胃气,脾气滞脘腹胀满,调气在行气消胀,脾气陷则腹部坠胀,久泻、脱肛,调气在升举脾气;胃气滞以失于和降为表现,见呕吐、呃逆、嗳气,调气在乎和降胃气。

此外,脏腑气机升降功能的正常发挥,不但反映在自身的功能特性上,同时表现在脏腑间气机运行的相互协调与制约上,如肺气宣肃布津有赖于脾胃游溢精气,输转精微助肺气,肺气虚肃降不及呼吸气短,补脾益肺即"培土生金";肺与大肠相表里,肠道传导糟粕有赖于肺气肃降,大便不通利可用润肺药肃降肺气;肝气宜升发,肺气润降可制约肝气过盛变亢奋,故润降肺气即所谓"金能平木也"等,此治法理论源于五行的生克制化,虽不能完全解释五脏相互间的病理现象并指导临床,但有些理论还是有一定临床意义的。

第二节　调气法临床制方思维

一、明脏腑知何滞逆，伏其主先其病因

脏腑气机失调往往是逆生理趋向运行的病势表现，临床有滞、逆、陷三种类型，滞在肝与脾，逆在肺与胃，陷在脾不升，与虚有关。滞、逆为实证，气陷虚实相兼。具体而论，如肝气主疏达，不疏反郁为滞；肺气主肃降，不肃为喘逆；脾气主升发，不升反虚陷；胃气主和降，不降为呕吐。调气机要先明脏腑，辨气机的滞、逆、虚陷，再究其病因。调气不仅是行、降、升调理气机，而要兼顾病因治疗才有效，即所谓"伏其所主，先其病因"。如肝气郁滞与情志有关，调气当疏肝解郁；脾气郁滞与饮食忧思有关，调气兼健脾定志；胃气滞逆与湿食有关，调气当兼化湿和胃；肺气膹郁与痰阻有关，肃肺气要兼化痰浊；脾气陷与虚有关，升脾重在升阳举陷。此外，气滞与气逆在不少病中可同时存在，如脘腹胀满并见呃逆呕吐，胸闷肺壅并见喘息气上逆，疏气要滞与逆同调。

二、辨气病次生诸邪，调气机并治兼夹

气机为病不只是脏腑气机运行失调的问题，调气也不仅是疏理而已，气机为病连带产生的次生邪气也是调气中治疗的重点之一，所谓次生邪气是在脏腑气机失调，运行阻滞的前提下产生湿、痰、瘀、水等病理产物，所谓气滞则湿聚，气滞则痰生，气滞则血瘀，气不利则为水等，所以，调理气机要和因此所产生的上述次生邪气治疗相结合，调气才有效。

与此相反，在某些先发于邪气蓄积的病证中，如痰饮、湿病、水肿、癃闭等病证中，邪先聚而后滞气，邪与气纠结，或与正虚关联，证情复杂，调理气机又是消除病邪的重要措施，所谓气顺则痰消，气化则湿化，气行则血行，气行则水行。兼气虚者补气疏气与祛邪相结合。

三、诸病多与气有关，因势利导调气机

中医认为，气是致病的主要原因，在内伤杂病中，大凡痰、湿、瘀、水诸邪的产生，往往是在脏腑气机失调、气化失常的情况下逐渐滋生而成的，诸邪滋生之后又阻碍脏腑气机，邪壅与气滞相纠缠，彼此因果相关联，气弥滞而邪益壅。要打破气滞与邪壅的病理状态，必须疏导气机，使气行而邪散，这就是不

少脏腑邪郁病变制方用药中配伍气分药"先令气调"的缘由所在。

疏导气机要因势利导，逆病理而顺生理，简言之，气滞当疏，气逆当降，气陷当升，与此同时，疏、降、升调理气机要兼顾祛邪，如湿滞脾气，脘腹胀满，行气兼化湿；气壅中焦痞满，辛开苦降开泄气机；气滞血瘀疼痛病证，行气滞兼化瘀止痛；痰阻肺气，肺气壅郁的喘息，肃降肺气兼化痰平喘；水湿输布障碍，三焦水道不利的水肿、胸腹积水胀病，行气利水通调水道。

第三节　调气法临床应用注意事项

一、调气机把握寒热，清热散寒有限度

内科疾病宏观整体调治有四个维度，即病因、病位、病性、病势，调气法主要调理病势维度，使脏腑气机滞、逆、陷的功能态归于平复（气虚当补已在前述），然调气亦当合乎病性维度的寒热虚实变化治疗，如气机郁滞而阳旺者最易化火，见口苦、心烦、易怒等，《内经》"火郁发之"，当在疏泄气机药中配栀子、牡丹皮发散郁火，不可见热象就用黄芩、黄连苦寒清泄，寒凉太过易凝滞气机反成凉遏之势，欲疏而反滞；阳虚者气从寒化，寒滞气机，如胃寒凝气机见胃痛，肺寒闭津见咳喘，在肝凝肝脉见寒疝痛等。寒凝与气滞纠缠难分，调气宜兼温散，但温散慎用附子、桂枝之属，以免过用温热燥剂使津伤致燥热。

二、理气药性多香燥，疏导太过耗元气

理气药疏畅气机，性多辛香而燥，重用久用能耗气，对兼血虚津亏、阴虚火旺者用之当慎，不可久用，或与补血养阴药相配伍，气虚兼气滞者，补气与行气同施。如孙一奎曰："夫治气之法，惟有适中，气积于中，固宜疏顺，疏导过剂，则又反耗元气，元气走泄，则下虚中满之证生焉。"（《赤水玄珠》）

三、气滞与虚若相关，行滞补虚需兼顾

气分病有虚、滞、逆、陷四种病理状态，除虚者补之归补益法外，行气、降气、升提调理气机皆针对的是气机失调的实证（升提虚中兼滞），在不少气机病证中因虚而滞，因滞致虚，滞与虚因果相关联。如脾虚气滞之胀满、中气不足之虚痞、胃气虚逆之嗳气、肺气亏虚之虚喘、气虚血滞之胸痛等，调气必须与补虚相结合，虚实并调，标本兼顾。若独进疏达调气、徒耗正气而滞不开，

胀、痛、痞诸症难消。也有虚衰危候，脏腑气机顿滞，见有腹胀满、气喘不得接续，脉细微，即"至虚有盛候"，且不可为"盛候"假象所迷惑而独用行气，气愈行而正愈衰。

四、理气用药有宜忌，煎药方法有讲究

理气药大多气香味辛，久用易耗气伤阴，用至中病即止不可过剂。单纯气虚、阴虚火旺者忌用；孕妇及气滞兼阴亏者慎用，非用不可者在调气方中配甘寒生津及养血之品。以理气药为主的制方用药不宜煎之过久，亦不可频频打开锅盖，以免药有效成分挥发，降低药效。对某些含挥发油的药物如木香、沉香、白豆蔻等，在其他药物即将煎好时下，煎五分钟左右即可，以保药力。

第四节　调气药的临床选择与应用

调气就是调理气机，适用于气机失调的病证，调理气机药大都辛温香散，归肝、脾胃、肺经，由于气机失调有气滞、气逆、气陷的不同，调气药分为行气、降气、升气三类，各类又各具特性，如行气药中又有长于疏肝理气、行胃肠气和行气止痛之别；降气药中有和降胃气、降肺气平喘之异，此外，调气药性又有寒温之偏，有些药效一药多能，又如升气是通过补脾气与升发药配伍而实现升发脾气的作用。

大抵长于疏肝理气药有青皮、香附、柴胡、郁金、乌药、荔枝核、川楝子、路路通、玫瑰花等，其中青皮辛苦性温，疏肝破气止痛作用强，并能消积化滞，配陈皮伐肝止痛，理气和中；香附辛苦性平，疏肝理气，并能调经止痛，配乌药行气止痛调经，配艾叶调经止痛止血，配高良姜散寒行气止胃痛；柴胡辛苦微寒，疏肝解郁，常与白芍、香附等配伍，又疏散少阳之邪，治往来寒热与黄芩配伍，且升举阳气；郁金辛开苦降，芳香宣达，入气分行气解郁，入血分凉血散瘀，为血中之气药，治气血郁滞的胸胁、脘腹胀痛、痛经，又芳香宣心窍，化湿浊，治痰浊蒙窍的神志、精神病变；乌药辛开温通，行气止痛，治胸腹疼痛及疝气、痛经，并温肾散寒，配木香行气止痛，配吴茱萸疏肝散寒止痛，配益智仁温肾缩尿治遗尿、尿频；荔枝核甘温，入肝经功专散寒行滞止痛，治肝经寒湿气滞之疝气痛、睾丸痛，常与小茴香、川楝子配用；川楝子苦寒，性降，行气止痛，长于疏泄肝热止痛，常与延胡索相配，治疝气疼痛与木香、小茴香、吴茱萸配用；路路通能行气宽中，活血通络，并可利水，用于胃痛腹胀、月经量少、风

湿痹痛，老年前列腺增生小便不利；玫瑰花味甘微苦而气香，行气活血，柔肝醒脾，为行气解郁之要药。

长于行胃肠之气的药物有枳实、枳壳、陈皮、大腹皮、厚朴、砂仁等。枳实苦寒性降，破气消积，散结除痞，与白术相配补泻兼施，消食健脾，配厚朴破气消胀，配大黄导滞通便。枳壳与枳实一物两种，枳壳功力缓于枳实，主行气宽胸，治胸腹气滞。陈皮行气消胀，配半夏燥湿化痰，配竹茹和胃止呕；大腹皮辛微温，下气宽中，治湿滞气机脘腹胀闷常配厚朴、陈皮，又行气利水配桑白皮；厚朴温燥苦降，辛散消胀，善消脘腹滞气，除脾家湿郁，行气消胀与枳实相配，除脾湿配苍术，止咳喘配杏仁、麻黄；砂仁辛散温通，芳香行气，善行脾胃寒湿气滞，配木香、厚朴；醒脾温胃止呕配半夏、木香、陈皮，且可理气安胎。

长于行气止痛的药物有木香、佛手、香橼皮、甘松、枸橘、九香虫、檀香、薤白等，其中木香行气止痛，主行胃肠之气，治脘腹胀痛，呕吐呃逆等常与砂仁、藿香、丁香同用，治食积气滞、脘腹胀痛、便秘或泻痢后配黄连、槟榔、大黄，且健脾消食，与砂仁、白术同用；佛手辛苦酸温，行气止痛，功近香橼，主行肝胃气滞，具青皮疏肝、陈皮和胃之长，治肝胃气滞，脘腹胀痛，且能醒脾健胃止呕，治消化不良，嗳气呕吐，配砂仁、白豆蔻、半夏；香橼皮辛微苦酸温，理气止痛，长于行肝脾气滞，凡胸胁满闷，胃脘胀痛，呕吐，嗳气，食欲不振均常用，常配香附、白豆蔻，又可宽胸化痰，治痰气咳嗽；甘松甘温芳香，行气止痛，开胃醒脾，虚寒胃痛，食欲不振尤为适宜；枸橘辛苦平，破气散结止痛，长于治胸腹疼痛，睾丸肿痛，且清热解毒，治咽喉肿痛，也用于胃癌胀痛；九香虫咸温，理气止痛，治肝气犯胃的胃脘胀痛；檀香辛香性温，功长温通，行气止痛，温胃止呕，治气滞寒凝所致的脘腹冷痛，心前区疼痛，气滞血瘀胃痛配丹参，心绞痛配丹参、薤白、三七粉；薤白辛温滑通而苦降，通阳散结，下气导滞，治寒痰凝滞，胸阳不宣的胸痛、胸闷，胸背刺痛，常与瓜蒌、丹参配用，下气导滞配枳实。

降气药多归胃、肺经，由于归经不同，作用脏腑有别，不少降气药并具行气之功，且兼化痰、除湿之效，药性亦有寒温之异。长于降胃气，止呕止呃逆的药有：紫苏梗、半夏、吴茱萸、旋覆花、赭石、柿蒂、竹茹等。其中紫苏梗辛温芳香，具有外解风寒及和胃止呕作用，治脾胃气滞，胃失和降的胸脘胀闷，泛恶呕吐，又理气安胎而治妊娠恶阻；半夏乃具有燥湿化痰、消痞散结作用的降逆止呕药，痰湿阻滞脾胃的呕吐恶心用姜半夏，常与生姜相配，消痞散结配黄连；吴茱萸辛散苦降，性热而燥，温中降逆，治胃寒食后欲呕或干呕吐涎沫者，常与党参、生姜或炮姜相配，吞酸、呕吐配黄连，又治厥阴寒气上逆的头痛，寒疝疼痛；旋覆花降胃气而止噫、止呕，治胸痞噫气、呕吐，常与赭石、半夏相配，又可开结下气消痰，治痰壅气逆喘促；赭石镇逆降气，治胃气不降的嗳气、呃逆、呕吐、反胃，常配旋覆花，又重镇平肝，治肝阳上亢的眩晕耳鸣；柿蒂苦平，降逆止呃，专治呃逆，胃寒呃逆配丁香、生姜，胃热呃逆配竹茹、赭石；竹茹甘淡性寒，清热止呕，与黄连、半夏相配治湿热呕吐，与陈皮、党参配伍治胃虚热呕吐、呃逆，又可涤痰开郁，治胆虚痰热郁结的虚烦不眠。

此外，具有行气且降气止呕的药物还有砂仁、白豆蔻、檀香、香橼皮、佛手、降香、玫瑰花等，其中砂仁、白豆蔻、檀香均性温，除前述行气之外，又可化湿和胃。砂仁善治脾胃寒湿呕吐；白豆蔻善治湿浊呕吐呃逆，且可宣通肺气；檀香畅膈宽中，温胃散寒，善治胃寒疼痛呕吐；香橼皮善治脾气郁滞的恶心呕吐，食欲不振；佛手治肝胃气滞，消化不良的嗳气、呕吐，食欲不振；降香、玫瑰花行气降气兼化瘀，降香治秽浊内阻的恶心呕吐、腹痛，其化瘀配丹参治心绞痛；玫瑰花治肝胃不和的胸闷、胃痛、嗳气。

具有降肺气、止咳喘的药物有紫菀、款冬花、百部、枇杷叶、白果、苏子、葶苈子、沉香、磁石、紫石英等，其中紫菀、款冬花辛而润降，长于温润肺气止咳化痰，紫菀重在祛痰，款冬花主在止咳，在治咳嗽中两药往往同时应用。百部甘润苦降，润肺止咳，新旧咳嗽、外感内伤咳嗽皆可用，尤宜久咳、顿咳。枇杷叶苦平，偏凉而性善降，清肃肺气，化痰平喘，长于治肺热咳喘，且可降逆止呕；白果甘苦涩而性降，敛肺降痰定喘，适用于痰多咳嗽气喘，痰热配麻黄、杏仁、黄芩，又可止带浊；苏子辛温，性润下降，止咳平喘，下气消痰，善治痰涎壅盛的胸闷气逆、咳嗽喘息；葶苈子辛苦性寒，治痰饮壅肺，胸水结聚的胸满胀喘，胸水配白芥子、杏仁、大枣，腹水配防己、椒目、大黄；沉香温中降逆，治脾胃虚寒的呕吐、呃逆，又可温肾纳气平喘，治虚喘气促；磁石、紫石英重镇潜降，纳气平喘，而磁石偏于治肾虚喘促；紫石英温肺平喘，治肺气不足，短气而喘。

具有升举脾气的药物有黄芪、葛根、升麻、柴胡等，其中黄芪甘温益气，升阳举陷，是升发脾气的核心用药，常与人参及升阳药相配；葛根升发脾胃清阳之气，常治脾虚泄泻，与党参、白术等补脾药相配，且入阳明经治颈项强而不适，又生津止渴，解肌退热；升麻主升发，升发脾气须与黄芪相配，且升散郁火治牙痛；柴胡疏肝且可升阳，升举阳气同样须与黄芪、人参等补脾胃元气药配伍，治脏器下垂及脾气虚弱，清阳不升，头昏目晕。

第五节　调气法临床制方

调气制方分为疏气、降气、升气。疏气临床也称调气、舒气、理气、行气，名称不一，其意大致相同，即《内经》所谓"疏气令调"，使气机疏利，治疗气机郁滞的病证。气滞有肝气郁滞与脾胃气滞之分，气滞在肝，疏肝理气，但肝郁有忧思所致的郁证、气与痰凝结证、寒凝肝气证、气滞并血瘀证。气滞在中焦又有肝胃不和、脾胃气滞等不同。以下第一条至第七条属于疏气组方法。

降气又称平气、顺气，在胃亦称降逆，在肺多称平喘，喘逆关肾者称为纳气。总之降气使上逆之气得以平顺，是治疗气机上逆病证的主要治法。气机上逆有肺气上逆、胃气上逆、奔豚冲气等。需要一提的是气逆必有气滞，尤其气逆在胃为气机滞逆，故在处方配伍时降气离不开行气药。由于气机上逆病因有别，症状表现因病而异，处方组配各具千秋。以下第八条至第十一条属降气组方法。

升气临床中也称提气、举陷，即"陷者举之"。用于中气下陷的病证。升气往往通过配伍来实现，制方多在甘温补脾气药的基础上配性能上升的药制成方剂。由于脾胃居中焦，为气机升降之枢纽，脾升有赖于胃降，脾气虚陷同时有胃气不降，故升脾气有时与降胃气同用，称升降气机。以下第十二条至第十三条属升气组方法。

一、疏肝理气组方法

针对肝郁气滞证而设，以辛散疏肝药为主组成，具有疏达肝气，开泄郁结的作用。

（一）适应证

适用于肝气郁结，抑郁寡欢，胸膈不畅，或阳气郁遏、心神压抑、精神萎靡、嗜睡少语、头沉而闷，或胁肋胀痛，每因情志变化而加重，或月经先后不定期等。

（二）证态机理与施治

肝司疏泄，性喜条达而恶抑郁，肝气郁结，临床有三种证候表现，其一是气的疏达不及，抑郁寡欢，胸膈不畅，少食等郁证表现。肝为刚脏，在志为怒，脾为湿土，在志为思，郁怒忧思不解，郁遏肝气，气疏不及。其二是阳气郁遏，心神压抑，精神萎靡，嗜睡少语，多发于独处日久，阳气郁遏不振，神情俱伤。

"阳气者,精则养神",阳气郁伤,少阳阳气不发,少阴君火不明,酿成郁证。其三是气的疏泄太过,肝气横逆,胁肋疼痛,急躁易怒。疏泄太过,还可郁滞化火。施治遵《内经》"木郁达之"之旨,以疏达肝气为务,具体治法根据肝气郁结不同的病理状态配伍组方。

(三)组方遣药配伍法

肝气郁滞,气郁当疏,用药以柴胡、郁金、香附、青皮等疏达肝气以顺肝性,若以抑郁寡欢,多疑善虑,胸膈不畅等为气疏不及,气疏不及,津郁为痰,配人参、黄芪之属补脾气,天竺黄、石菖蒲、远志化痰开窍;若阳气郁遏、精神萎靡、嗜睡少语,配附子、肉桂之属振奋阳气;若抑郁并见失眠配琥珀安神定志,合欢皮、玫瑰花解郁安神;兼有心烦配栀子、莲子心清心除烦;若肝气郁结以胸膈或胁肋胀痛者属气郁及血,在疏肝气药中适当配伍川芎、金铃子、延胡索等行气活血止痛药;若肝郁犯脾,木不疏土,见脾失健运者配党参、白术、砂仁补脾助运。脾胃素虚之人,肝郁当知传脾,当配党参、白术之属"先安未受邪之地";肝郁若急躁易怒,舌红为肝郁化火,配栀子、牡丹皮清泄肝火。

若肝郁,气滞及血,酿成气滞血瘀关联证,见胀而疼痛明显,疏肝气药配活血止痛药如当归、川芎、乳香、没药、延胡索之属气血两调。由于肝脉挟胃贯膈布胸胁,肝气郁可横犯脾胃,形成木郁土壅之候,兼见脘腹胀满、呕吐,当配佛手疏肝胃气滞,紫苏梗、砂仁、木香之属和降胃气。

需要一提的是肝郁当疏,但疏肝要适当少配阴柔酸敛之品,如柴胡疏肝散、四逆散中都配有白芍,盖肝脏体阴用阳,前贤有"用药不宜刚而宜柔,不宜伐而宜和"之说,配白芍柔和肝体,缓肝之急而止痛,又敛肝养阴,防止肝气激变化肝火。

(四)验案示例

1. 疏肝健脾治抑郁症案 刘某,女,24岁。2018年5月5日其父陪诊。父诉:1年前患抑郁症休学在家,从小性格内向,因考研两次失利出现情绪不稳,抑郁少语,少寐易怒,有轻生念头,在西安某三甲医院诊断为中度抑郁症遂休学,服用舍曲林、氟西汀,烦躁不安、失眠好转,但1年来抑郁寡欢,多疑善虑,与家人情绪对抗,头晕多汗,不主动干活,不思饮食,舌淡苔白腻,脉沉弦无力。此乃抑郁伤肝,思虑伤脾,肝郁不疏泄,脾气虚少动,治从疏肝补气,健脾定志。方药:柴胡10g、郁金12g、白蒺藜12g、人参10g、白术15g、竹茹10g、半夏10g、石菖蒲10g、远志6g、夜交藤30g、酸枣仁30g、合欢皮15g、炙甘草5g,12剂。水煎早晚服。5月19日二诊:能主动与人交流,干家务活,读书学习，失眠好转，但情绪不稳定，易怒好哭，食欲差，舌淡苔白，脉弦缓，守法治疗。调整方药：上方去半夏、酸枣仁，加琥珀 4g（冲）、玫瑰花 10g、砂仁 5g（后下），12 剂。每日 1 剂，水煎早晚服，服 6 天停 2 天继服 6 天，嘱：停服氟西汀，舍曲林 25mg 晨口服。6 月 3 日复诊。诉：遵医嘱用药，轻微烦躁、失眠，近 1 周病情稳定，与家人主动交流，读书，料理家务，诉说要读书复学，5 月 19 日方取 10 剂，用法同前。停服舍曲林 1 周，现语言增多，多疑消失。

2. 温阳解郁治戒毒后抑郁嗜睡案　张某，男，35 岁。2006 年 4 月 5 日以精神萎靡、嗜睡不语 3 个月，由其姐陪同就诊，追问病史，其姐代诉：有吸毒史，戒毒所戒毒 3 个月，妻子离婚，回家独居出现精神萎靡，每天睡 10 多个小时，睡时叫之难醒，清醒时少言语，头沉而闷，就诊时也伏诊案而睡，舌淡苔白腻，脉滑。从阳气郁遏，神情俱伤辨证，治从温阳解郁，化湿开窍。方药：熟附子 12g（久煎）、淫羊藿 10g、人参 10g、黄芪 30g、郁金 10g、远志 6g、石菖蒲 10g、苍术 10g、辛夷 6g、僵蚕 10g、砂仁 5g，18 剂。水煎早晚服，每服 6 天停 2 天。5 月 30 日二诊：嗜睡明显好转，晚 10 点入睡，次日晨 8 点可自醒，精神好转，可自己料理饮食起居，但仍困倦乏力，胸胁胀满，缺乏生活兴趣，情绪低落，舌红苔白，脉沉细弦，从阳气不振、肝气不疏调治。上方去苍术，加麝香 0.1g、合欢皮 15g，制浓缩丸，3 个月量。9 月 5 日电话询诊：患者诉病已好，可正常生活。

二、疏肝健脾组方法

针对肝郁脾虚而设，以疏肝气、健脾胃药为主组成，具有疏肝培土，肝脾两调的作用。

（一）适应证

适用于肝气郁滞，横犯脾胃，致脾失健运证，症见胁肋胀痛或隐痛，脘腹胀闷，纳差，困倦乏力等。

（二）证态机理与施治

肝脉挟胃贯膈，布于胸胁，肝与木土相关，脾的运化赖肝气疏达，所谓"木疏土"。若情志不遂，肝气郁滞，木不疏土或木郁土壅，致脾运失健，临床表现胁胀、脘痞、苔厚、不思食，肝郁与脾壅相兼，或胁胀困倦食少，形成木郁木壅之候，或木郁土虚之状。施治在疏肝与健脾并驾齐驱，疏木达土。

（三）组方遣药配伍法

"木郁达之"，用柴胡、郁金、青皮、佛手等疏达肝气，"治肝宜柔"，可配白芍柔和肝体，体用兼顾；配党参、白术、茯苓等补健脾胃以助运化；脘腹胀满苔厚腻，配砂仁、木香、厚朴化湿行气消胀满。此外，此证若出现在肝炎患者中，往往有湿毒蕴郁，脾失健运，需化湿药如草果、白豆蔻与解毒药如垂盆草、半枝莲等相配，尤其化湿健脾对疏解肝郁除湿毒有着积极的意义。健脾所谓"崇土即所以抑木"，抑制湿毒损肝木；补脾"培土即可以荣木"，使土旺化生营血荣养肝木。

（四）验案示例

疏肝健脾治胆道炎胁痛腹胀案　刘某，女，52 岁。2018 年 10 月 3 日以"反复右胁胀痛、腹胀纳呆"就诊。患者 8 月前行胆囊切除术，术后反复出现右胁下胀痛，伴有脘腹胀满，不思饮食，欲呕，排便不畅，多次 B 超、CT 检查报告：胆管炎。胃镜报告：慢性萎缩性胃炎。每次发病情绪低落。舌淡苔黄，脉弦。辨证：肝胆郁滞，脾失健运。治从疏肝利胆，健脾和胃。方药：柴胡 12g、郁金 15g、金钱草 20g、青皮 15g、川楝子 15g、佛手 15g、白术 15g、砂仁 5g（后下）、厚朴 12g、枳实 30g、陈皮 12g、炙甘草 5g，10 剂。水煎，前 6 剂早晚服，后 4 剂每晚服。10 月 17 日二诊：服 5 剂后右胁胀痛消失，脘腹胀满减轻明显，食量增，胃仍胀，便稍不畅，排便延时 20 分钟左右，舌淡苔白，脉沉细缓。治从疏肝和胃，行气导滞。方药：柴胡 12g、郁金 15g、栀子 10g、青皮 15g、佛手 15g、党参 15g、白术 15g、半夏 10g、枳实 30g、槟榔 12g、炒莱菔子 30g、炙甘草 5g，7 剂。水煎早晚服，并嘱药服完后做肝胆 B 超。10 月 25 日电话询问：B 超未报胆管炎，胁痛消失。

三、疏肝散结组方法

针对乳房结块而设，以疏肝气与化痰散结药物组成，具有疏达肝气，消散痰结作用。

（一）适应证

适用于肝气郁结而致的痰结为核，证见乳房结块，胀痛、隐痛，或经前痛甚，包括现代医学的乳腺增生、乳腺纤维瘤等。

（二）证态机理与施治

乳房为足厥阴肝经脉布达之处，当情志不遂、精神压抑时致肝气郁结，气滞痰凝，聚为结块，郁滞经络，乳房胀痛。施治根据"结者散之"，欲散结当先疏肝。

（三）组方遣药配伍法

以疏肝宽胸行气药如柴胡、青皮、瓜蒌、枳壳之属与化痰散结药如夏枯草、浙贝母、昆布、牡蛎、僵蚕等为核心配伍。乳房疼痛者,气滞痰结多与血相凝,配当归、川芎、乳香、没药等活血止痛药痰瘀并治;疼痛明显时再配虫类通络止痛药如全蝎、蜈蚣等通络止痛;结块明显者可配王不留行、冬葵子等通乳络药;如果有癌变趋向或已癌变,配藤梨根、重楼、天葵子、壁虎等解毒散结抗癌药。

(四)验案示例

疏肝散结治乳腺纤维瘤案　王某,女,28岁。2016年5月10日以双侧乳房反复出现结块3年为主诉就诊。1年前在西安西京医院诊断为多发性乳腺纤维瘤,手术切除,近期双侧乳房又发现数个结块,偶尔刺痛,与月经期无关。B超报告:多发乳房纤维瘤。医院提出手术切除,患者担心复发,遂求治中医。中等身材,体偏瘦,自诉工作压力大,舌淡苔白,脉弦。辨证:肝气郁结,痰结为核。治以疏肝解郁,化痰散结。方药:柴胡10g、郁金15g、香附12g、当归12g、瓜蒌15g、夏枯草20g、昆布20g、浙贝母15g、生牡蛎30g、炮山甲4g(冲)、王不留行12g、炙甘草6g,12剂。水煎早晚服,服6剂停2天再服6剂。5月24日复诊,服药后刺痛消失,自扪结块数目减少,舌红苔白,脉沉细数,守法治疗。调整方药:上方去炮山甲,加蜈蚣2条、山慈菇15g、玫瑰花10g,12剂。用法同前。嘱:服完药后做B超检查。6月10日复诊:B超未报告乳腺纤维瘤,以5月24日方7付,水煎,每晚服1次,连服14天,巩固疗效,预防复发。

四、疏肝散寒组方法

针对寒凝肝经而设,以温性的疏肝理气药为主组成,具有温散肝寒、行气止痛作用。

(一)适应证

适用于寒侵肝脉,或寒凝气滞的寒疝、小腹冷痛、妇女痛经等。

(二)证态机理与施治

寒主收引,寒是引起肝气凝滞的重要原因之一。寒凝肝经的病证,在上可引起厥阴寒气上逆的头痛,在下有寒凝肝经的疝气疼痛、小腹冷痛及妇女痛经等,施治之要在辛热暖肝脉,散肝经寒凝。并根据寒凝肝经的部位采用相应治法。

(三)组方遣药配伍法

疏散肝寒,组方以温性疏肝药如吴茱萸、乌药、木香等为主体用药。若寒凝疼痛,配散寒止痛药如高良姜、小茴香之属温散肝寒开气结。其次,根据不同病证配伍相应药物，如疝气受寒牵引作痛突出，乌药配川楝子、木香、小茴香、香附等散寒行气止痛；肿胀下垂配薏苡仁、苍术除湿消肿。疝气"在血分者不移，在气分者多动"，在血分配刘寄奴、赤芍活血散结。老年疝气患者多有中气虚陷，宜重配黄芪（30～50g）与党参、白术、升麻等相配升提中气。此外，一侧或双侧睾丸肿大疼痛者（多为睾丸炎），中医称为"卵胀"，此乃寒气客于经筋，足厥阴脉受邪，脉胀不通，邪结于睾丸，用胡芦巴配橘核、木香、蜈蚣等温阳行气散结，方如木香蜈蚣散（组成即方名）；寒凝肝脉的妇女宫寒痛经，用香附、乌药、小茴香等疏肝行气散宫寒，配当归、川芎调经止痛；痛经且行经有血块配失笑散（蒲黄、五灵脂）化瘀止痛；兼有胀痛可配川楝子、延胡索等行气止痛药。

（四）验案示例

疏肝升阳散结治疝气案　王某，男，66岁。2015年10月6日初诊。发现左侧腹股沟包块半年，逐渐增大2个月。半年前发现左侧腹股沟肿胀，不痛，逐渐发展为包块，近2个月包块大如半个鸡蛋，平卧消失，站立明显，咳嗽、用力排便时加重。医院诊断为疝气，提出手术治疗，本人未同意，用疝气带加压包块仍有膨出，有胀痛感，受寒加重，引及睾丸抽痛。患者体瘦，困倦乏力，食少，舌淡苔白，脉沉缓。诊断：腹股沟斜疝。辨证：寒凝肝经，气不升提。治以温肝散寒，兼补气升阳。方药：乌药15g、小茴香6g、胡芦巴12g、木香10g、青皮15g、黄芪30g、人参10g、升麻6g、葛根15g、荔枝核20g、炙甘草5g，12剂。水煎早晚服，服6剂停2天再服6剂，疝气带继用，并用醋拌麸皮炒热外敷包块处，每日1次。10月20日二诊：包块明显变小，行走半小时包块未见突出，行走时间久或咳嗽时包块可突现，大便不成形，精神好转，舌淡苔白，脉沉细缓。守法治疗，调整方药：上方去葛根，加补骨脂12g、肉豆蔻10g，12剂。前6剂早晚服，后6剂每晚服1次，共用药18天。嘱：走远路时加用疝气带。半年后见患者，诉包块未突显，出远门有时预防性加用疝气带。

五、理气和胃组方法

针对脾胃气机郁滞而设，以理气和胃药为主而组成，具有调脾胃气机，助胃纳脾运的作用。

（一）适应证

适用于胃气郁滞、脾失健运的脘腹胀满、嗳气、吞酸、不思饮食，舌苔白腻等。

（二）证态机理与施治

胃气以降为顺，脾气以运为健，当情志、饮食、受寒等伤及脾胃，致脾胃气机郁滞，胃不纳而脾不运，受纳传导失司便出现胃脘饱胀、腹部胀满、纳呆、嗳气等，施治当健脾气、和胃气，助胃纳脾运，恢复脾胃功能。

（三）组方遣药配伍法

气滞当疏，组方以半夏、陈皮、枳壳、紫苏梗等和胃理气；和胃当健脾，配党参、白术、茯苓等健运脾气。脾禀性湿土，气滞多兼湿困，兼见纳呆、苔腻明显，配木香、砂仁、白豆蔻等理气并化湿；腹胀纳呆、苔白腻，可配苍术、厚朴苦温化寒湿；若痰多或恶心呕吐为痰湿中阻，配用二陈汤加紫苏梗、竹茹化痰和胃；嗳腐食少配神曲、炒莱菔子清食导积；胀满因情志所致，配柴胡、郁金等疏木达土。

（四）验案示例

1. 理气和胃治脘痞腹胀案 姜某，女，56岁。2017年8月10日以胃脘痞满饱胀，不思饮食2个月就诊。平素食少体弱，2个月前进食生冷后生气，随之出现胃脘痞满，食后饱胀，腹胀满，无饥饿感，大便稀而不畅，近两周恶心欲呕，口中黏。胃镜报告：慢性非萎缩性胃炎。舌淡苔白腻，脉缓。诊断：功能性消化不良、慢性胃炎。辨证：胃气郁滞，湿浊中阻。治法：理气和胃，化湿消胀。方药：姜半夏10g、枳实15g、黄连6g、砂仁5g（后下）、紫苏梗10g、厚朴10g、陈皮12g、炒白术15g、木香6g、炒莱菔子15g，6剂。水煎早晚服。8月17日二诊：胃脘痞满，腹胀消失，食欲增强，始感饭香，但多食仍有饱胀，大便正常，舌淡苔白，脉缓。上方去黄连，加佛手12g、党参15g，6剂。以善其后。

2. 和胃降气治疗食物反流案 李某，男，35岁。2019年12月16日初诊。主诉：食后胃胀，偶有食物反流6年，加重2年。6年前无明显诱因出现食后胃脘胀满，偶有食物反流口中，反酸，经治疗症状减轻，停药后反复，胃镜报告：胃食管反流。现食后食物反流明显，胃脘胀满，嗳气，纳少，口不渴，可进凉食，口臭，舌淡红苔白，脉沉细弦。诊断：胃食管反流，功能性消化不良。辨证：脾虚湿阻，胃失和降。治疗：健脾化湿，和胃降逆。方药：党参15g、白术20g、砂仁5g（后下）、姜半夏10g、吴茱萸5g、黄连6g、竹茹10g、香橼12g、旋覆花10g、赭石30g（先煎）、麦冬10g、紫苏梗10g、炙甘草5g，12剂。水煎早晚服。2020年1月6日二诊：服上药后食物反流频率减少，胃脘胀减轻，纳少。调整药方：上方去竹茹、黄连、炙甘草，加佛手15g、柿蒂15g、陈皮12g、生姜3片、大枣3枚，9剂。免煎颗粒冲服，每日1剂服6天，后3剂隔日服。

1月21日三诊：食后食物反流未发生，舌红体胖苔白，脉沉细弦，调整方药：1月6日方去赭石，加砂仁5g、木香6g，12剂。免煎颗粒冲服，服3周。以善其后。

六、行气活血组方法

针对气滞血瘀证而设，以行气止痛药配活血化瘀药为主组方，具有行气活血止痛作用。

（一）适应证

适用于气滞血瘀所致的胸胁、胃脘、腹部等胀满疼痛的病证。

（二）证态机理与施治

气血相随，气行则血行，气滞则血凝。气滞久不疏通，必致血分瘀滞，营气被遏，遂成气滞血瘀证。气滞血瘀是临床最为多见的关联复合证，施治当行气活血。有云"病初气结在经，病久血伤入络"，虽然气滞胀而血瘀痛，但气滞也有胀痛。气血滞病之初，气滞是其必然，血瘀未必形成，在气滞血瘀明确者治在行气化瘀，如若不明确者往往先用行气止痛，所谓"调气不应当和营"。

（三）组方遣药配伍法

因气滞而血瘀者多关乎肝气郁，制方一般以疏肝理气药如柴胡、郁金、香附、木香、川楝子、乌药等与活血化瘀药当归、川芎、赤芍、丹参、乳香、没药等相配，组建成行气活血为核心的关联配伍。然而由于气滞血瘀的病位与证态不同，配伍遣药有区别，如胸闷胸痛滞在胸，且气滞多兼胸阳不振，当配瓜蒌、薤白温通心阳，丹参、檀香、乳香、没药化瘀通络；心前区痛甚配水蛭、蜈蚣等通络止痛；胃脘胀痛滞在肝胃，用甘松、佛手、香橼等行肝胃气机药与化瘀止痛方如丹参饮、失笑散等相配；腹胀且痛滞在腹，配用三棱、莪术、枳实等行气导滞止痛药；妇女小腹胀痛、痛经等，滞痛关乎肝寒，用药以温经行气的香附、乌药、小茴香等配当归、川芎、刘寄奴等调理冲任；见虚者配相应补益药。

（四）验案示例

破气化瘀治腹痛案 刘某，女，10岁。2017年9月15日初诊。脐腹胀痛一年，曾在多家医院做B超、CT检查，报告：肠系膜淋巴结肿大。肠镜检查未见异常。住院治疗未见好转，也曾中医治疗，疼痛稍有缓解，近3周脐腹隐痛、胀痛并有发作性刺痛，热敷可缓解片刻，痛甚时恶心不食，大便时稀时干，脐周压痛明显，未及包块及反跳痛，体瘦，面色不华，舌淡苔白，脉弦紧。辨证：气滞血瘀腹痛。治从破气散结、化瘀止痛。方药：青皮12g、三棱12g、莪术 12g、木香 6g、乌药 12g、小茴香 6g、蒲黄 12g、五灵脂 10g、川楝子 10g、水蛭 4g、炙甘草 5g，6 剂。水煎早晚服。9 月 22 日二诊：胀痛消失，偶有隐痛，按压疼痛，便不成形，舌淡苔白脉弦。气滞缓解，瘀凝痰结存在，上方去青皮、水蛭，加炒白术 10g、浙贝母 10g、山慈菇 10g，12 剂。水煎早晚服，每日 1 剂，服 6 天停 2 天继服 6 天。嘱：服药结束后做腹部 B 超。10 月 6 日三诊，服药 1 周后脐周隐痛消失，食欲增强，腹部 B 超报告：未见异常。

七、行气导滞组方法

针对腑气郁滞而设，以行气消胀、导滞通腑的药物为主组成，具有疏导胃肠气机作用。

（一）适应证

适用于腑气郁滞，气不通降的脘腹胀满、疼痛、排便不畅、矢气频等，现代医学肠动力障碍诸症者。

（二）证态机理与施治

脾胃纳化水谷，其谷精由脾转输，谷粕由肠传导。肠腑以通为顺，当脾虚湿滞、运化不及，食积内停、传导不及，情志不遂、木郁土壅，皆可致胃肠两腑气机郁滞而不通降，腹胀、疼痛、便滞而作。施治之要在依据胃腑以通为顺特性，通导腑气下行。

（三）组方遣药配伍法

气滞当疏理，然气滞易恋湿，组方以行气燥湿药白术、砂仁、厚朴、陈皮等药行气消胀；便滞当通导，腹胀大便不畅配槟榔、枳实、炒莱菔子等导滞行气；若腹胀且部位固定的疼痛配三棱、莪术开结破气滞；腹胀因情志而发，配香附、青皮、郁金之属疏肝畅气机；寒凝气结配乌药、沉香、木香、槟榔散寒通滞；热结气滞配大黄、枳实、槟榔清热通滞；食积配莱菔子消食导滞。若气滞湿积为水的水臌配防己、椒目、葶苈子等疏利水湿。

（四）验案示例

1. 行气破结导滞治不完全性肠梗阻案 张某，女。2017 年 5 月 6 日以间歇性腹痛、排便不畅为主诉就诊。诉：半年前患急性阑尾炎、腹膜炎在县医院行手术治疗，术后逐渐出现脐腹疼痛，间歇性发作，排便不畅，与腹痛有关，消化道钡餐造影报告：不完全性肠梗阻。曾多处西医、中医治疗，病情缓解不明显，舌红苔白，脉弦。从腹气结滞辨证，治以行气通腑，导滞止痛。方药：枳实 30g、白芍 30g、三棱 20g、莪术 20g、青皮 15g、槟榔 15g、乌药 15g、小茴香 6g、木香10g、蒲黄15g、五灵脂10g、炙甘草6g，10剂。水煎早晚服，服6剂停2天，继服6剂。5月20日二诊：服4剂后腹痛减轻，偶有一过性隐痛，大便通畅，稀便两次，腹胀减。舌淡苔白腻，脉弦，守法治疗。调治方药：上方去槟榔、蒲黄、五灵脂、三棱，莪术减至15g，加党参15g、白术15g，12剂。服法同前。半年后见患者，偶尔有排便不畅、腹胀，自服5月20日方便滞、腹胀可消失。

2. 温中行气治过饮寒浆痞满腹胀案　王某，女，13岁。2015年6月10日初诊。平素纳差体弱，5天前天热口渴，喝冷饮后始觉胃凉欲呕，继而胃脘痞满，腹胀，腹部隐痛，恶心不欲食，舌淡苔白腻。此证为进寒凉伤中，气机郁滞，脾胃不和，治以行气温中，化湿和胃，方药用《济生方》中的强中汤化裁：人参6g、炮姜12g、白术12g、丁香4g、草果10g、半夏6g、陈皮6g、厚朴8g、炒莱菔子10g、炙甘草5g，6剂。水煎早晚服。6月17日电话复诊，诉：服药3剂后胃痞腹胀消失，咨询体虚消瘦的调理。

八、降气止咳平喘组方法

针对肺气上逆的喘咳而设，以降肺平喘药为主组方，具有降气止咳平喘作用。

（一）适应证

适用于肺气失于肃降的咳嗽气喘、胸闷气短等症。如现代医学的慢性阻塞性肺疾病、支气管哮喘等以喘咳为主者。

（二）证态机理与施治

肺主气司呼吸，为娇脏，不耐寒热，若风寒外袭，闭遏肺气发为寒喘；风热外犯，热闭遏肺气发为热喘；肺性清肃，最恶邪浊，若痰浊贮肺，阻塞气道，发为痰喘；"肺为气之统，肾为气之根，肺主出气，肾主纳气"（《医原》），肾虚不纳气为虚喘。依据"降可去升"，见肺咳喘皆当降气平喘，但因病而异，制方有别。

此外，宣肺肃气，升降调肺气对邪郁上焦、肺气宣肃失常的咳嗽不爽，多日不愈效果良好，秦伯未认为"调肺气的升降胜于一般顺气止咳"（《谦斋医学讲稿》）。

（三）组方遣药配伍法

肺气壅逆，组方以降肺止咳平喘药如苏子、杏仁、紫菀、款冬花等为主，同时审因酌情选配药物，若属风寒袭肺，闭遏肺气的急喘配麻黄、紫苏宣肺平喘；若肺寒咳喘，咳痰清稀，配细辛、干姜、半夏、白芥子等温肺化痰平喘；若热闭于肺，喘促气急，甚则鼻翼煽动，配杏仁、石膏、桑白皮等清泻肺热平喘；若痰黄咳喘，咳痰不利配桑白皮、瓜蒌、黄芩、浙贝母清热化痰平喘；咳喘时发时止，兼见气短、喘而无力，配人参、蛤蚧益气降逆平喘；咳喘年久难愈，气短动则喘息，有肾不纳气者，配肉桂、沉香、五味子等温肾纳气平喘。此外，气喘不论虚实皆可用白果；咳嗽不论新久皆可用百部，喘而有哮鸣音配地龙、全蝎，解痉平喘很有效。

宣肺肃气治咳嗽不爽的配伍，如桔梗配枳壳、杏仁配苏叶，升降相配调理肺气；外感咳嗽、胸闷咳痰不爽，用辛宣肺气的紫苏、桔梗与苦降肺气的杏仁、前胡、枳壳配伍以宣肃调肺气；咳嗽痰多，用旋覆花肃肺，配麻黄、荆芥宣肺，前胡、半夏化痰，如金佛草散。

（四）验案示例

肃肺纳气治支气管哮喘案　黄某，男，52岁。2017年9月10日以反复发作咳嗽气喘10余年就诊。每当季节交替，气候变化时咳嗽咳痰、气喘胸闷，每年住院2～3次，曾诊断为：支气管哮喘、肺大疱、肺气肿。两周前因感冒病情复发，咳嗽痰多，气喘胸闷，平卧气短，难以接续，偶发喉间有曳锯声，在当地医院住院治疗1周，咳嗽减缓，痰减少而出院，但仍气喘，动则气短明显，胸闷，吸气无力，喉间偶尔有曳锯声，舌淡苔白，脉沉细弱。证属肾不纳气。治以补气肃肺，纳气平喘。方药：人参10g、蛤蚧粉3g（冲）、红景天10g、苏子10g、厚朴10g、紫菀10g、款冬花10g、百部10g、五味子15g、肉桂5g、沉香5g（后下）、白果10g、炙甘草5g，12剂。水煎早晚服，每日1剂，服6天停2天，继服6天。9月24日二诊：气喘气短明显好转，胸闷减轻，咳嗽消失，有少量白痰，咳之不利，走路快及上山时仍感气短。舌淡苔白，脉沉细缓。调整方药：减止咳化痰药，重在补肺纳气，上方去厚朴、百部、白果、红景天，加黄芪20g、黄精15g、紫石英20g（先煎）、川贝母粉5g（冲），12剂。用法同前。2018年4月见患者，诉：上方服完后效果良好，喘息消失，爬山时有气短，气不接续，痰消失。自找药工将9月24日方加工成丸药服用2月余，喘息咳嗽未发作，入冬后未感冒。

九、下气化痰组方法

针对气滞痰凝证而设，以行气与化痰药为主要配伍组成，具有行气宽胸、降逆化痰作用。

（一）适应证

适用于气郁痰凝交阻咽喉，咽中如有物阻，吐之不出，咽之不下（梅核气）或气滞痰郁结滞食管，胸膈咽食困难，胸膈痞塞。

（二）证态机理与施治

气滞则痰凝，气顺则痰消。咽为肺系，肺胃气机出入之门户，若七情郁结，或胃气久久上逆，气结于咽，或气与痰相凝，滞于咽喉，结于食管或胸膈可发此证。此证常发生在反流性咽炎、食管炎、贲门失迟缓症中。施治要在下气开痰气凝结。

（三）组方遣药配伍法

气郁痰凝于咽喉，当下气与化痰并举，以下气宽胸的行气药如厚朴、苏叶、枳壳等与化痰降逆的半夏、瓜蒌、旋覆花等相配，气郁与痰凝共治；若咽喉有痰咳出，配浙贝母、桔梗增强化痰作用；在反流性咽炎中咽部有异物感，并常见嗳气，配佛手、旋覆花降胃气；若咽喉异物感久久不除，配威灵仙开郁宣壅。食管癌早期仅见胸骨后不适或下咽稍有噎塞感者也可从痰气交阻治，在上述宽胸降气化痰药中可配石见穿、夏枯草、硇砂、蜈蚣等散结解毒。

（四）验案示例

1. 开痰下气治疗贲门失弛缓症案　刘某，女，53 岁。2019 年 7 月 8 日以咽食困难 10 余年，加重两年为主诉就诊。患者 10 年前无明显原因逐渐出现下咽食物困难，进食固体食物需用水冲下咽，用餐时需站立才可下咽。2016 年 1 月 7 日在四川华西医科大学附属医院做数字化 X 光食管造影确诊为贲门失弛缓症，拒绝手术治疗，服药无效，近两年睡眠中时有饮食物呛醒，口臭，舌边红苔薄白，脉沉缓。诊断：贲门失弛缓症。证属：脾虚痰气结滞，胃逆纳食受阻。治从开泄痰气，降胃下滞。方药：生晒参 10g、白术 15g、麦冬 12g、姜半夏 12g、厚朴 12g、枳壳 15g、瓜蒌 12g、紫苏梗 10g、威灵仙 15g、急性子 12g、沉香 4g（后下）、白豆蔻 5g、姜 3 片，16 剂。水煎早晚服，先服 6 剂，停药两天。再服 5 剂，后 5 剂每晚服。8 月 27 日二诊：服上药后吞咽不利明显好转，咽食时可不用水冲，食量增加，饮水量减少，偶尔有食物残渣卡在食管的感觉，舌淡红苔白，脉弦缓。守法治疗，调整方药：上方去白豆蔻，加沙参 15g、旋覆花 10g，16 剂。用法同上。9 月 27 日电话随访询诊，患者诉：下咽饮食基本顺畅，进食不用水冲，睡眠中饮食物呛醒仅发生两次。

2. 下气化痰治疗反流性咽炎案　程某，女，47 岁。2016 年 5 月 4 日初诊。咽喉有异物感，吐之不出，咽之不下，时轻时重两年，此前有慢性胃炎病史，反酸嗳气，治疗后好转，但咽喉异物感未消除，且生气后加重，有少量痰，偶尔嗳气，查喉镜报告：慢性咽炎。1年前胃镜报告：胆汁反流性胃炎。舌淡苔白腻，脉沉滑。诊断：反流性咽炎。辨证：气郁痰凝，交阻咽喉。治疗：下气化痰，和降胃气。方药：半夏10g、厚朴12g、枳壳15g、苏叶10g、瓜蒌12g、浙贝母12g、旋覆花10g（包煎）、佛手10g、陈皮10g、炙甘草5g，12剂。水煎，服6剂停2天，继服6剂。5月20日二诊：服药1周后咽喉异物感消失，嗳气好转，偶尔胃脘不适，咽干，舌淡苔白脉细缓。治转养阴和胃，降逆化痰。方药：太子参15g、沙参12g、吴茱萸4g、黄连6g、刺猬皮15g、佛手12g、旋覆花10g（包煎）、半夏10g、苏叶10g、炙甘草5g，6剂。以善其后。

十、降逆止呃组方法

针对胃气上逆而设，以降逆和胃药为主组成，具有和降胃气作用。

（一）适应证

适用于胃失和降的以呕吐、呃逆为主的病证。

（二）证态机理与施治

胃纳食消谷，气机以降为顺，胃气失于和降则呃逆、呕吐便发。施治当"和降胃气、祛邪安土"。胃气上逆有客寒犯胃、胃失和降者；湿浊中阻、浊阴不降者；湿热蕴胃，胆胃不和者。但多与脾气不能斡旋升运，胃气当降反升相关，古人主张"祛邪安胃"，如《圣济总录》说"要当以安其胃气为本，使阴阳升降平均"。

（三）组方遣药配伍法

以和降胃气药如姜半夏、生姜、旋覆花、赭石等配人参或党参、白术等补脾扶土、安胃之和降为核心配伍。此外，根据病性之寒热及涉脾涉肝不同随机配伍，如胃寒呃逆配丁香、柿蒂、沉香等温胃止噫；肝胃虚寒泛吐涎沫配吴茱萸、生姜降逆止呕；胃热而呕配陈皮、竹茹、黄芩等清胃止呕；胃胀苔腻呕吐配砂仁、紫苏梗、陈皮化湿和胃止呕；若病发于肝郁犯胃配柴胡、郁金、合欢皮等疏肝解郁；此外，呕吐、呃逆见口干舌红者用麦冬、石斛润胃释津，并配半夏、生姜、竹茹和降胃气，刚柔相济，以润为降。

（四）验案示例

疏肝降胃治呃逆案　刘某，男，46岁。2015年9月11日初诊。呃逆2年，连声不止。两年前因生意与人发生纠纷而出现呃逆频作，受寒加重，严重时连声不断，右胁不适，失眠心烦，曾在多家医院诊治，胃镜检查正常，诊断为神经性呃逆，服用氟哌噻吨美利曲辛片1年有所缓解，停药加重。食少口干，舌淡苔白,脉弦。从肝郁犯胃,冲逆动膈辨证。治从疏肝解郁,降胃止呃。方药:柴胡10g、郁金12g、丁香6g、柿蒂15g、沉香末4g(冲)、姜半夏10g、生姜4片、合欢皮15g、紫石英20g(先煎)、赭石30g(先煎)、炙甘草5g,12剂。水煎早晚服,服6天停2天,继服6天,嘱:停用氟哌噻吨美利曲辛片。9月25日二诊:呃逆明显减少,已停服氟哌噻吨美利曲辛片,心情舒畅,入睡困难,胃脘有嘈杂不适感,口稍干,舌淡苔白,脉沉细弦。上方去柴胡、合欢皮、紫石英,加麦冬12g、玫瑰花10g、吴茱萸5g、黄连6g、刺猬皮15g,12剂。服法同前。10月15日电话告诉:呃逆已愈。(注:郁金与丁香配用为相畏配伍,但我屡用并未发现不良反应)

十一、平降冲气组方法

针对冲气上逆而设,以平冲降逆药为主组成,具有降气平冲的作用。

(一)适应证

适用于自觉有气从少腹上冲,胸膈窒塞,或脐下跳动,或自觉有水气从小腹上冲至心下,心悸不安,中医所谓"奔豚气"。

(二)证态机理与施治

奔豚气气逆上冲与冲脉有关,冲脉起于下焦,与少阴经脉挟脐上行,循咽喉,绕口唇。冲脉之病有时发时止、时上时下的特点,《诸病源候论》曰:"夫奔豚气者,肾之积气起于惊恐忧思而生……动气积于肾而气下,上游走如豚之奔,故曰奔豚。"《金匮要略》论奔豚大致有肾脏寒气上逆奔豚、水饮欲作奔豚、厥阴肝郁火气上冲奔豚。施治皆当降气平冲,由于证候不同,治法及制方配伍有别。

(三)组方遣药配伍法

若奔豚气因下焦虚寒冲气上逆者,依据"寒者热之,气升当降"之旨,以胡芦巴配沉香温下焦而降逆气,直达病所平冲逆;若奔豚气起于"惊恐忧思所生"者,配远志、酸枣仁、紫石英、琥珀安神定惊;奔豚起于肾脏寒水之气上逆,脐下跳动,气从小腹上冲至心胸,心悸不安者,用《伤寒论》桂枝加桂汤(桂枝、白芍、炙甘草、生姜、大枣)配上述安神定志药;若肝经气火上逆,气从少腹上冲咽喉,使人窒塞欲死者,当泄肝降气,用当归、川芎补冲脉,配半夏、葛根、李根皮、白芍、生姜、大枣和胃平肝,如奔豚汤。

(四)验案示例

温肾平冲治奔豚气案 费某,男,56岁。2015年5月10日以小腹有气窜动上冲为主诉就诊。1年前行结肠癌切除术,自述在手术中可能下腹受凉,术后1个月始觉小腹有股凉气上冲至胸,小腹凉,行走时小腹有"气球样"空飘感,于多处中医、西医治疗,中医诊断为"奔豚气",但效果不明显。精神差,夜有惊恐,心神不定,舌淡苔白,脉沉细弦。诊断:奔豚气。辨证:下焦受寒,冲气上逆。治当温阳散寒,平冲降逆。方药:胡芦巴10g、沉香6g(后下)、肉桂6g、白芍15g、茯苓30g、乌药12g、小茴香5g、吴茱萸6g、远志6g、酸枣仁15g、紫石英20g(先煎),12剂。水煎早晚服,每服6剂停2天。5月24日二诊:服上药1周后小腹气上冲消失,惊恐未出现,但仍失眠,情绪低落,舌淡苔白脉细弦,上方茯苓减至15g,加合欢皮15g、郁金10g,6剂。水煎每晚服半剂,服12天,巩固疗效。1个月后见患者,诉:小腹气窜动上冲感未再出现。

十二、升阳举陷组方法

针对脾虚气陷病证而设,以补脾药与升浮之性药为核心配伍组方,具有益气升阳举陷作用。

(一)适应证

适用于脾虚气陷的懒惰少气,小腹坠胀,脱肛,大便溏泄不止,妇女子宫脱垂、带下等。

(二)证态机理与施治

脾主运化而升清阳,胃主受纳而降浊阴,故脾以升为健,脾气升则斡旋升运,化水谷为精微,又脾与胃升降相依,脾气升胃始和降,脾气虚,清阳可虚陷,治之当升阳举陷。

(三)组方遣药配伍法

治陷先补其虚,制方必以甘温益气、升举阳气的黄芪与党参、白术、炙甘草等合用补气升阳治其虚,配升浮药如升麻、柴胡,或升发脾胃清阳之气的葛根助黄芪升举阳气。若脾清阳不升,胃浊阴不降的小腹坠胀,或排便不畅配枳实、槟榔通腑降浊阴,升降合用;若脾不升清,谷浊下流的"飧泄",即《内经》所说:"清气在下则生飧泄,浊气在上则生膜胀"(《素问》),配干姜、补骨脂、肉豆蔻温中固肠止泻,陈皮、木香健脾止泻;若气虚下陷,气不摄血的月经量多,逾期不止,色淡清稀如水,配炒续断、乌贼骨、仙鹤草益气摄血。

(四)验案示例

升阳举陷治脱肛案 张某,男,72岁。2015年5月10日以肛门有物脱出两年就诊。两年前因腹泻1个月,逐渐出现大便时肛门有物脱出,初起可自行回纳，近 2 个月大便结束后用手指送才可回纳，咳嗽时脱出，四肢倦怠，食不知味，小腹坠胀，便稀排之不畅，体瘦，舌淡苔腻，脉沉缓弱。此证久泻损伤元气，脾气虚陷，遂致脱肛。治疗甘温益气，升阳举陷。方药：黄芪 30g、人参 10g、白术 15g、砂仁 5g（后下）、升麻 5g、葛根 20g、柴胡 10g、木香 6g、荆芥穗 10g、陈皮 12g、炒山药 15g、炙甘草 5g，12 剂。水煎早晚服，服 6 天停 2 天，继服 6 剂。5 月 24 日二诊：脱肛好转，偶尔在大便蹲厕时间过长时脱肛，站立时可回纳，便稍稀，小腹坠胀，食量增加，倦怠好转，舌淡苔白脉缓，守方治疗。调整方药：上方加补骨脂 12g、诃子 15g、枳壳 15g，18 剂。用法同前，服药近 1 个月而愈。

十三、升清降浊组方法

针对中焦清浊不分而设，以健脾升清药与化湿和中药为主体配伍组方，具有升清阳、化湿浊、和胃气作用。

（一）适应证

适用于湿浊困滞中焦，脾胃升降失常的呕吐、泄泻、脘腹胀满等证。

（二）证态机理与施治

脾主运化，禀性湿土，脾升运与湿碍运反映了脾的生理与病理特征，若脾虚生湿或外湿犯中，脾气不斡旋升发，胃气则滞不受纳，呕吐不止；水谷不能转输，谷浊混流则暴泻；气机升降失常，气阻于中则脘腹胀满。施治之要在升发脾阳，化湿降浊，恢复脾胃升清降浊的功能。

（三）组方遣药配伍法

脾不升清当甘补升运，用黄芪、人参、白术甘温补气，振复中焦气机，配葛根补中寓升，升发清阳之气；呕吐配藿香、半夏、紫苏梗、生姜之属和降胃气止呕吐，升清降浊必化湿，配陈皮、木香、厚朴行气化湿；若寒热互结，升降失常的心下痞满或吐泻，则以辛开的半夏、干姜与苦降的黄连、黄芩相配伍，升清降浊，开痞散结调胃肠，如半夏泻心汤。

（四）验案示例

升清降浊治呕吐腹泻案　吴某，男，13 岁。2016 年 8 月 5 日以吐泻不止邀请会诊。患儿 4 天前饮食不慎出现腹胀腹痛，继而呕吐，水样便，日泻 7～8 次，腹鸣，遂入咸阳某三甲医院消化内科急诊，诊断为急性胃肠炎，输液治疗两天呕吐腹泻减轻，腹痛腹鸣消失，但仍每日呕吐 2 次，进食欲吐，水样便不止，倦怠嗜卧，胸脘痞满，舌苔白滑，脉缓。辨证：湿浊中阻，升降失常，清气不升而泻，浊阴不降而吐，脾虚湿困而倦怠嗜卧。治法：补脾化湿，升清降浊。方药：人参8g、炒白术12g、茯苓12g、葛根12g、藿香10g、黄连10g、半夏8g、厚朴10g、木香6g、木瓜10g、炙甘草4g，5剂。水煎早晚服。8月14日其母前来告诉：服3剂后吐泻愈而出院，咨询调理脾胃善后方法。嘱：理中丸与健脾丸交替服用2周。

第三章

治血法与临床制方用药

治血法是治疗血分病的方法，血分病有血虚、血瘀、出血三类，治血法根据血病类型分为补血、活血、止血三种，其中补血法在补益法中已论述，此处只谈活血、止血法处方用药。此外，在不少血证论述中将活血与通络并为一法，称为活血通络法，近几年络病发展较快，络病治法大为丰富，故本文将通络从治血中分离出来，另立治络章节。

与血分相关联的复合证有：气滞血瘀证，制方构建以行气与活血并用；气虚血瘀证，补气与化瘀并举；痰瘀互结证，消痰与化瘀相兼；寒凝血瘀证，散寒与化瘀相配；热迫血溢证，清热与止血兼备；脾不统血证，补脾与止血并用，具体制方配伍见本节相关内容。

第一节　治血法简述

"血主濡之"，血是营养人体的重要物质，由中焦脾胃受纳转输而来的水谷精微所化生。血由心所主宰，化生、统摄在于脾，藏泄调节在于肝，运行于血脉，周流不息，濡养五脏，洒陈六腑，营养四肢百骸。"气血冲和，万病不生"（《丹溪心法》），当血的生成与运行出了问题就出现血分病，血生成少而量不足的是血虚，治疗详见补益法。血的运行不畅，凝滞血脉的瘀血证用活血法；血离经妄行，溢于脉外的出血证用止血法。

血行脉内为液态状，若流行不畅则滞而凝为瘀态状，治疗当促进血行，消散瘀血。《内经》对瘀血立寒凝论，"血气者，喜温而恶寒，寒则泣不能流，温则消而去之"（《素问》），此论影响深远，以致后世对心胃疼痛、痹痛等治疗都偏重温通。东汉张仲景在临床中创制了桃核承气汤、大黄䗪虫丸、下瘀血汤等活血逐瘀方药，用于下焦蓄血、腹内癥瘕积聚、产后病的治疗中，大开活血化瘀治法方药门经。

宋金元逐渐认识到气滞与瘀血的关系，并受《内经》"寒凝血脉"的影响，创制了不少行气活血与活血化瘀的方剂，如《太平惠民和剂局方》载"治一切气痛不可忍者"的神仙沉麝丸，及治妇人脐腹痛、月事不均的安息活血丹等。元•朱震亨用失笑散"治心气痛不可忍"。以攻下饮誉医林的张从正在《儒门事亲》曰"所谓通剂者，流通之谓也"，将通利血脉归属于"通可行滞"大法，使活血化瘀法名正言顺地进入临床治法理论体系。朱震亨在治一"久积忧患"的医案中提出"气不得行，血亦蓄塞"（《名医类案》），彰显气滞是瘀血的前因。

清•王清任在《医林改错》中据瘀血部位的不同将活血化瘀药与通窍、宽胸、行气、通络等配伍，创制五逐瘀汤被后人延用至今，尤其需要一提的是用活血化瘀方治脱发、酒渣鼻、耳聋、白癜风等病之意于瘀血阻窍值得研究。叶天士《临证指南医案》提出"胃痛久而屡发，必有凝痰聚瘀"，开创了痰瘀并治胃痛的制方思维。现代将活血化瘀广泛应用于心脑血管病、组织器官变性疾病，形成了益气化瘀、祛痰化瘀、行气化瘀、化瘀通络等治法方药，可以说活血化瘀是现代中医研究最深入、最有成果的领域。

血本阴精，其性宁静，失其性则离经外溢成出血证。《素问》："火郁之发……民病……血溢"。《素问》："热淫所胜，怫热至，火行其政。民病……唾血、血泄、衄衊"。可以认为，《内经》对出血多从火热迫血论，而对瘀血则从寒凝血脉论。从而形成调理血分病温通散瘀血与清热止出血两相对应的施治方略。东汉张仲景制泻心汤治吐血、赤小豆当归散治便血，创制温经止血黄土汤治便血未囿于《内经》从火热论治。金元时期，刘完素治出血持"热甚则血有余而妄行"（《素问玄机原病式》）的观点。朱震亨独倡"补阴抑火"，李东垣在医案中治愈衄血、"妇人经漏"的黄芪当归人参汤、升阳举经汤等在大补脾胃升举气血（见《兰室秘藏》），开始补脾统血的临床实践。明代以降，重视阴阳气血调理，如李梴提出"阳热凉血与行气，阴虚补涩血归藏"（《医学入门》）。赵献可治血尤重视治气，"阳统乎阴，血随乎气，故治血必先理气，血脱必先益气"（《医贯》）。张介宾对血证劳损，非火非气之证认为"惟用甘醇补阴，培养脉络，使营气渐固而血自安"（《景岳全书》）。李中梓认为"血以上出为逆，下出为顺"，用活血通便药"从大便导之"，"此釜底抽薪之妙法"（《医宗必读》）。清代唐宗海著《血证论》，提出治失血的止血、消瘀、宁血、补血四大法，并别有新意提出"祛瘀生新"，尤其值得称道的是，他在止血时并不墨守凉血止血法，曰"世之读朱丹溪书者，见其多用凉药，于是废黜热药，贻误不少"（《血证论》）。前贤见仁见智，各得其彰。

第二节　治血法临床制方思维

一、辨类别掌握特征，识证候放宽眼量

血液瘀滞与血液离经是血病截然相反的两种病理状态，辨治血病首先要掌握血瘀与血溢的临床特征，血离经外溢的出血肉眼可见，内脏出血理化检查可知，而血行阻滞的瘀血证瘀血隐藏在脉络，辨识主要依靠外象判断，故而必须掌握瘀血征象特征，辨证力求精准。瘀血涉病广泛，如各科的痛症、内科癥瘕、经络痹痛、妇科月经闭阻、外科肿疡等都可能有瘀血的存在。一般而言，瘀血有三个临床特征可作为辨证依据，其一，固定不移的疼痛，痛如针刺或绞痛；其二，有形的癥瘕包块，坚硬不消；其三，有瘀血的外象，如体见瘀斑，面色紫暗，或见红丝赤缕，眼眶青黑，肌肤甲错，唇、舌下青紫或瘀点，脉多显涩。此外，不少难治病如健忘、麻木、偏瘫、痴呆、发黄、脱发，虽然有些瘀血外象不显，但从瘀血辨治成功的案例不少，可认为有瘀的存在，故而辨识瘀血要放宽眼量。

二、治瘀血恒守疏通，探病原"司外揣内"

瘀血凝滞血脉的临床表现是以疼痛或结聚癥块为主，核心病机是血脉不通畅，"不通则痛"，治疗要恒守通利血脉，消散瘀血，疏通脉络，达到"痛随利减""结随通消"的临床效果。然而任何瘀血阻滞都有其导致瘀血的原因，活血化瘀必须结合病因治疗，疏通血脉才有效。探明瘀血病因，以疾病表现于外的征象，判断疾病内在的病理机制，如血遇寒则凝滞不行，遇热则浓郁不利，寒热病因之辨，寒有寒的征象，如恶寒、冷痛、脉迟；热有热的见症，如发热、面赤、脉疾。气虚则帅血无力，血虚则脉涸涩，气滞则血行受阻，血溢则血不归经，都有征象。虚实之辨，气虚少气虚羸，血虚有贫血貌象，气滞必兼胀，血溢见出血，临床依据上述征象，可以判断是什么原因引起瘀血留滞，临床治疗须构建成活血化瘀与病因治疗相结合的制方格局。

三、气帅血而血载气，活血理气调肝脾

所谓气为血帅，气有化生血液、统摄血液、推动血行的作用，在血液的流动运行中气血常相依，气行则血行，气滞则血瘀，气滞主要是肝气郁滞，肝主疏泄而藏血，疏导运行与调节血量，若肝气郁结，疏泄失常，血随气瘀，遂成

气滞血瘀证或肝郁出血证,故而活血并当疏肝理气,使血随气行。出血也可解郁止血,如李梴对血衄提出"诸般血药不能止,必然气郁血无藏"(《医学入门》)。在血液的随经运行中,肝藏血、脾统血发挥着重要作用,固藏统摄使血不离经。保证血液循行于脉内,而不致离经外溢。所以,临床对出血证除有热象的热迫血溢、血热妄行与心有关,须清热止血或凉血止血外,对热象不显的出血证从肝藏血、脾统血治,前者用药阴柔沉静养肝血,后者用药甘温益气固摄血。此外,失血以损耗阴血为代价,故而在止血的同时可配补血之品以补其损,增加肝藏血量。

四、治出血塞流澄源,审因论治辨标本

对于血不循其道而离经外溢的出血证,前人有塞流澄源之说,此论对临床治疗血证审证求因、把握缓急、理清治疗思路有指导价值。所谓塞流者见出血先止血,制止继续出血;澄源者针对出血原因,澄本清源,消除出血原因。出血的病因有寒热虚实之异,出血部位有上下内外之别,病情有轻重缓急之分,而出血又常是某些疾病的一个症状,所以治出血要注重因果判断,审证求因,前人有"见血休止血"之告诫,强调出血的原因治疗,如因火热内生迫血妄行的出血必有热象,用清热止血;血热妄行多发生在热病热入营血中,用凉血止血;阳气虚寒,血失统摄的出血有虚寒的征象,用温阳止血;脾气虚而不能摄血的出血有气虚的表现,用益气摄血;因瘀血不去,血不归经的出血有瘀斑、舌质紫暗等瘀血的征象,用化瘀止血。若以标本定缓急,出血急迫者先塞其流,以止血为要;出血势缓应以澄其源,着重病因治疗。若以因果辨标本,梳理治疗思路,前因为本,出血为标,塞流治标,澄源治本,出血急迫则治标,出血势缓治其本,慢性出血标本兼治。

五、上部出血当降气,下部出血宜升举

杨中梓曰:"上盛下虚,血随气上,法当顺气,气降则血归经矣。"(《医宗必读》)对上部出血,如衄血、吐血在止血药中适当配降气药如降香、瓜蒌,或重镇降逆药如赭石,使血随气降而不上溢,或配川牛膝、大黄引导热下行,缓和上部出血之势。我治鼻衄用生地黄、茜草根、小蓟、白茅根与重镇降逆的赭石配伍,其效如神。下部出血,如便血、妇女崩漏下血在止血药中适当配黄芪、炒升麻、黑芥穗等升阳疏风药效果良好。此外,据五行理论,对火刑金的咯血,泻火保金的同时,配止咳药对减少或制止咯血很有作用。

第三节　治血法临床应用注意事项

一、根据病情用血药，逐瘀峻药当慎用

瘀血阻滞其病情有轻重程度不同，有瘀在干脉、支络层位之异，而行血药又有活血化瘀、逐瘀（破瘀）、通络的性能区别。一般而言，促进血行，消散瘀血在活血的基础上进行，对临床有瘀血征象，有固定部位的疼痛，以活血化瘀药为主体，并根据病因配伍相应治疗药，一般不用峻猛逐瘀药，峻猛逐瘀药的应用有两种情况，一是瘀与热结的蓄血证，二是癥瘕结聚的包块（如肿瘤）。对久病入络的疼痛、偏瘫可配一两味虫药搜剔络瘀，除此之外不用峻猛逐瘀药，若临床见瘀血征象不显，用逐瘀不但伤正气，且可造成次生出血，不可不慎。

二、止血过急易留瘀，适当配伍活血药

出血病证以热证居多，止血药性多偏寒凉，此与瘀血多因寒凝，化瘀药性多偏温恰恰相反。血遇热则沸，沸则溢，在热迫血溢或血热妄行的出血证中，用清热凉血止血药制止出血的同时又易致寒凉凝血，使瘀血留滞，可适当配伍丹参、赤芍、大黄等活血药，使止血而无留瘀之弊。虚寒性出血，血不循经必有瘀血的滞留，固经止血药多具涩性，固涩更有留瘀之弊，因此当少佐活血化瘀药使血止而凝瘀消散，又可"推陈出新"，使瘀血祛而新血生。但活血不可过度，防过用活血化瘀而本末倒置，欲消瘀而血不止，不利于血液归经。

三、注意止血药禁忌，熟悉用法与用量

化瘀药性多破泄，逐瘀过猛易伤正，用量不宜过大，也不可过剂，中病即止，特别是有毒药物用量需慎重，如虻虫，一般用量 1～3g，《本草从新》曰："攻血遍行经络……非气足之人及无宿血者勿轻与。"此外，活血化瘀药在妇女月经过多时当慎用，孕妇则禁用。

活血药不少味辛气香，含挥发油，如川芎、泽兰、莪术、乳香、没药等，久煎挥发油耗散影响药力；止血药艾叶、大蓟、侧柏叶，煎药时间也不宜过久，以免有效成分走失。红花一般认为量少活血，量大祛瘀。止血药的剂量随着性质、质地、服法不同有较大差异，如大蓟、小蓟、白茅根等，鲜品用量是饮片干

品用量的 3～5 倍，即 30～60g，相反，用于吞服的药剂量宜小，如白及、血余炭等吞服量为常用量三分之一。其次，荆芥、地榆、茜草、侧柏叶、蒲黄等用于止血时多炒炭用，可增强收涩止血作用，蒲黄、茜草一般认为生行熟止，活血生用，止血炒用。

第四节　治血药的临床选择与应用

治疗血分病的药中补血药在此前《补虚法与临床制方用药》中已讲述，此处谈谈活血药与止血药。

活血药归心肝两经，具活血化瘀作用，治疗血行不畅，瘀血阻滞之证。其药性以温性居多，也有寒凉之品。温性药如降香、泽兰、五灵脂、红花、莪术、延胡索、乳香、川芎等，兼具温通作用，宜瘀滞而偏寒者；寒凉药如郁金、丹参、虎杖、益母草等，兼具清热凉血作用，宜瘀滞而偏热者。药力有峻缓之分，不一一列举，就其功效可分祛瘀止痛药、活血通络药、破血逐瘀药三类。

长于祛瘀止痛的药有川芎、乳香、没药、延胡索、五灵脂、姜黄、郁金、降香等。其中川芎辛温香窜，为血中之气药，活血行气止痛，上行头目祛风止痛，治头痛与白芷、防风配伍，下行血海调经止痛，治月经不调、痛经、闭经，与香附等配伍；乳香、没药均化瘀止痛，用于心绞痛、胃痛、痛经，且消肿生肌，用于疮疡溃久不敛口，二者功能相近，常相配伍，唯乳香辛温香润，能于血中行气，兼舒筋活络，用于痹证筋脉拘挛，与羌活、当归配伍，没药苦泄力强，化瘀散血独擅其长，无舒筋之功；延胡索辛散苦降温通，活血化瘀，行气止痛，既入气分又入血分，凡一身上下诸痛属气滞血瘀者均可用，常与川楝子配伍，又用于妇女痛经、闭经及疝气作痛，止痛用途甚广；五灵脂性温气浊，活血化瘀止痛，对一切血瘀气滞作痛都有良效，临床常与蒲黄配伍，炒有祛瘀止血之效，用治妇女瘀血崩漏；姜黄辛苦温，活血通经，行气止痛，能外散风寒而疗痹痛，内行气血治气滞血瘀的胸胁痛、脘腹痛、肢体窜痛、妇女经闭腹痛；郁金辛苦而寒，能入气分行气解郁，入血分凉血破瘀，为血中之气药，凡气滞血瘀引起的胸胁痛、脘腹痛、血热瘀滞的出血、妇女倒经者皆常用，又清心解郁而治抑郁症、癫痫、癫狂，现也常用于肝炎、肝硬化；降香辛散温通，化瘀止血止痛，用于冠心病心绞痛常与川芎、檀香、赤芍等配用，也用于跌打损伤、瘀肿作痛，体内、体外出血，但内出血不夹瘀滞者不可妄用。

长于活血通经，善治瘀阻经脉及妇女经闭、痛经的药有红花、桃仁、丹参、益母草、泽兰、刘寄奴、牛膝、王不留行、鸡血藤等。其中红花辛散温通，活血化瘀应用广泛，最常与桃仁配伍，一用其活血通经治血瘀经闭、痛经，常配入四物汤中，二用其祛痛止痛治冠心病心绞痛，配川芎、丹参，并治跌打损伤瘀血肿痛；藏红花又称西红花、番红花，与红花科属不同，味甘寒，活血化瘀作用相同而药力较胜，唯兼清热解毒之功，可用于温病热入营分证，用量2～3g为宜；桃仁破瘀行血，用于瘀血证，功用与红花相似，不同可破瘀消痈，用于肺痈、肠痈，又润肠通便；丹参苦泄微寒，活血祛瘀，用于血热瘀滞的月经不调、痛经、经闭，现代最常用于瘀血阻滞的冠心病心绞痛、气滞血瘀胃痛、胸痛，常配檀香、砂仁，又除烦安神，用于心烦失眠，并消肿止痛治痈疮肿痛，前人认为丹参可补血，有"一味丹参，功同四物"之说，补血实为"瘀血去而新血生"；益母草辛苦微寒，活血化瘀，治妇女经血瘀阻之月经不调、痛经、崩漏、产后血瘀腹痛等，治崩漏下血取其"祛瘀生新"，又可利尿消肿，治肾炎水肿、血尿；泽兰苦辛微温，活血化瘀，治妇科经产瘀血诸症，功似益母草，常与当归、赤芍配伍，且治跌伤瘀肿、乳腺炎，又可行水消肿，治浮肿、肝硬化腹水、产后小便淋漓；刘寄奴味苦性温，破血行经，性善下气，治妇女经闭、腰痛、产后瘀阻，既能行血又能止血，治金疮出血，二便下血，疗烫灼伤；牛膝有川、怀之分，川牛膝活血通经，性善下行，治妇女血滞经闭、痛经、月经延期、腹中肿块，又引血热下行，治高血压肝阳上亢之头昏脑涨、阳明虚火牙龈肿痛、吐血衄血，利尿通淋治热淋茎中痛；怀牛膝偏重补肝肾、强筋骨、利关节，治肾虚腰痛、腰膝关节酸痛；王不留行活血通经，用治瘀血经闭，常配入养血活血药中用，又可通乳消肿，治乳汁不通，配冬葵子、漏芦，治乳痈初期尚未化脓者与蒲公英、白芷配用，睾丸炎配川楝子等；鸡血藤活血而能补血，活血功胜补血，治妇女血分虚滞之月经不调、经闭，与四物汤合用，且可舒筋活络，治风湿痹痛、筋骨麻木，与黄芪、川芎、木瓜、蜈蚣配用，此外，鸡血藤配补血止血药对血小板减少症很有效。

　　作用峻猛的破血逐瘀药，如三棱、莪术、水蛭、䗪虫、虻虫等均属此类，其中三棱、莪术作用相对稍缓，长于破血行气，消积止痛，凡气血阻滞疼痛、经闭，及有形坚积皆可用，但三棱苦平入肝脾血分，长于破血通经，而莪术苦辛温香，偏于破气消积，由于血随气行，故二药临床常相配伍；水蛭、虻虫、䗪虫三药是破血逐瘀作用峻猛的有毒虫类药，水蛭与虻虫可用于血瘀经闭、腹中包块、跌打损伤、瘀肿作痛，水蛭性阴而力缓，现用于脑梗死，取其化瘀抗凝血作用；虻虫功用与水蛭相近，破瘀血、消肿块，但性微寒而逐瘀力猛，服后可致暴泻,中病即止;䗪虫破血逐瘀虽功用同水蛭、虻虫,但性较和缓,也常用于瘀血腰痛、腹内瘕血证,现代用于肝硬化、肝脾肿大,又具续筋接骨作用,用于跌打损伤、伤筋动骨。

止血药大多归肝经,可止血,治疗各种出血证。由于性味功能各具特点,临床选用有区别,就性能而言,大体有凉血止血药、收涩止血药、化瘀止血药三类。

长于凉血止血的药有大蓟、小蓟、墨旱莲、仙鹤草、大叶紫珠、地榆、侧柏叶、槐花、白茅根等。其中小蓟、大蓟均可凉血止血,且可破血,用于热证出血,但小蓟专于止血,擅治血淋尿血,大蓟力强,尚能消肿化瘀,兼治痈疡肿毒,不宜久煎;旱莲草是具有补肾益阴作用的凉血止血药,治阴虚火旺、血热妄行的一切出血证,并具乌发固齿之效,治脱发、早白;仙鹤草是具有补益收涩作用的凉血止血药,用治各种出血,不论虚实寒热都可用,又治劳伤腰痛;大叶紫珠是略带收涩作用的凉血止血药,用于咯血、呕血、尿血、便血,妇女崩漏,用途甚广,并能解毒消肿,治疮痈肿毒、毒蛇咬伤;地榆、侧柏叶是具有收涩作用的凉血止血药,用于各种出血,地榆尤以治下部血热出血,如痔疮出血、便血、尿血、崩漏,炒炭止血作用较佳;侧柏叶用于血分有热的各种出血证,又芳香化湿,具有生发乌发之效;槐花凉血止血,亦擅长治便血、痔疮出血、血痢,且有清肝明目、降压作用;白茅根清热凉血止血,用于血热出血,如吐血、衄血、尿血,常与生地黄、栀子配伍,又清热生津,治胃热口渴、肺热咳嗽,并利尿消肿,治肾炎水肿、热淋。

长于收敛止血的药有白及、棕榈炭、藕节、灶心土等。白及苦甘性凉,质黏而涩,收敛止血,用于肺出血与海蛤粉、枇杷叶配伍,胃出血与乌贼骨、刺猬皮配伍,外伤出血可研末外用,并可消肿生肌,用治痈肿溃疡;棕榈炭功专收涩止血,尤为妇女崩漏最常用,热证出血夹瘀滞者非所宜;藕节具有化瘀作用的收敛止血药,可用于多种出血证,然药力平和,常配入复方中用,炒炭收涩止血,生用凉血化瘀;灶心土是具有温中作用的收敛止血、止呕药,常用于虚寒性便血、呕吐、泄泻。属温经止血药的还有炮姜、艾叶等,不一一赘述。需要一提的是,前人认为炭药可止血,如十灰散、四生丸等皆炒炭用,可参考之。

长于化瘀止血的药有蒲黄、茜草、三七、花蕊石、血余炭等。其中蒲黄甘缓不峻,性平无寒热之偏,生用性滑,长于行血化瘀,用于血瘀胃痛、腹痛、痛经等,炒用收涩,功用止血,治出血诸症;茜草乃具有凉血化瘀作用的止血药,治疗血热诸出血证,兼有瘀血者最宜,因其有活血化瘀之功,止血而无留瘀之弊是其特点；三七甘苦而涩，其功能大抵为止血、化瘀、消肿、止痛，其中止血尤为常用要药，人体各部分的出血，不论内服、外用均有特殊疗效，化瘀止痛之效在冠心病的治疗与预防中尤为推崇；花蕊石酸涩入肝经，化瘀止血，凡内外出血兼有瘀滞者皆可用，内服可与三七、血余炭相配用，如化血丹，内服入丸散，外用为末涂于出血处；血余炭能化瘀止血，用于各种出血血瘀证，尤以血淋、崩漏、吐血较多用，外用止血兼生肌，治溃疡不敛。

第五节　治血法临床制方

在此治血只论述行血与止血。行血法是针对瘀血证采用的治疗方法，包括活血化瘀、通经活络，具有促进血行、消散瘀血的作用，归属十剂中的"通可行滞"。适用于血行不畅、瘀血内停的病证，临床见有固定不移的疼痛、日久瘀结的癥瘕肿块及舌暗瘀斑等瘀血征象者。活血或化瘀一般选用草本类药制方，作用并不峻猛，但对于癥瘕积聚，非一般活血化瘀药能奏效。据《内经》"坚者消之"之旨，用逐瘀峻猛药使之消散，对久瘀入络的经络痹阻，偏重于用通经活络方药。下述第一条至第五条属行血法。

止血法是针对出血证采用的处方用药方法，具有制止出血作用。适用于血不循经、离经妄行的各种出血证。临床出血证以血热妄行者居多，清热凉血法比较多用。但在血热暴溢，当凉血收涩止血，急急以塞其流；也有因瘀血阻络而血离经横流者，当化瘀止血，使瘀去血自归经；出血久久不止，往往与气虚不摄血有关。由于血随气行，止血配方可少许配些顺气药有利于气血相随。下述第六条至第十一条属止血法。

一、活血化瘀组方法

针对瘀血阻滞而设，以活血祛瘀药为主组成，具有消散瘀血、疏通经脉的作用。

（一）适应证

适用于有瘀血阻滞病理状态的病证。

（二）证态机理与施治

血行脉中，贵在流畅，最恶瘀滞。若气滞、气虚、寒凝、脉络涸滞，都可导致血行不畅，瘀血阻滞，出现疼痛、癥块、瘀斑等瘀血特征。由于瘀血的成因不同，瘀滞的脏腑经络有异，临床表现各具征象，施治总宜活血化瘀，消散瘀血,但组方用药各不相同。

（三）组方遣药配伍法

瘀血凝滞,使其瘀散流通,组方以活血化瘀药如当归、川芎、赤芍、红花为主。由于气血相随,气滞则血瘀,临床见痛而兼胀者,配香附、延胡索、川楝子之属行气化瘀;若肝郁血瘀见胸胁疼痛,配柴胡、青皮、郁金疏肝化瘀;瘀阻肝络肝脾肿大,配鳖甲、丹参、牡蛎等软肝化瘀;肝硬化腹水,"血不利则为水",水瘀互结配牵牛子、商陆、大腹皮等化瘀利水;若心血瘀阻,"阳微阴弦",心前区疼痛,常配温通心阳的药如薤白、桂枝、檀香、降香等;瘀凝胃络的胃脘疼痛瘀血多与气滞相凝,用失笑散(蒲黄、五灵脂),胃痛且胀配行气止痛药如甘松、香附等;若瘀与痰湿毒凝聚成癥块(如肿瘤),宜用虫类逐瘀药如水蛭、虻虫、全蝎等与破坚消癥的药如三棱、莪术等配伍,破泄邪结以治实;若"久瘀入络"经络痹阻,血脉失养,出现肢体麻木、感觉异常或半身不遂,可用通经活络药如鸡血藤、蜈蚣等与补养气血的黄芪、当归、木瓜等配伍。

（四）验案示例

活血化瘀治疗心绞痛案　王某,男,59岁。2017年10月14日以心前区刺痛3个月为主诉就诊。3个月前常感胸闷、气短,之后逐渐伴发心前区刺痛,在西安某三甲医院诊断为冠心病、不稳定型心绞痛、高血压。见患者面色晦暗、口唇青滞、舌暗苔白、脉沉细涩。从瘀血阻滞、胸阳不振辨证。治以活血化瘀、温通心阳。方药:川芎15g、桂枝10g、当归12g、赤芍15g、红花10g、葛根20g、枳壳15g、檀香5g(后下)、降香10g、水蛭5g、蜈蚣2条,12剂。水煎早晚服,服6剂停2天,继服6剂。10月18日二诊:服药1周后心前区疼痛消失,胸闷减轻,活动量大时气短,舌红紫暗苔白,脉沉细。瘀消络通大半,气阴两虚显露,转入益气养阴,兼活血通络治疗。方药:黄芪20g、人参10g、麦冬12g、五味子15g、丹参15g、川芎12g、桂枝10g、当归10g、葛根15g、瓜蒌10g、檀香5g(后下)、降香10g、水蛭5g,12剂。水煎,服法同前。2018年3月15日三诊:心前区疼痛4个月未发生,近期气候变化胸闷不舒,时有气短,便稀,舌淡苔白,脉弦,要求服中药,以2017年10月18日方去麦冬、瓜蒌,加赤芍15g、红花10g,制为浓缩丸3个月量。巩固疗效。

二、温经化瘀组方法

针对寒凝瘀血证而设,以活血化瘀与温经散寒药配伍组成,具有温通血脉作用。

（一）适应证

适用于寒凝血脉、瘀血阻滞的疼痛诸症，如痹证疼痛、妇女宫寒痛经等。

（二）证态机理与施治

《素问》云："气血者，喜温而恶寒，寒则泣不能流，温则消而去之。"血遇寒则凝，得温则行。临床见有喜温畏寒，面色晦暗等寒与瘀征象的病证。施治当温经化瘀，即温通经脉与消散瘀血并驾齐驱，使"血得温则行"，瘀散痛止。

（三）组方遣药配伍法

依据"寒者温之""滞者通之"，以温经散寒药如肉桂、桂枝、细辛、小茴香、炮姜等，配活血化瘀药（性偏温者为好）如当归、川芎、降香、檀香、姜黄等。《仁斋直指方》载："官桂、当归温血之上药也。"这是温通血脉最为精当的配伍对药。此外，依据寒瘀部位、症状特征的配伍，当寒犯经脉、气血凝涩的四肢痹阻疼痛，温经散寒药如附子、桂枝、羌活、细辛等配川芎、威灵仙、鸡血藤、伸筋草、蜈蚣之祛风活血通络药；背痛配姜黄、千年健、鸡血藤；肢麻配黄芪、当归、鸡血藤、蜈蚣；寒凝胃络的胃脘痛，用良附丸（高良姜、香附）散寒凝配活血行气的丹参饮（丹参、檀香、砂仁）；瘀痛甚配失笑散（蒲黄、五灵脂）；若中阳虚寒，血瘀胃络，即《灵枢》"起居不节，用力过度，则络脉伤"，用黄芪建中汤（炙黄芪、肉桂、白芍、饴糖）温建中宫之气，并配丹参饮行气化瘀止痛；寒凝瘀滞的少腹痛、疝气痛、睾丸痛与肝寒凝滞有关，以活血化瘀药配乌药、小茴香、炮姜之属温经散寒；妇女冲任受寒、瘀阻胞宫的小腹痛、经血有瘀块、痛经，以化瘀止痛的当归、川芎、蒲黄、延胡索之属与温经散寒的肉桂、乌药、小茴香配伍。

（四）验案示例

温阳化瘀通络治身痛案 蒋某，男，36岁。2018年6月12日初诊。以全身游走性刺痛5年为主诉就诊。5年前因受寒后出现全身游走性刺痛，甚者有刀割样疼痛感，疼痛时间不固定，夜间双下肢冰凉麻木，行走或晨起肢端发胀。耳鸣，目干涩，目眵多。曾在当地及西安多家医院诊治，查风湿免疫项目正常。用止痛药可缓解，停药后疼痛如故，关节无变形、按压痛，功能活动不受限。辨证：阳气虚寒，络脉瘀阻。治从温阳益气，化瘀通络。方药：制附片15g（先煎）、黄芪30g、当归15g、川芎15g、羌活10g、姜黄15g、乳香10g、没药10g、伸筋草20g、鸡血藤20g、蜈蚣2条、苍术12g、炙甘草5g，16剂。水煎早晚分服。服6剂停2天，继服5剂，后5剂每日服1次。2018年7月10日二诊：诉全身游走性疼痛明显减轻，夜间双下肢冰凉、麻木，肢端胀感基本消失，耳鸣、目干涩均减轻。守法治疗，调整方药：上方去羌活、姜黄、苍术、炙甘草，加千年健15g、透骨草15g、桂枝10g，制成浓缩丸，3个月量。2018年8月21日三诊：电话诉全身游走性疼痛消失，夜间双下肢麻木感明显减轻。嘱：用小活络丹收功。

三、清热化瘀组方法

针对热瘀而设，以活血化瘀与清热药或泻火凉血药配伍组成，具有清热化瘀作用。

（一）适应证

适用于热瘀血滞或瘀而化热的热瘀病证。

（二）证态机理与施治

血属阴精，性本宁静，血遇寒则凝滞不行，"血受热则煎熬成块"。在《伤寒论》等医籍中提到的"热入血室""下焦蓄血""热结膀胱"等都可以说是热瘀证。现代医学的胰腺炎、阑尾炎，妇科的盆腔炎、宫外孕等不少具有热瘀的证候特征，施治之要在清热化瘀。

（三）组方遣药配伍法

处方配伍依据"热者寒之""滞者通之"，组方以活血化瘀药如丹参、赤芍、桃仁、红花、虎杖之属与清热药如黄连、栀子、大黄、蒲公英、玄参等为核心配伍，瘀与热并治，并根据不同病种特征配伍相应药物，如胰腺炎、阑尾炎见腹胀痛者，用具有解毒作用的清热药如大黄、败酱草、大血藤、蒲公英之属，配活血逐瘀药如桃仁、红花、牡丹皮、丹参等，热毒与瘀血并治；腹痛腹胀以通为顺，不论有无便秘都可配如大黄、枳实、青皮、莱菔子之导滞行气通便药使毒瘀下泄，大黄用量以便稀为量度；属胆源性胰腺炎胁下痛或有黄染者，配金钱草、栀子、黄芩、虎杖等，黄染明显配茵陈、地耳草等；妇女小腹痛（如盆腔炎）有热瘀征象者，活血调经药如当归、丹参、桃仁、红花、益母草、香附之属配大血藤、苦参、黄柏等清热除湿药。

（四）验案示例

清热化瘀治胆源性胰腺炎案　刘某，男，48岁。2016年5月10日初诊。因患胆源性胰腺炎住院6天，腹痛有所缓解，但仍胁痛、腹胀痛拒按，大便干结难解，午后发热，口干苦，邀请会诊。B超报告：胰头饱满、胆囊充满泥沙样结石。肝功能报告：总胆红素35.4μmol/L，间接胆红素25.7μmol/L，γ-谷氨酰基转移酶79U/L；淀粉酶测定：血清淀粉酶195U/L，尿液淀粉酶1 056U/L。舌红苔黄腻，脉沉弦。证属热郁肝胆，瘀血凝滞。治从清热利胆，活血逐瘀。方药：金钱草 30g、黄芩 12g、郁金 15g、栀子 12g、败酱草 30g、虎杖 20g、枳实 30g、大黄 15g（后下）、丹参 15g、桃仁 15g、赤芍 15g、川楝子 12g、炙甘草 5g，7 剂。水煎早晚服。5 月 17 日二诊：胁痛、腹胀痛消失，上腹部按压仍有疼痛，大便稀，午后发热未出现，但困倦乏力，口干思饮，出汗多，舌红苔黄厚，脉弦。查：血清淀粉酶降至 96U/L，尿液淀粉酶正常。治从养阴益气，利胆化瘀。方药：生晒参 10g、麦冬 12g、石斛 15g、金钱草 30g、郁金 15g、虎杖 15g、蒲公英 30g、赤芍 15g、牡丹皮 15g、丹参 15g、玄参 10g、川楝子 12g、延胡索 15g、大黄 10g、炙甘草 4g。12 剂。出院带回，水煎早晚服。

四、化瘀利水组方法

针对血瘀水滞而设，以化瘀药与利水药为核心配伍，具有化瘀血而利水湿的作用。

（一）适应证

适用于瘀阻水停之证，此证多见于肝硬化腹水（臌胀之水臌）、胸膜炎胸痛有胸水者。

（二）证态机理与施治

肝藏血而主疏泄，其疏泄在血分调节血量，在气分疏通经隧。臌胀瘀阻水停多先发生在肝郁疏泄失常，气病及血，使肝藏血多而泄之少，流畅之血变为凝络之瘀，反滞水行之通路，"血不利则为水"出现腹水。水因瘀而停，施治利水当与化瘀并举，使瘀血消而水气行，若水臌明显可以利水为先，兼施补气、通络、消胀。

（三）组方遣药配伍法

臌胀、血臌（肝硬化），以鳖甲配当归须、桃仁、丹参等软肝化瘀，穿山甲、丝瓜络、䗪虫等疏通肝络。水臌（腹水）配利水药，如商陆、泽泻、赤茯苓、白茅根之属瘀水两治。若属胸水配葶苈子、白芥子、牵牛子等；腹水甚而小便不利可用甘遂、大戟、芫花攻逐水饮，此三味药毒性大，用时可选其中一味，我常用甘遂末 1.5g 冲服。若腹胀，气、血、水相裹，当配行气药如大腹皮、青皮、陈皮、三棱、莪术之属，使气行则水行，气行则胀消。三棱、莪术的选用，张锡纯曰："若论耗散气血，香附犹甚于三棱、莪术。若论消磨癥瘕，十倍香附不及三棱、莪术也。"（《医学衷中参西录》）值得借鉴。水湿从热化口苦尿黄，或见黄疸色鲜明配茵陈、半边莲、薏苡仁等利湿清热退黄。

（四）验案示例

化瘀利水治肝硬化腹水案　吴某，男，56岁。2015年5月6日以胁痛腹胀、小便少3个月为主诉就诊。查阅病历资料：1个月前在咸阳市某三甲医院诊断为病毒性乙型肝炎，肝硬化，肝功能失代偿期，腹水，贫血，住院21天。贫血、低蛋白血症纠正，多次抽腹水。刻下症：B超显示腹水又出现。肝功异常，胁隐痛、腹胀，小便少，不思饮食，乏力，便干，面色晦暗，口唇青滞，舌有瘀斑，脉弦涩细。从瘀阻肝络，滞水滞气辨证。治以化瘀利水，兼行气消胀。方药：鳖甲20g（先煎）、丝瓜络30g、丹参12g、赤芍12g、姜黄10g、当归须12g、白术15g、䗪虫5g、青皮15g、大腹皮15g、葶苈子15g、商陆10g、炙甘草5g，12剂。水煎早晚服，服6剂停2天，继服6剂。5月20日二诊：胁痛消失，腹胀减轻，食量增加，口干，精神差。服前3剂药时大便稀，之后大便时稀时不利，舌暗苔白腻，脉涩。守法治疗，调整方药：黄芪30g、黄精15g、五味子15g、石斛15g、鳖甲20g（先煎）、丝瓜络30g、赤芍15g、当归须10g、姜黄12g、䗪虫5g、大腹皮15g、葶苈子15g、牵牛子10g、炙甘草5g，12剂。水煎服，服法同前。6月10日三诊：精神好转，胁痛消失，腹微胀，大便稀，停药期间正常，口苦，食欲差，查B超：腹水消失。舌暗苔白，脉沉细弦，调整方药：上方去石斛、䗪虫、葶苈子、牵牛子，加女贞子15g、枸杞子12g、半边莲20g、砂仁5g，12剂。水煎，前6剂每日1剂早晚服，后6剂隔日服。之后患者2个月左右前来调治1次，至今（2018年6月10日）病情稳定。

五、益气化瘀组方法

针对气虚血瘀证而设，气虚血瘀证多为因气虚导致血瘀的虚实关联复合证，制方以补气与化瘀药为主体配伍组成，具有补脾气、化瘀血的作用。

（一）适应证

适用于气虚血瘀证，临床见瘀血征象之外又有面色㿠白、倦怠乏力、气短、不思饮食等气虚的表现。

（二）证态机理与施治

气为血帅，气运血，血载气，气血化生相依，运行相随。气虚帅血无力，不能推动血液运行而致瘀血，临床既有气虚的表现，又有固定不移的疼痛、舌暗脉涩等血瘀的象征。气虚与瘀血因果相关联，施治当补气与化瘀相兼顾。

（三）组方遣药配伍法

依据"虚者补之""滞者行之"，制方补气药与化瘀药相配，补气用黄芪、人参、白术之属，化瘀配当归、川芎、丹参、赤芍、桃仁、红花等，两类药并驾齐驱，使气旺血行，瘀血消散。若瘀凝日久病入络疼痛明显者，可配通经活络药如乳香、没药、蜈蚣等；若瘀与血虚并见，"瘀血不去，新血不生"，化瘀药可配养血和营的当归、白芍、鸡血藤等，益气化瘀生血；肢体久痛麻木配黄芪、当归、川芎、鸡血藤、蜈蚣等养营通络。

（四）验案示例

益气化瘀治十二指肠溃疡胃痛案　王某，男，46 岁。2018 年 6 月 5 日以胃脘疼痛半年为主诉就诊。半年前因常饮酒而致胃脘疼痛，食少，饱食则痛剧，逐渐消瘦，倦怠无力，2 个月前在榆林市某医院查胃镜报告：十二指肠溃疡，胃底糜烂，西药治疗 1 个月疼痛时轻时重，中药治疗效果不显。现胃仍疼痛，空腹加重，拒按，饮食不慎尤其寒凉饮食后胃脘刺痛难忍，困倦乏力，纳食少，舌淡苔白，脉沉细数。从脾气虚弱，瘀凝胃络辨治。方药：红参 10g、炙黄芪 30g、白术 15g、刺猬皮 15g、蒲黄 15g、五灵脂 10g、丹参 15g、砂仁 5g（后下）、檀香 5g（后下）、没药 12g、三七粉 4g（冲）、炙甘草 6g，12 剂。水煎早晚服，服 6 剂，后 6 剂隔日服。6 月 27 日二诊：服上药 1 周后再未出现胃脘疼痛，精神好转，食量增加，试吃凉粉两次未发生胃痛，口稍渴，偶尔恶心，守法治疗。上方去蒲黄、五灵脂、三七，加麦冬 10g、姜半夏 10g、白芍 20g，18 剂。前 12 剂服法同前，后 6 剂每晚服，嘱：服药结束后做胃镜检查，可电话告诉结果。7 月 22 日电话诉胃镜报告：浅表性胃炎。胃脘痛未发生，饮食正常，无明显不适。嘱：可停药，须戒酒。

六、清热止血处方法

针对热迫血溢而设，以清热泻火药与凉血止血药为主体配伍成方，具有清热泻火、制止出血的作用。

（一）适应证

适用于火热迫血外溢的出血证。

（二）证态机理与施治

血属阴精，性本宁静，遇热则流速而沸溢。在外感温热病邪或内伤五志化火，都可使火气迫血沸溢于脉外而出血。热迫血溢的出血有三个特征，其一涉及脏腑广泛，如心、肺、肝、胃热盛都可引起相关体窍出血。其二火热为阳邪，火气易升腾，故迫血动血以上部出血居多。其三血色鲜红，有热证征象。施治要清其源而止其流，使热撤血止。

（三）组方遣药配伍法

火热迫血外溢止血先泻火，用清热泻火的药如黄芩、栀子、黄连、大黄之属，尤其大黄，降升腾灼络之火气，唐宗海赞赏"降气即以降血"，同时相配凉血止血药（见前止血药）；出血量多且急迫者，配收涩止血药如白及、侧柏叶、藕节、侧柏叶之属，并可炮制成炭药以塞其流；鼻出血、吐血见脑涨目赤或血压升高者，配平肝潜降药如赭石、川牛膝、龟甲等平潜肝经阳热上冲，可缓解上窍出血病势。此外，止血药可按出血部位选用，如鼻出血用白茅根、生地黄、赭石；吐血选配侧柏叶、茜草、焦大黄等；尿血选用蒲黄、小蓟、地锦草；大便出血选用槐花、黑荆芥、地榆；妇科月经过多选棕榈炭、仙鹤草、血余炭。吐衄治疗必降气，上窍出血配川牛膝、赭石、大黄；下血必升举，下窍出可辅黑荆芥、炒升麻。对于外感风温可能出现的鼻衄、咯血症状不重者，不必以止血为主，可用时方加减治疗，如银翘散原方指出："衄者，去芥穗、豆豉，加白茅根三钱、侧柏炭三钱、栀子炭三钱。"

（四）验案示例

清热化瘀止血治酒后吐血案 姜某，男，36岁。2017年4月6日以酒后吐血2周，伴偶发胃痛就诊。有胃病史3年，两周前与朋友聚会饮白酒后出现吐血，急诊入院治疗后吐血止，随后胃镜检查报告：十二指肠溃疡。1周后出院，仍反复出现胃脘灼热疼痛，3月20日后呕吐带血2次，黑便，心烦，口干思饮，大便隐血（++），舌红少苔，脉细数。酒性辛热，损伤胃络，络破血溢。治以清热凉血，收涩止血。方药：焦大黄15g、生地黄15g、知母12g、侧柏叶30g、茜草15g、炒蒲黄15g、五灵脂10g、刺猬皮15g、白及粉6g（冲）、乌贼骨20g、白芍30g、炙甘草5g，16剂。水煎，先每日1剂服6天，停2天继服5剂，后5剂隔日服。5月4日二诊：胃痛消失，未出现吐血，偶有胃脘不适感，多次大便检查潜血（-），口稍干，饮食正常，舌淡苔白，脉沉细弦。治从益气和胃，敛疮生肌调治。方药：黄芪30g、吴茱萸4g、黄连6g、刺猬皮15g、白及12g、乌贼骨20g、炒蒲黄15g、乳香10g、没药10g、炙甘草5g，18剂，免煎颗粒。先早晚服6剂，后12剂每晚服，嘱：1个月后检查胃镜。6月6日电话告知胃镜报告：浅表性胃炎。胃脘无不适，饮食正常。

七、凉血止血组方法

针对血热妄行出血而设，以凉血止血药为主组成处方，具有凉血止血的作用。

（一）适应证

适用于血热妄行出血、热病热入血分的出血证。

（二）证态机理与施治

营血行于脉内，寒则凝滞不行，热则沸而妄行，血分有热的出血，施治当凉血止血。此与清热止血不同，清热止血适应的是气分热盛，迫血外溢；而凉血止血适用于血分有热，或热入血分的血热妄行。

（三）组方遣药配伍法

以凉血止血的小蓟、大蓟、墨旱莲、大叶紫珠、仙鹤草等为主药相互配伍，如热病热入血分的出血需用凉血解毒药，如水牛角、生地黄、玄参、赤芍、牡丹皮等。血热行速必耗阴，阴伤络必损，故需配阴柔养阴药如龟甲、白芍、生地黄、知母等，如张介宾所说"惟用甘醇补阴，培养脉络，使营气渐固而血自安"（《景岳全书》），血热阴血暗耗致血液浓郁便生留瘀，"直须凉血散血"，散血配牡丹皮、赤芍；烦热口渴配滋阴润燥的知母、清热止血生津的白茅根。

（四）验案示例

凉血止血治鼻衄案　王某，男，10 岁。2016 年 9 月 8 日以鼻出血 1 个月由其母陪诊。近 1 个月来鼻反复出血，多在清晨起床时，也有在校上课时鼻出血，化验血常规正常，用药物喷鼻止血、鼻腔压迫止血可见一时之效。患者常夜间身热但体温正常，烦躁面赤，口干，大便干，舌红少苔，脉数。从血热妄行辨证，从凉血止血诊治。方药：生地黄 20g、玄参 10g、小蓟 15g、墨旱莲 15g、茜草 12g、赭石 20g（先煎）、白茅根 20g，6 剂。水煎早晚服。9 月 15 日其母前来询诊，诉：服完 6 剂后再未出现鼻出血。嘱：不用再服药。

八、益气摄血止血组方法

针对脾不统血的出血而设，以甘温益气药少佐固经止血药为主体配伍组方，具有益气统血、固摄血液归经的作用。

（一）适应证

适用于脾虚不能统血的出血证，证见体窍出血、皮下出血（肌衄），血色暗淡，并有神疲乏力、纳食减少，或有畏寒肢冷、小腹坠胀、面色㿠白等气虚的表现者。如再生障碍性贫血出血、血小板减少性紫癜，不少属脾不统血之出血。

（二）证态机理与施治

气为血帅，气能生血，又可统血，脉内血液的循经运行赖气的推动与固摄，气不摄血，血不归经可见出血证，所谓"血脱益气"，施治立足于脾统血，以甘温补脾益气药为主，使脾气健旺，气摄血，血载气，血归其经，固守其道。

（三）组方遣药配伍法

以甘温益气药如黄芪、人参、白术等补益中气，鼓舞脾气统摄血液，配收涩止血药如炮姜、炒蒲黄、灶心土之属以固阴血。若失血日久，兼见血虚者配白芍、阿胶、鹿角胶、生地黄等养血止血之品；出血有血块等瘀象者配当归、川芎、蒲黄化瘀血；对出血兼见畏寒肢冷、血色暗淡等虚寒性出血者配炮姜、肉桂，乃至鹿茸、鹿角等温阳止血药。

（四）验案示例

补脾统血治疗贲门癌术后便血案　吴某，女，68岁。2019年1月21日初诊。反复便血，偶发吐血1年，1年前因咽食有哽噎感，在西安某医院诊断为贲门癌，随行手术治疗、放疗，2个月后出现黑便，服用磷酸铝凝胶、凝血酶冻干粉后黑便暂消失，之后又出现黑便，吐血多次，现仍柏油样便，大便潜血（+++）。查血：红细胞 3.15×10^{12}/L，血红蛋白94g/L。患者面色㿠白，口咽干燥思饮，咽食不畅，便干难下，纳差，舌红苔厚少津，脉沉细弦。以气阴亏虚，脾不统血辨证。治以补脾摄血，润肠通便。方药：黄芪20g、人参10g、白术15g、麦冬10g、侧柏叶30g、白及粉6g（冲）、生地炭20g、地榆炭20g、仙鹤草20g、麻仁20g、焦大黄12g、炒莱菔子30g、炙甘草5g，16剂。水煎早晚服，服6剂停2天，继服5剂，后5剂隔日服。2月20日电话告诉：柏油样便消失，大便潜血（+），排便通畅，咽食不利有改善，仍纳差，夜间口干，要求继续用药。从益气养阴、健脾气、固血液治疗。调方：上方去地榆炭、仙鹤草、火麻仁，加石斛15g、砂仁5g（后下）、焦麦芽10g，炒莱菔子减至15g，12剂。水煎服。3月18日来电话告诉：3次大便潜血阴性。嘱：可不用药。

九、养肝止血组方法

针对肝不藏血的出血证而设。以养肝血药辅以疏肝、柔肝药为主组成处方，且有养血调肝、平肝止血作用。

（一）适应证

适用于肝虚不藏血或血虚阳旺、动血伤络的吐血、咯血、衄血。

（二）证态机理与施治

肝为藏血之脏，性主疏泄，肝通过藏与泄调节血量。《素问》："故人卧则血归于肝。"若肝血亏损，藏少泄多发生出血证，如李梴所说："诸般血药不能止，必然气郁血无藏。"肝体阴用阳，肝体赖血以养，血易亏而阳易亢，阳亢则生热，致木火伤阳络，络破则血溢。故而出血从肝治，如缪仲淳吐血三法中所说的"宜补肝不宜伐肝"。

（三）组方遣药配伍法

肝藏血当复宁静之性，制方先用阴柔补敛的药如白芍、山茱萸、龟甲胶、阿胶之属滋养敛潜肝血。血离经当调疏泄，配郁金、枳壳、当归等疏肝调经使血自归经。若上窍出血，"血随气上，法当顺气，气降则血自归经矣"（《医宗必读》），配川牛膝、赭石、牡丹皮、栀子等平降肝经火气而止血；若见头昏脑涨，易怒，或突然血压升高者，配平肝潜阳药如石决明、生龙骨、生牡蛎、川牛膝之属，使阳潜热降而血止，且血无暴溢之危（如发生脑出血）；若困倦乏力、贫血严重者，配黄芪、人参等甘温益气，增强脾统血之能。

（四）验案示例

养肝止血法治疗原发性血小板减少紫癜（肌衄）案　刘某，女，54 岁。2011 年 3 月 8 日以下肢皮肤紫斑，口腔出血 1 年就诊。诉：1 年前曾在西安市某医院血液病科住院，血小板 30×10^9/L，骨髓穿刺提示：巨核细胞有成熟障碍，诊断为原发性血小板减少性紫癜，服用醋酸泼尼松等药，病情稳定后出院。患者刻下症：双下肢散在瘀点，右腿胫内侧片状瘀斑，牙龈出血，伴头昏目眩，心烦失眠，口唇苍白，面色无华，舌淡苔白，脉弦细数。血常规：红细胞 2.74×10^{12}/L，血红蛋白 74g/L，血小板 40×10^9/L。证属肝血亏损，肝不藏血，血不归经。治从养血补肝，固经止血。方药：白芍 15g、龟甲胶 15g（烊化）、山茱萸 15g、灵芝 10g、当归 12g、墨旱莲 20g、仙鹤草 20g、川牛膝 12g、茜草 15g、炒蒲黄 12g（包煎）、鸡血藤 20g、三七粉 4g（冲）、炙甘草 5g，12 剂。水煎早晚服，服 6 剂停 2 天，继服 6 剂。3 月 24 日二诊：双下肢瘀点消失，瘀斑缩小，色变淡，牙龈、鼻未出血，乏力，食欲差，舌淡苔白，脉沉细数。血常规：血小板 96×10^9/L，红细胞 3.42×10^{12}/L，血红蛋白 86g/L。肝复藏血之能，脾不生血显露。大法不变，兼补脾统血。调整方药：上方去山茱萸、川牛膝，加黄芪 30g、生晒参 10g、地锦草 15g，制成浓缩丸，3 个月量。4 月 15 日患者电话告诉：下肢瘀斑消失，血小板升至 110×10^9/L，咨询可否停药。告嘱：可停药。

十、清肺止血组方法

针对肺络损伤的咯血而设。以清肺润肺药与止咳止血药为主体配伍组成处方，具有清补肺脏，宁络止血作用。

（一）适应证

适用于肺虚有热，刑金伤络的咯血。临床多见于支气管扩张、肺癌等肺出血病中。

（二）证态机理与施治

肺为清肃之脏，属金畏火，病在气易宣肃失常，病在络易络伤出血。肺出血的咯血以火刑金伤络者居多，肺脏络伤血溢的出血，发生在肺燥热伤络、肺虚久咳伤络，它脏引起的有肾阴虚虚火升腾伤肺络、肝火旺焚木动血伤肺络，皆可致肺络破出血。施治之要在清肺金之中，宁肺络之血。

（三）组方遣药配伍法

肺喜润，肺燥热伤络以养阴润燥药如麦冬、沙参、知母、百合等配大叶紫珠、仙鹤草、白及等止血药；咳而出血者止血先止咳，配如杏仁、桑白皮、枇杷叶、贝母、百部等止咳药；兼见潮热盗汗，有肾阴虚者配玄参、生地黄、鳖甲、墨旱莲等滋肾养阴清虚火；胁胀易怒者为肝火侮肺，配青黛、白芍、焦栀子等清肝火而保肺金。

（四）验案示例

润肺宁血治肺癌咯血案　　王某，男，62 岁。2018 年 3 月 28 日以肺癌 2 年，胸闷，痰中带血 5 个月，咯血 1 周为主诉就诊。2015 年 2 月在咸阳市某医院诊断为肺鳞癌，化疗 5 次，放疗 1 个月，后经中药治疗病情稳定。近 1 周出现咯血、胸闷气短，两天前咯血量大，色鲜红，加有少量黑色瘀血块，口干思饮，尿频，少寐，困倦，舌红苔薄白，脉弦数。证属毒瘀阻肺，络破血溢。治先清润肺金，宁络止血，以塞其流。方药：太子参 15g、沙参 20g、青黛 6g（化服）、枇杷叶 20g、仙鹤草 30g、藕节炭 30g、茜草 15g、花蕊石 30g（先煎）、白及粉 6g（冲）、血余炭 3g（研末吞服）、瓜蒌 10g、酸枣仁 15g、炙甘草 5g，6 剂。水煎早晚服。4 月 4 日二诊：咯血痰 1 次，量减少，咳不甚，胸闷减轻，痰多，困倦乏力，不思饮食，舌红苔白腻，脉沉细弱。守法治疗，兼治气虚痰湿。调整方药：上方去青黛、茜草、藕节炭、酸枣仁，加川贝母粉 5g（冲）、侧柏炭 30g、蛤蚧 1/2 对，12 剂。水煎早晚服。4 月 25 日三诊：服药 4 天后咯血停止，现有白痰易咳出，咳嗽频，平卧后气短气喘，咽有哽塞感，胸背疼痛，纳差，乏力，舌红苔白腻，脉沉细涩。病转痰浊阻肺，肾不纳气，治从补肺化痰、止咳平喘。调方：人参 10g、黄精 15g、砂仁 5g（后下）、苏子 10g、白芥子 10g、半夏 10g、白前 10g、枇杷叶 10g、紫菀 10g、款冬花 10g、蛤蚧 1/2 对、沉香 5g、炙甘草 5g，12 剂。水煎服。之后 1 个月未出现咯血。

十一、化瘀止血组方法

针对瘀阻血溢而设,以具有化瘀作用的止血药为主体,配伍病因治疗的相关药物组方,具有消散瘀血、制止出血的作用。

(一)适应证

适用于瘀阻血络、血不归经的出血证。

(二)证态机理与施治

血为流动之液态,当血凝为瘀反阻碍血液流动运行,使血离经妄行而出血。血瘀出血,瘀留脉络,次生病理又碍新血之生成、滞脏腑之气机。施治在化瘀止血使瘀血去而血自归经,又可使瘀血去而新血自生。

(三)组方遣药配伍法

瘀去则血流归经,制方常以三七、蒲黄、花蕊石、茜草等具有化瘀作用的止血药与当归、丹参、红花、益母草等补血活血药作为主体配伍。血随气行,化瘀当兼行气,可少配行气药如郁金、木香、乳香、没药等行气疏经;血瘀出血兼见困倦乏力,不思饮食,面色㿠白者,为兼有气虚不足运血、脾虚不足统血,当配黄芪、人参、白术、灵芝等使气旺血行、脾旺统血;如有瘀血见寒象者配肉桂、炮姜、焦艾叶等兼温经止血;有因瘀出血见有热象者,可配生地黄、炒黄芩、焦栀子等清热止血之品。

(四)验案示例

1. 固冲化瘀治崩漏案 尤某,女,28 岁。2020 年 1 月 7 日以月经淋漓不尽 3 年为主诉就诊。3 年来月经可应时而来,但每次月经后仍淋漓不尽,延续 20 余天方可身净,经量偏多,色暗红,夹有较多血块,经前期偶有乳房胀痛,多处治疗未见明显好转。此次月经 2019 年 12 月 26 日至今淋漓出血,困倦乏力,少眠多梦,头痛、头晕,舌暗苔白,脉沉细涩。诊断:崩漏。辨证:冲任不固,瘀阻血漏。治法:固冲止血,化瘀止漏。方药:黄芪 30g、炒续断 15g、炒杜仲 10g、三七粉 4g(冲)、花蕊石 30g(先煎)、乌贼骨 15g、益母草 30g、仙鹤草 30g、棕榈炭 12g、生地炭 20g、炙甘草 5g,10 剂。水煎早晚服,服 6 剂停 2 天,继服。1 月 21 日二诊:服药 5 剂后血止身净,精神好转,但失眠多梦存在,舌暗红苔白,脉弦细,治疗有效,守法调治,兼安神定志。上方去乌贼骨、花蕊石,加香附 10g、酸枣仁 15g、石菖蒲 10g、远志 6g,7 剂。水煎,隔日服 1 剂,服 14 天。3 月 25 日患者前来调理睡眠,诉:月经恢复正常。

2. 化瘀止血治溃疡性结肠炎血便案 杨某,男,52 岁。2018 年 6 月 4 日初诊：腹痛，血性黏液便 3 年，在延安大学附属医院诊治。肠镜报告：溃疡性结肠炎。住院治疗两周，血便减少而出院，出院后遵医嘱一直服用美沙拉秦，每日 3g，但常因饮食不慎、劳累血便加重，后在西安西医、中医治疗血性便始终存在，日便 3～4 次，严重时便有血块，时有左下腹刺痛，便前明显。舌紫暗，脉涩。翻阅此前中医治疗，苦寒清肠药居多，考虑寒凉凝血滞肠络，络破血溢，治从化瘀止血，并益气统血。方药：黄芪 30g、炮姜 10g、花蕊石 20g（先煎）、当归 10g、三七粉 4g（冲）、生蒲黄 15g、仙鹤草 20g、乳香 10g、没药 10g、赤石脂 30g（先煎）、白芍 30g、炙甘草 5g，16 剂。水煎 6 剂早晚服，停 2 天服 5 剂，最后 5 剂日服 1 次。嘱：逐渐减美沙拉秦量，一直至停服。7 月 5 日二诊：便血停止，但偶有黏液便，受凉加重，脐腹刺痛消失，但有隐痛，排便不畅，舌淡苔白，脉沉弦。瘀阻出血好转，但脾虚气滞相兼，化瘀止血不变，兼补脾行滞。方药：黄芪 30g、人参 10g、炮姜 12g、白及 12g、灶心土 30g（先煎）、生蒲黄 15g、地锦草 15g、木香 10g、黄连 10g、椿皮 15g、枳实 20g、白芍 30g、炙甘草 6g，16 剂。用法同前。8 月 10 日爱人前来看胃病，述：丈夫病已愈，美沙拉秦未用。

第四章

治络法与临床制方用药

治络法是治疗络病的方法。络病是广泛存在于脏腑经络病变中的病理状态，而非独立病种。叶天士说："医不知络脉治法，所谓愈究愈穷矣。"（《临证指南医案》）络病是以脏腑肢体络脉的闭阻、瘀滞、虚滞、涸涩、破损的病理状态为特征，络病治法是根据其病理状态而采用疏通、清透、辛润、补润、补涩等治络方法。

与络病相关联的复合证有：痰瘀滞络证，制方构建化痰与消瘀并用（消散痰瘀通络法）；阴虚络涸证，辛散与润络相兼（辛润通络法）；毒损络脉证，解毒与通络同施（解毒通络法）。具体制方配伍见相关内容。

第一节 治络法简述

《内经》提出络脉理论，认为"经脉为里，支而横者为络"（《灵枢·脉度》），络是中医经络系统中除经脉主干之外的支横别出部分，遍布全身，通联内外，是灌注全身，渗布气血运行的通道。《素问》曰："邪客于皮则腠理开，开则邪入客于络脉，络脉满则注于经脉。经脉满则入舍于脏腑。"可见络脉有通联内外、渗布气血、传变病邪的作用。东汉张仲景在《金匮要略》中对肝著、黄疸、痹症、虚劳等病变认为与络脉瘀滞有关，首创化瘀通络、虫蚁搜剔通络法。此后相当长的一个历史时期对络脉的研究几乎烟消云散，自明代张介宾依《内经》"气脉"之说，提出气络、血络之论，"血脉在中，气络在外，所当实其阴经而泻其阳络"（《类经》）。大抵气络具通气津，温养气化作用；血络则以行营血、养本腑，发挥濡养作用。清代喻昌《医门法律》中主张用砭针刺络法及内服引经透络药治疗邪客络脉病证。清代医家对络病分类更为清晰，大抵络有气络、血络、阴络、阳络之分，气络与血络相伴而行，是气血运行的载体，单纯气络病与肺关系密切，血络病与脏腑络脉瘀滞有关，阴络、阳络提出见于《灵枢》"阳络伤则血外溢，血外溢则衄血；阴络伤则血内溢，血内溢则后血"，阴络、阳络是分布部位上的区别，大抵浮于体表者为阳络，深隐于体内，横贯于脏腑者为阴络。阴络可分为肝络、心络、脾络、肺络、肾络、脑络等。将络病理论引申到脏腑经络病变的病机层次者当推叶天士，叶氏提出"初为气结在经，久则血伤入络"（《临证指南医案》），"经主气，络主血""久病入络"和"久痛入络"等论点，认为络病分虚实，提出多种通络法，尤以化瘀通络、辛润通络理论与实践最完善。

络病学理论属于中医原创理论，《内经》开创以来，在相当长的一个时期并未引起中医学界的重视，其迅速发展才是近三四十年的事。近些年对于重大慢性非传染性疾病从络治疗取得了显著疗效。进一步推进了中医学界对络脉病变与治疗的深入研究，如王永炎教授提出多种心血管疾病的发生都以络病为病理核心，认为络病的形成多是由于络脉发生虚滞、瘀阻和毒损，而瘀毒阻络是络病的重要病理基础，对络病的治疗产生了巨大影响。吴以岭教授系统研究了脉络学说，提出经气络与血脉络共同构成完整的经脉理论。与此同时，非传染性难治疾病从络治疗也取得突破性进展，如肺纤维化从肺络论治、传染性肝炎从毒损肝络治、类风湿关节炎从体络论治、胃癌前病变从毒瘀交阻胃络论治。由于络病是广泛存在于多种脏腑经络病变中的病理状态，临床因病而异表现出症状的复杂性与多样性，如血脉不利病及络者用活血通络、化瘀通络；邪伏肺络病在气络，清透通络、补肺通络；脉络枯滞者辛润通络，毒损脉络者解毒通络，脉络破损者止血补络，寒凝络脉者散寒通络，痰瘀滞络者化痰通络。总之，治络以疏通调养为要务。

第二节　治络法临床制方思维

一、络病有气血之分，气络血络治有别

络病是经脉的支横别出，气络、血络共同组成络脉。气络、血络在其分布与功能特性上是有区别的，气络为经之络，血络为脉之络，气络在经，血络在脉。气络的病变以肢体卫表络受邪及邪伏肺络为主，血络病亦为脉络病变，以瘀滞为主，非传染性难治病患者多随着高龄延年，不少存在久病入络的络病病理状态。络病以脉（血）络病变居多而气络少，两者治疗有区别，气络治经，血络治脉，然气络病日久不愈可及血络，血络病也可由血及气，治疗当相兼。

二、络病在流通障碍,治络以疏通润养

络贵流通,络喜柔润,络病不论是邪犯经及络、邪伏肺络的气络病变,还是久病、久痛脉络瘀滞血络病,或脉络受损涸涩的络虚证,皆以流通障碍为核心病机,治疗当以疏通润养为要务,不过气络病以宣散、透达、清透为主;血络病以化瘀通络、辛润通络、润枯通络、搜剔通络而已。至于络破血溢的出血证根据火热伤络与气不固络的不同,采用泻火固络及益气固络(具体治法见前章)。

三、阴络病状态各异,治阴络必调脏腑

唐容川曰:"阴络者,谓躯壳之内,脏腑油膜之脉络。"(《血证论》)阴络按脏腑部位不同有肝络、心络、肺络、脾络、肾络、脑络等络病。脏腑络病的出现往往是在脏腑气化、运行等功能失常的情况下气滞、津凝、痰湿等滞经及络,气病及血,引起相关脏腑络脉阻滞的病理状态。从现代医学角度理解脏腑络病,多为组织器官变性、增生,功能管道狭窄等器质性损害病变。但由于各脏腑的功能特性不同,络病各具特异性,所以,治络要与调理相关失调的脏腑功能相结合,如心络病心主血脉,心性喜流通,其流通赖气推动,治心络当通络,通络要与补气养血相结合;肝主疏泄,体阴用阳,治肝络病(如肝硬化)通肝络要与疏肝气、养肝阴相结合,有腹水者络瘀停水,当兼通络利水;肺主气,性宜发肃降,肺络病(如肺纤维化),宣肃肺气要与补养气阴相结合,构建相应治法方药。

四、辨络病究其病因,治络病慎守病机

络病是由气及血演进而成,"初为气结在经,久则血伤入络"(《临证指南医案》),只是表明疾病由经及络、由浅入深的时空问题,而络病的成因多为因虚致实,虚实因果相关联,多是在气虚血少、阴亏络涸的基础上发生的,如经气虚推动无力,血流缓慢而络滞;营血亏耗络不充盈而络滞;阴津亏损络道涸涩而络滞;阳气虚弱络失温运而络滞,故而辨络病当究其病因,治络病当审因论治,慎守病机,因虚而络滞者当辨虚在何处,治疗要虚实相兼顾,组成虚实因果兼治的制方布局,如因经气虚而络虚滞者补气通络;营血虚而络滞者养血通络;阴津亏而络涸滞者辛润通络;阳气虚而络寒者温阳通络。

五、治络勿一概化瘀，多邪并存相兼治

治络务疏通，但疏通并不在一概化络瘀，在络病中多邪相兼滞络者不少，如津血同源，血凝为瘀，津滞为痰，湿聚为痰，痰瘀互结滞络者在心脑血管病、组织器官变性增生性疾病中居多，治络当痰瘀并治，痰瘀伏络在特发性肺纤维化中常见，治疗当化痰瘀并通肺络。经主气，络主血，络病在经病及络的过程中，经气滞与络脉瘀并存者也不少，治疗当行气与通络相兼顾。络病也有邪直接损络者，如毒损络、热损络、浊瘀滞络的病理状态也常见，治疗宜用相兼治络法。

第三节 治络法临床应用注意事项

一、络为病日积月累，施治勿朝夕易方

所谓"久病入络"是说络脉流通障碍的病变是由经病入络、气病及血、瘀滞渐积，由量变到质变，组织器官变性增生的病理过程，络滞非短期可形成，治疗亦非朝夕能见效，所以，治络要恒守一个较长的疗程，且勿投几剂药见效甚微即改弦易辙，另择他方，半途而废。

二、熟悉治络药特性，遣药配伍守法度

络病是以络流通障碍为特征的病理状态，治络用药以通络药居多，然通络药各具特性，走向有归经不同，药性有峻缓之分。性能有善长行气通络者，在气滞络瘀中可选用；善长化瘀通络者，在瘀阻络脉可选之；功长破血通络者，治肿瘤搜剔通络最常用。久痛入络，通络当选用虫类搜剔。此外，治络病制方配伍要根据病因与病性特征遣选用药，如络滞因气虚者疏络与黄芪、党参、葛根益气药相配；络滞因津涸者疏络与生地黄、麦冬、决明子、桑枝辛柔药相配；络滞为痰瘀交阻者疏络与僵蚕、白芥子、半夏化痰药相配；络滞因肝阳旺者疏络与白蒺藜、天麻、钩藤平肝药相配。

三、虫类通络多破泄，用量剂型有慎宜

通络药性具破泄者，如虫类通络药䗪虫、水蛭等搜剔通透，破泄行经达络，用量过大、过猛多伤正气，甚至导致络破出血，用之要慎重。此外，络病治

有缓急，临床用通络药的剂量要根据络滞的轻重缓急有所选择，络滞重者，当用汤剂煎服，"汤者荡也"，取其力大效速；病久证缓者，宜制成丸、散剂服，取其力小性缓，渐消络脉瘀滞，以络通而不伤正为原则。

第四节　治络药的临床选择与应用

络病是发生在多种难治病中以络脉流通障碍为特征的病理状态，治络以疏通为要务，故治络用药以通络药为主体，但并非治络病一概用通络，而是以通络药的不同配伍来实现。络病又有气络、血络不同，气络用药多为走经气药，在理气药中可寻，血络用药多为走脉络药，在活血药之中找。通络药有长于行气通络者、长于活血通络者、长于搜剔通络者不同，临床用之各取所长。

长于行气通络的药物有川芎、乳香、没药、姜黄、郁金、麝香等。川芎辛温香窜，活血行气通络，走而不守，上行头目，下调经血，中开郁结，旁通络脉，为血中之气药。内达脏腑，可治心络瘀阻（如冠心病心绞痛），配红花、降香、丹参；治脑络瘀阻的头痛配麝香、葱白。乳香、没药二者辛温气香，走窜善行，能散瘀行气止痛，治气滞络瘀的疼痛，唯没药行瘀散血通络独擅其长；乳香偏于调气通络斯为其功，故对气滞络瘀之证二者常相伍为用。郁金、姜黄均能行气入血，通络活络，治气滞络瘀之证，然姜黄辛温，郁金性寒，姜黄外散风寒治痹阻疼痛，内治胸胁脘腹络滞疼痛，郁金行气尤长解郁，入血长于活血破瘀通络，治肝胆络滞病证。麝香辛温香窜，开窍并具通经达络之功，在脑络瘀阻中常用。

长于活血通络的药有丹参、桃仁、红花、五灵脂、降香、鸡血藤、急性子等。丹参为苦泄微寒，具有补血作用的活血通络药，治疗血热络瘀证，如心络瘀阻的心绞痛，肝炎、肝硬化肝络瘀阻的胁痛，与瓜蒌配伍痰瘀并治，治冠心病胸闷、心前区疼痛；与檀香、砂仁配伍治气滞络瘀的胃痛、胸痛。桃仁苦甘性平，富含脂质润，入肝经血分，破瘀行血通络，治瘀血积滞阻络之腹中包块、痛经、经闭等。红花辛散温通，入心肝血分，有活血化瘀、通络止痛之功，在络脉瘀滞病证中应用广泛，与丹参、川芎配伍治心络瘀阻心绞痛；与桃仁配伍治络脉瘀阻的痛经、腹中包块。五灵脂味甘性温而气浊，入肝经血分，通利血脉，散瘀止痛，凡一切络脉瘀滞的疼痛都可用，最多与生行熟止（生用行血，炒用止血）的蒲黄配伍消散瘀血，疏通脉络止痛作用优。降香辛散温通，入肝经走血分，化瘀通络，止血定痛，凡外伤瘀肿损络、内脏络脉瘀滞疼痛都可用之，治心络瘀阻冠心病、心绞痛与川芎、红花、赤芍配伍；外伤络破出血可单用研末外敷（紫金散）。鸡血藤苦甘而温，活血通络且可补血，用于风湿经络阻滞的痹痛、麻木，尤其对气血亏虚的体络阻滞、风湿痹痛最为适宜。急性子微苦性温，化瘀通络，消积散结，用于血凝络滞证，如女子少腹硬痛，配丹参、泽兰；癥瘕积块（肝脾肿大）可与三棱、莪术、山楂相配；用于食管癌常与威灵仙、瓜蒌、浙贝母同用。

长于搜剔通络的皆为虫类药，虫蚁之类最能搜剔疏通络道之邪，"辄仗蠕动之物松透病根"（《临证指南医案》），药如水蛭、虻虫、䗪虫，都是作用峻猛的破血逐瘀通络药，治久病入络的络脉痹阻疼痛、肿瘤经络结实之病证。详细功能特性及应用见前章。

第五节　治络法临床制方

一、搜风通络处方法

针对风窜经络而设，以辛散搜风药与疏经通络药为主体配伍，具有搜风通络作用。

（一）适应证

适用风窜肢体经络、络脉痹阻的病证，症见肢体关节游走性疼痛，肢体麻木，或疼痛日久，关节晨僵、变形，疼痛昼轻夜重者。

（二）证态机理与施治

《左传》云"风淫末疾"，肢体络脉痹阻往往是在营卫空虚或督肾虚寒的体虚条件下，风邪走窜经络，络脉痹阻而发体络病变。一般初发在经，病久入络，但多数求治者经络俱病。施治体络病变当用搜风通络，使风散络通。

（三）组方遣药配伍法

风窜肢体经络，病在经入络者用威灵仙、络石藤、海风藤、伸筋草等祛风通络，经与络同治；病久邪入络，络痹邪痼，当配用白花蛇、乌梢蛇、䗪虫、蜈蚣等虫类药搜剔络脉凝瘀；若寒凝经络、肢体痛甚者配川乌、草乌、附子等辛温燥烈之品温散经络寒凝而止痛；若风湿性关节炎，病久关节晨僵、变形肿大，往往为督阳虚寒，痰瘀凝滞关节，在搜风通络的基础上配鹿角霜、煅狗骨、淫羊藿等温壮督阳通络脉，僵蚕、制天南星、白芥子等消痰瘀，且配木瓜、当归、穿山龙等柔润关节，在防残治僵中有重要意义。

（四）验案示例

搜风通络法治类风湿关节炎关节痛案 王某，男，52 岁。2006 年 6 月 4 日以肢体关节游走疼痛，伴全身肌肉疼痛半年就诊。自诉：半年前因涉水作业后全身酸痛，继而肢体关节游走疼痛，指关节晨僵，夜间加重，多处治疗未能减轻。查：类风湿因子阳性，抗链球菌溶血素 O 弱阳性，红细胞沉降率 26mm/h，指关节梭形变，有压痛，舌质紫暗苔白，脉弦数。辨证：风窜经络，络脉瘀阻。治法：搜风通络。方药：黄芪 30g、川芎 15g、当归 10g、威灵仙 15g、千年健 15g、鸡血藤 30g、蜈蚣 2 条、小白花蛇 1/2 条（冲）、木瓜 15g、僵蚕 10g、穿山龙 12g、炙甘草 3g，12 剂。水煎早晚服，服 6 剂停 2 天，继服 6 剂。6 月 20 日二诊：全身酸痛及关节游走疼痛减轻，晨僵基本消失，上方去小白花蛇，加伸筋草 15g、透骨草 20g，10 剂。水煎早晚服。7 月 21 日三诊：全身疼痛消失，指关节入水时疼痛，类风湿因子弱阳性，抗链球菌溶血素 O 阴性。

二、清透肺络处方法

针对邪伏脉络而设。以辛凉宣透药为主组成，具有清透肺络、宣肃肺气作用。

（一）适应证

适用于风温、瘟疫初起，邪伏肺络，证见咳嗽、发热，甚至气喘者。此外，现代医学的肺纤维化亦具肺络不能宣通的病理特征，可从宣通肺络补肺肾治之。

（二）证态机理与施治

脏腑络脉病变唯肺有气络、血络之分，其他脏腑仅有血络之说，少见气络之论，肺气络相当于肺中细小气管，外感风温时邪犯卫表或从口鼻而入，先犯肺络，所谓"温邪上犯，首先犯肺"，犯肺致邪伏肺之气络，肺失宣肃。肺外合皮毛，邪伏肺络表郁则热，肺郁则咳。用药以辛凉宣透，透散伏络之邪外达。肺纤维化属肺之气络、血络闭阻，病多发于肺肾两虚，肺气病及络，治当补肺肾宣肺通络。

（三）组方遣药配伍法

风温邪伏肺络，用药总宜辛凉轻剂清肃上焦，所谓"治上焦如羽，非轻不举"，用药如桑叶、菊花、蝉蜕等辛凉宣泄透达伏于肺络之温热之邪；若肺失宣肃的咳嗽可配杏仁、桔梗宣肺止咳；身热咽痛者配金银花、连翘清热解毒；无汗表闭甚者也可配豆豉、荆芥辛温透散以助开表闭。温为阳邪，易伤肺津，见口干津伤者可配芦根、天花粉生津止渴。清肺宜辛凉透邪，未见咽痛发热甚者不用板蓝根、黄芩、大青叶等清热解毒,寒凉太过易凉遏气机,不利于伏邪外出;未见肺热气粗似喘者不用石膏、知母辛寒清泄,以免引邪入气分。

瘟疫初发,如肺疫毒由口鼻而入,客居肺之气络,毒郁发热,气络受损而致喘咳,遵《内经》"火郁发之",用具有解毒作用的辛凉透表药金银花、连翘、蝉蜕发越毒气,配葛根、柴胡、黄芩,仿柴葛解肌汤之意解肌透毒。疫毒伏于肺络变化在瞬息之间,毒可与血相凝,与湿相裹,损肺络而阻肺气,若疫毒与瘀相凝者,配黄连、黄芩、大黄、栀子之属清热解毒,挫败毒势,丹参、牡丹皮之属散毒瘀凝结;与湿相裹者,可仿吴又可达原饮之意,配草果、槟榔、厚朴、苍术之属化肺络湿毒;若肺之气道受阻咳痰喘者常与痰有关,配瓜蒌、贝母、天竺黄化痰通气道;若气络大伤,宗气外泄者气短汗淋漓,配西洋参、人参、麦冬、五味子补气养阴,以免络伤肺脱。

(四)验案示例

1. 清透肺气络治流行性感冒咳嗽案 贾某,女,12岁。2004年3月25日以发热、咳嗽、流涕5天就诊。时值散发性流感之时,查:体温38.2℃,咽部微充血,额头烫,身微汗出,舌红苔薄黄,脉浮数。从风温犯肺辨证,用清透肺络法。处方:桑叶10g、菊花8g、薄荷8g、金银花10g、连翘10g、杏仁10g、桔梗10g、牛蒡子10g、竹叶6g、芦根20g、白豆蔻4g、炙甘草3g,6剂。水煎早晚服,服3剂后热退身凉,6剂尽服后咳止告愈。

2. 宣肺通络治肺纤维化气短咳嗽案 王某,男,61岁,陕西蒲城县农民,2016年8月6日以间歇性咳嗽近7年、气短2年就诊。此前有间歇性咳嗽史,近2个月咳嗽咳白痰,气短明显,活动量大时气短加重,甚者气喘、口唇青紫,目前在西安某医院诊治。CT检查报告:右肺肺纤维化、肺底炎症。肺功能测定:肺轻度通气障碍。舌红苔白,脉沉滑。证属肺气不足,痰瘀阻络。治从补肃肺气,化痰通络。方药:人参10g、黄精15g、红景天10g、蛤蚧1/2对、苏子10g、白前10g、白芥子10g、当归10g、川芎10g、红花10g、全蝎5g、沉香5g(后下),12剂。水煎早晚服。8月20日二诊:气短明显缓解,咳嗽减轻,舌红苔白,脉沉细数。以上方去黄精、红花、前胡,加百部10g、紫菀10g、沙参12g,制成浓缩丸,3个月量。12月6日三诊,诉:4个月来咳嗽偶尔出现,近1个月胃脘不适,食少,要求调理。

三、化瘀通络组方法

针对瘀阻络脉而设,以活血化瘀与疏通络脉药为主体配伍组方,具有化瘀通络作用。

（一）适应证

适用于久病入络，脏络瘀阻的病理状态，临床以相关脏腑部位久痛不愈，脉涩舌暗为主要特征。

（二）证态机理与施治

活血化瘀不等同于化瘀通络，活血化瘀适用的是血瘀的病理状态，制方以草本类活血化瘀药为主体；而化瘀通络适用的是络脉瘀滞的病理状态，制方以长于通络药为主体。络脉是经络系统经脉支横别出的部分，相当于微循环，活血化瘀不一定能通络，而通络必可化瘀，故称化瘀通络。临床许多慢性难治病发展到中后期组织器官变性增生，功能管道狭窄都可用"久病入络"，络脉疏通障碍来解释，近几年化瘀通络为临床治疗多种非传染性难治病提供了有效的理论价值。化瘀通络施治着眼于络脉的疏通，制方配伍根据不同的病理状态各具千秋。

（三）组方遣药配伍法

"以由病络而涉于经，宜从治络血之法"（《金匮要略方论》），故治络必当活血化瘀，组方大抵以活血化瘀药如红花、川芎、当归、丹参等与活血通络药如地龙、穿山甲、鸡血藤相配，重者配搜剔通络药如蜈蚣、全蝎等，由于临床络脉瘀滞的脏腑部位不同，配伍有别。

如心络瘀阻往往以心脏虚损为前提，若络瘀因心气、心阳虚者配黄芪、人参补心气，桂枝、薤白等温通心阳；因心阴心血虚者配麦冬、生地黄、五味子补益心阴；络瘀兼经气滞者配檀香、麝香、降香等辛宣通窍；痰与瘀互结阻络者增半夏、瓜蒌化痰瘀通络。

肝络瘀阻以鳖甲、生牡蛎等先软肝，配姜黄、穿山甲、丝瓜络等疏通肝络。肝主疏泄，肝络瘀多先有肝气郁，故通肝络要配柴胡、郁金、香附等疏肝理气药；若有腹水者为络瘀滞水，配大腹皮、青皮、川牛膝、泽兰、益母草行气消胀利水，水壅盛者配牵牛子、商陆逐水消肿。

胃络瘀阻，用丹参饮、失笑散、刺猬皮、三七之属化瘀通络，络瘀因寒凝气机者配良附丸温通气机；胃痛舌苔黄、口苦为胃络瘀与湿热相纠结，配黄连、栀子、白豆蔻等络瘀与湿热并治。

脑络瘀阻，非草木化瘀通络药能疏达，当用虫类药如地龙、水蛭、蜈蚣等搜剔通脑络；病发于清阳之气不升达配黄芪、人参等补气通络；络瘀与湿浊相凝蒙脑窍者，配石菖蒲、远志、麝香、葱白宣通脑窍。

（四）验案示例

1. 化瘀通心络治冠心病心绞痛案 吴某，男，58 岁。2008 年 11 月 10 日就诊。1 个月前以胸闷、心前区针刺样疼痛，汗出，肢困无力，急入住咸阳市某医院，诊断为冠心病心绞痛、心肌梗死，住院治疗 3 周，症状有所缓解出院。出院后仍有发作性胸前区闷痛，偶尔有针刺样痛感，气短，舌质紫暗薄白，脉沉细涩。辨证：心络瘀阻，心气不足。治法：化瘀通络，补养心气。方药：人参 10g、黄芪 30g、葛根 15g、丹参 15g、赤芍 15g、当归 10g、川芎 12g、刘寄奴 15g、三七粉 4g（冲）、水蛭 5g、降香 10g、血竭 3g（冲）、炙甘草 5g，7 剂。水煎早晚服。11 月 18 日二诊：心前区闷痛缓解，未发生刺痛，精神好转，但仍出汗多，活动后心慌，舌质紫暗，苔薄白，脉弦沉细，瘀阻心络好转，心气仍显不足。调整方药：上方去刘寄奴、血竭，加煅龙牡各 30g、五味子 15g，7 剂。11 月 26 日三诊：心前区闷痛基本消失，汗止，体力恢复至发病前。

2. 化瘀通肝络治肝硬化胁痛案 杨某，男，75 岁。2010 年 4 月 10 日以腹胀乏力，下肢浮肿就诊。患者 2 个月前以"肝硬化失代偿期，轻度腹水，低蛋白血症"在西安市某医院住院治疗 3 周，腹胀乏力减轻而出院，出院两周后病情反复，腹胀满加重，肝区隐痛，不思饮食，食后饱胀，下肢浮肿，午后加重，气短乏力，动则气短加重，患者消瘦，面色㿠白，颈胸部可见蜘蛛痣，腹部膨隆，肝肋下未及，腹叩诊见移动性浊音，双下肢压陷性水肿。腹部 B 超提示：①肝硬化伴门静脉高压；②中量腹水。查：血常规：白细胞 3.5×10^9/L，红细胞 2.4×10^{12}/L，血红蛋白 82g/L。血液生化：谷丙转氨酶 8.6U/L，总蛋白 50.2g/L，白蛋白 24.1g/L，乙型肝炎表面抗原阳性。临床诊断：①乙肝后肝硬化失代偿期，伴腹水；②低蛋白血症；③贫血。辨证：肝络瘀阻，气滞水停，精血亏虚。治法：化瘀通络，行气利水，补益精血。方药：人参 10g、黄芪 30g、当归 10g、鹿角胶 10g（烊化）、鳖甲 15g（先煎）、丹参 15g、丝瓜络 30g、炮穿山甲片 6g（冲）、泽兰 15g、大腹皮 20g、牵牛子 10g、白茅根 30g、白豆蔻 5g、炙甘草 5g，10 剂。水煎早晚服。4 月 24 日二诊：服上药后小便增多，大便稀，腹胀大减轻，腹水消退大半，精神好转，能纳食进谷，舌紫暗苔白，脉沉细弱，守法治疗。调整方药：上方去炮山甲、泽兰，牵牛子减至 6g，加白术 15g、益母草 30g，继服 12 剂。5 月 8 日三诊：腹胀减轻，稀便转正常，腹水消退，下肢浮肿消失，精神好转，食量增加，舌暗红苔薄白，脉沉细。查血常规：白细胞 4.2×10^9/L，红细胞 3.8×10^{12}/L，血红蛋白 96g/L。血液生化：谷丙转氨酶 62U/L，单胺氧化酶 54U/L，总蛋白 75.2g/L，白蛋白 28.2g/L。

四、化痰通络组方法

针对痰滞络脉而设，以化痰药与通络药为主体配伍组成处方，具有化痰通络作用。

（一）适应证

适用痰积聚脏腑，或流滞肢体，凝滞络脉，或痰与瘀凝滞络脉的病理状态，常存在于冠心病、阻塞性肺病、顽固性高血压、血管性痴呆、类风湿关节炎等疾病中。

（二）证态机理与施治

痰滞络脉是诸多慢性难治病久延不愈的病理归宿之一。且在临床中痰很少单独滞络，多数痰与瘀相凝滞络，盖痰多生成于气化失司，津凝成痰，瘀可生成于气机不利，血缓成瘀，二者生成具有同源性。痰与血可致瘀，瘀可滞津生痰，痰瘀生成互为因果，生成之后又有互结性。慢性难治病久延不愈，临床不少具有痰夹瘀凝滞络脉的证候状态特征，施治总在化痰消瘀，疏通络脉。

（三）组方遣药配伍法

制方原则是化痰药与通络药为处方配伍主体，但临床要根据痰滞络脉的病变脏腑、寒热属性，痰与瘀孰轻孰重审因论治，制方用药。如痰在肺先阻气络，痰多咳嗽为痰湿阻肺络，用半夏、细辛、白芥子、前胡之属化痰止咳；痰见黄黏为热痰阻肺络，用瓜蒌、浙贝母、黄芩之属清化热痰。气络日久及血络，咳嗽并见气短、唇紫，如肺纤维化、支气管哮喘，配桃仁、红花、地龙、全蝎之属化瘀通血络；如冠心病见胸闷为胸阳不振、痰阻心胸，出现心绞痛为痰与瘀相凝，心络为之阻滞，用瓜蒌、薤白、半夏、枳实化痰宽胸，配丹参、檀香、降香、三七化瘀通络，痰瘀并治，动脉粥样硬化配水蛭、蜈蚣化痰消斑。若心气阴不足的气短心悸，配生脉散益心气养心阴。

体络之病邪先滞经，久病入络，久痛入络，肢体关节肿大变形疼痛，制方用祛风通经药如络石藤、海风藤、透骨草与疏通络脉药如全蝎、蜈蚣相配；如关节肿大有痰瘀凝滞当配僵蚕、白芥子、制天南星、半夏之属化痰消肿；关节遇寒痛甚配制草乌、煅狗骨、鹿角胶、川芎之属温督阳散寒湿。

（四）验案示例

1. 化痰通络治支气管扩张案 刘某，女，42 岁。2018 年 5 月 10 日以咳嗽、咳痰、痰中带血 2 个月为主诉就诊。此前有咳嗽咳痰史，近 2 个月出现持续性咳嗽，黏痰咳之不利，痰中带血丝，在咸阳市某人民医院就诊，诊断为支气管扩张，肺部感染，住院治疗 1 周余，出院后咳嗽、黏痰存在，近两周痰中又带血丝，胸痛，气短胸闷，舌质暗苔滑润，脉沉涩。辨证：痰瘀肺络，肺络破损。治从化痰止咳，通络止血。方药：半夏 10g、制天南星 10g、苏子 10g、浙贝母 12g、人参 10g、紫菀 10g、百部 10g、沉香 5g（后下）、地龙 6g、全蝎 4g、白及 12g、仙鹤草 20g、炙甘草 5g，12 剂。水煎早晚服，服 6 天停 2 天，继服。5月 28 日二诊：咳嗽、胸痛减轻，痰少，服 5 剂后痰中血丝消失，气短好转，舌淡苔白，脉沉细，守法治疗。调整方药：上方去南星、仙鹤草，川贝母粉 5g（冲）易浙贝母，加瓜蒌 12g，10 剂。水煎，前 6 剂早晚服，后 4 剂每晚服。2019 年 5月 19 日带家属治胃病，诉：自己支气管扩张症状消失。

2. 化痰消瘀通络治冠状动脉狭窄案　师某，女，62 岁。2019 年 12 月19 日初诊。患冠心病 5 年，2 个月前因心前区疼痛在西安某三甲医院检查后告知冠状动脉狭窄，需要放心脏支架，本人不愿放，要中医治疗。见患者10 月 24 日冠状动脉 CT 血管造影（CTA）诊断：右冠状动脉第二段管腔狭窄40%；左冠前降支第七段管腔狭窄 75%，对角支近段管壁非钙化斑块影，管腔30%～75% 狭窄。现胸闷有堵塞感，偶发心前区疼痛，心烦失眠。有高血压病史，服降压药血压稳定。心电图报告：心肌缺血。诊断：不稳定型心绞痛、冠状动脉狭窄。舌质暗苔薄白，脉细涩。从心气不足、痰瘀阻心络辨治。方药：生晒参 10g、黄芪 20g、葛根 15g、瓜蒌 12g、半夏 10g、薤白 12g、丹参 15g、檀香 6g（后下）、三七 3g（冲）、水蛭 5g、蜈蚣 1 条（冲），12 剂。水煎，早晚服 6剂，停 2 天继服 6 剂。2020 年 1 月 3 日二诊：胸闷、堵塞感消失，心前区一过性疼痛发生两次。服药时有恶心感，睡眠差，多梦，舌暗苔白，脉细涩。痰浊渐消，心气虚络脉阻存在，从益气化瘀通络调方：黄芪 30g、葛根 15g、生晒参15g、当归 10g、川芎 12g、丹参 15g、檀香 6g（后下）、降香 10g、鸡血藤 20g、姜黄 10g、石菖蒲 10g、远志 6g、蜈蚣 2 条、水蛭 5g，水泛丸 3 个月量。晨服阿托伐他汀钙 20mg，嘱：3 个月后做冠脉造影，决定是否放心脏支架。4 月 10 日三诊：心前区疼痛未发生，偶有胸闷、失眠，见 4 月 6 日冠状动脉 CT 血管造影诊断：左冠前降支第七段管腔 50% 狭窄，对角支近段管壁非钙化斑块影，管腔狭窄 50%。告诉：不用放心脏支架，可间断服中、西药。

3. 益气化痰通络治骨性关节炎案　麻某，男，71 岁。2020 年 5 月 20 日以膝关节肿大疼痛 1 年就诊。1 年来膝关节疼痛逐渐加重，近 1 个月关节肿大，下肢无力，下蹲起立困难，在西安交大一属院诊治，诊断为：膝关节骨性关节炎、滑膜炎、关节腔积液，抽积液两次，关节肿大好转，但仍疼痛，下蹲不能起立，腰痛，午后下肢浮肿，夜尿频，舌红苔白，脉沉细数。辨证：痰瘀滞络，肾虚骨损。治法：化痰通络，温肾强骨。方药：黄芪 20g、制天南星 10g、白芥子 10g、独活 15g、川牛膝 15g、千年健 15g、伸筋草 20g、木瓜 15g、苍术 10g、鸡血藤 20g、蜈蚣 2 条，12 剂。水煎早晚服，服 6 剂停 2 天，继服 6 剂。6 月 20 日二诊：膝关节疼痛消失，下蹲可起立，腰痛消失，夜尿多，有尿等待，追诉有前列腺增生病史，舌淡苔白，脉沉细，守法治疗，兼固肾缩尿。方药：上方去制天南星、苍术、鸡血藤，加桑螵蛸 10g、覆盆子 12g、益智仁 10g、路路通 15g，6 剂。水煎早晚服，兼固肾缩尿。

五、辛润通络组方法

针对络脉涸滞而设，以阴柔养阴与辛散通络为主体配伍组方，具有柔润脉络、疏通络滞作用。

（一）适应证

适用于脏腑阴亏日久，络脉涸涩，流通涩滞不畅的病理状态，如动脉硬化、高血压病见脉弦紧者、萎缩性胃炎久痛口干者都可能存在络脉涸滞。

（二）证态机理与施治

所谓"滋以润涸""辛可通滞"，络脉的流通，不但赖以气旺血行，更赖络脉自身的柔润。"经几年宿病，病必在络"（《临证指南医案》）。慢性疾病久病入络，阴津受损者多有络脉涸涩失于柔和，治当用辛润通络，润络涸而通络滞。

（三）组方遣药配伍法

原则以阴柔养阴药与辛散通络药相配伍组方，但由于络脉涸滞的脏腑不同，处方配伍有区别，如胃病胃痛，口干思饮，胃络涸滞，用阴柔养阴的太子参、麦冬、石斛等与通络止痛的刺猬皮、没药、三七、九香虫等配伍辛润通胃络，有口苦苔黄腻湿热迹象者配黄连、栀子、白豆蔻清热化湿。眩晕（如动脉硬化、脑供血不足）络脉涸滞者多与肝肾亏损并存，用阴柔补肝肾药如白芍、桑寄生、女贞子、枸杞子、生地黄等补肝肾柔润络涸，配丹参、水蛭、三七、地龙等活血化瘀药构成辛润通络之剂，脑络喜凉润而恶风火，其络涸滞眩晕明显者多与肝阳化风有关，配龟甲、天麻、白蒺藜等平潜肝阳化风火。健忘少语（如脑萎缩）属脑络涸兼痰迷阻，配石菖蒲、远志等化痰开脑窍。

（四）验案示例

1. 辛润通络治胃脘隐痛案　宇某，男，46 岁。2009 年 4 月 5 日以胃脘疼痛半年就诊。半年来胃脘隐痛，偶尔刺痛，伴口干但不欲饮，胃脘有灼热感，多处治疗疗效不显著。1个月前查胃镜示：慢性萎缩性胃炎，糜烂。病理报告：中度慢性萎缩性胃炎，中度肠上皮化生。舌质暗，少苔少津，脉沉细涩。辨证：胃阴不足，胃络涸滞。治法：辛润通络。方药：太子参20g、麦冬10g、石斛12g、丹参20g、檀香5g（后下）、白豆蔻5g、刺猬皮15g、九香虫5g、三七粉4g（冲）、壁虎粉5g（冲）、没药15g、炙甘草5g，12剂。水煎早晚服。4月19日二诊：胃脘隐痛消失，食后有泛酸感，偶尔刺痛，有灼热感，口干减轻，偶尔恶心，舌暗红少苔。医不更法，调整方药：上方去壁虎、丹参、檀香、三七，加栀子10g、蒲黄10g、五灵脂10g，12剂。水煎早晚服。5月5日三诊：胃痛灼热感消失，偶尔口干，舌暗红苔薄黄，脉沉细涩。调整方药：太子参20g、刺猬皮15g、红药子15g、枸橘15g、半枝莲15g，制胶囊剂，服用3个月。7月12日四诊：胃脘疼痛不适感消失。胃镜示：浅表萎缩性胃炎。病理报告：轻度浅表萎缩性胃炎。

2. 辛润通络治动脉硬化胸闷头晕案 王某，女，56岁。2001年5月21日以胸闷频发，心前区疼痛4个月，伴头晕、头痛、记忆力减退4个月就诊。翻阅此前病历，半年前在西安某医院诊断为：①冠心病心绞痛；②动脉硬化、脑萎缩；③原发性高血压。曾住院两次，症状时轻时重，一直服用西药，但头晕头痛从未消失，记忆力减退明显，心慌气短，血压135/100mmHg，血脂：总胆固醇6.15mmol/L、甘油三酯2.82mmol/L。大便干结，反应迟钝，面色晦暗，口唇青紫，舌紫暗苔薄黄，脉沉细涩。辨证：脑络涸滞，肝肾亏损。治法：辛润通络，滋肾养阴。方药：西洋参10g、龟甲15g（先煎）、山茱萸15g、女贞子15g、墨旱莲15g、丹参15g、葛根15g、降香6g（后下）、水蛭5g、蜈蚣1条、石菖蒲10g、远志6g，12剂。水煎早晚服。6月5日二诊：头晕减轻，头痛消失，服药期间胸闷发作两次，食欲不振，大便干，精神好转，舌质紫暗，苔白，脉沉涩。守法治疗，调整方药：上方去墨旱莲、降香，加桑椹30g、肉苁蓉30g、砂仁5g（后下），12剂。水煎早晚服。6月18日三诊：头晕，心前区疼痛未发作，血压130/90mmHg，血脂：总胆固醇5.82mmol/L、甘油三酯1.71mmol/L。以首诊方去山茱萸、蜈蚣、远志，加天麻12g、半夏10g，12剂。制成免煎颗粒，每日冲服1格。

六、息风通络组方法

针对肝风窜络而设，以平肝息风药与化痰通络药为主体配伍组方，具有平肝息风、疏通络脉的作用。

（一）适应证

适用于肝阳风火夹痰窜络的病理状态，如顽固性高血压、脑梗死见眩晕、肢麻等表现者。

（二）证态机理与施治

"人之五脏，惟肝易动而难静"（《知医必辨》），肝为风木之脏，木得风而易动。若七情过激、五志化火，易激发肝阳风火升动，风旋夹痰窜络脉，施治在息风阳、通络脉。

（三）组方遣药配伍法

以平肝息风药如龟甲、白芍、天麻、钩藤、夏枯草等与化痰通络的僵蚕、丝瓜络、姜黄、地龙等相配；痰夹瘀窜络者，配丹参、鸡血藤、地龙等通络药痰瘀并祛；肢麻配当归、鸡血藤、蜈蚣与黄芪益气和营通络；血压居高难降者配桑寄生、杜仲、白蒺藜、川芎、地龙等补肾平肝消痰瘀。

（四）验案示例

息风通络治高血压眩晕案 关某，男，60岁。2009年10月12日以高血压1年，经常头晕心慌为主诉就诊。1年前服用降压药血压能控制，近1年来血压波动在150～140/110～100mmHg间，头目眩晕，精神疲惫，腰膝酸软，上肢麻木，走路有倾斜现象。查血压：145/115mmHg。脑CT报告：多发腔隙性脑梗死。心电图报告：冠心病。舌质暗红苔薄黄，脉沉弦。辨证：肝阳化风，风痰阻络。治法：平肝潜阳，息风通络。方药：龟甲15g、生龙牡各30g、桑寄生15g、怀牛膝15g、天麻10g、夏枯草12g、白蒺藜12g、豨莶草15g、僵蚕10g、丹参15g、地龙10g、水蛭5g，12剂。水煎早晚服。10月28日二诊：头目眩晕、肢麻减轻，精神好转，但失眠，偶尔心慌。测血压：130/95mmHg，舌质暗红，苔薄白，脉沉细弦。守法治疗，调整方药：上方去生龙牡、地龙、水蛭，加紫石英30g（先煎）、酸枣仁15g、五味子15g，12剂。水煎早晚服。11月12日三诊：头晕、肢麻、心慌消失，睡眠好，偶尔食后饱胀，测血压：128/92mmHg，舌质暗红，苔薄白，脉沉细数。以上方底方调理2周，血压维持正常水平。

七、益气通络处方法

针对气虚络滞而设，重用补气药，少配化瘀通络药配伍组方，具有补益元气、促进血行、疏通络脉的作用。

（一）适应证

适用于脑血管病后遗见症半身不遂、语言不利、口角流涎等。

（二）证态机理与施治

肢体络脉赖气血灌注而濡养，即"足受血而能步，掌受血而能握"（《素问》），中风后若元气大亏，气不贯通经络，脉络液态之营血凝为阻络之瘀态，不能渗灌络脉养肢体则偏瘫肢废。施治之要大补元气，使气旺血行，贯通络脉，脑气复通，络瘀消散，偏瘫渐复。

（三）组方遣药配伍法

重用黄芪（30～60g）、人参大补脾胃元气，激发后天之本，使气旺血行，葛根升举脾气，配丝瓜络、川芎、红花、赤芍、当归、鸡血藤、地龙之属化瘀通络。其中葛根、丝瓜络均宜重用（30g以上）升阳宣通经络；肢瘫重者再配水蛭、蜈蚣增强通络作用；病久也可配白花蛇通络；上肢软瘫配桂枝、姜黄通络并行营卫；下肢软瘫配千年健、桑寄生、川牛膝等并壮筋骨；血压偏高配夏枯草、豨莶草平息肝阳。

（四）验案示例

益气化瘀通络治中风偏瘫案　　王某，女，56岁。2010年3月18日就诊。自诉：以"中风偏瘫"在当地县医院住院治疗1个月，左下肢软瘫有所改善，但仍不能举步，左手瘫软，语言不利，困倦乏力，食少便干，动则气短，大便干。CT报告：右桥脑部多发梗塞。查：右侧上下肢肌力正常，左下肢肌力3级，左上肢抬举肩平，感觉迟钝，血压：130/92mmHg，语言对答不流利，舌暗红苔薄白，脉沉细涩。西医诊断：缺血性脑中风、脑梗死。中医诊断：中风偏瘫。辨证：元气大亏，络脉瘀阻。治法：大补元气，疏通络脉，方药：黄芪50g、葛根40g、川芎15g、赤芍15g、红花10g、鸡血藤20g、丝瓜络30g、川牛膝15g、木瓜15g、地龙10g、蜈蚣3条、水蛭5g、火麻仁30g，18剂。水煎早晚服，每服6剂停1天。4月9日二诊：左下肢肌力恢复至4级，能下床扶物行走3米，左手抬至头部，握力基本恢复正常，仍活动后气短汗出，大便正常，舌暗红苔白腻，脉沉细涩。守法治疗，调整方药：上方去木瓜加人参10g，18剂。水煎服，每服6剂停2天。并嘱：可配合针灸。1个月后复诊：挟杖能行走10余米，左手可自行拿筷吃饭。

八、解毒通络处方法

针对毒损络脉而设，以解毒药与通络药为主配伍组方，具有解除毒邪，疏通络脉的作用。

（一）适应证

适用于毒犯机体，凝滞络脉的相关疾病证候状态，如温热疫毒入血窜络、病毒性肝炎毒潜肝滞络、幽门螺杆菌相关性胃炎菌毒损胃滞络等。

（二）证态机理与施治

毒有外源性毒与内源性毒，外源性毒毒从外来，内源性毒毒从体内滋生。此解毒通络主要治外源性毒，外源毒为感毒、染毒，如湿热疫毒，肝炎病毒，感染性病毒、菌毒等，毒犯相关脏腑，在经郁气机，窜营与血凝，滞经损络，多有热象；在病毒性肝炎、幽门螺肝菌感染，毒往往以湿热的病性特征出现，久病毒损脏腑，相关脏腑受损，毒入络脉多有疼痛。施治在早解毒邪、败毒势、清毒热。外源性毒凉络脉；内源性毒多要解顽毒，疏脏络，补正虚。总以消除毒损络脉对机体的损害为目的。

（三）组方遣药配伍法

一般以解毒药与通络药为主体相配伍制方，但由于毒的病理属性不同，毒犯机体的脏腑部位不同，遣药制方而异，如流行性出血热、麻疹、猩红热、败血症等病，其毒犯经窜血滞络，用清热解毒的黄连、黄芩、栀子、板蓝根等先挫败毒势，配牡丹皮、生地黄、丹参、赤芍、紫草等凉血活络。流行性出血热津亏尿少者配麦冬、玉竹、白茅根等养阴利尿；猩红热重用牡丹皮、赤芍、紫草、丹参等凉血化络瘀药；败血症重用大青叶、黄连、黄柏、黄芩、败酱草、大黄等清热解药以败毒势，并配牛黄、玄参、生地黄等清热凉血解毒；病毒性肝炎病毒潜肝滞气凝肝络，用白花蛇舌草、垂盆草、叶下珠等解其毒，配丹参、鳖甲、丝瓜络、蜈蚣化瘀通肝络，肝气滞往往在凝肝络之先，故配柴胡、郁金、川楝子等疏达肝气，后期毒恋缠绵不解往往缘于正气不足，配黄芪、人参、灵芝、五味子、枸杞子等补虚扶助正气；幽门螺杆菌相关胃炎毒凝胃络用蒲公英、半枝莲、黄连之属解毒菌，配丹参、刺猬皮、没药等化瘀通络止胃痛。

（四）验案示例

解毒化瘀通络治疗幽门螺杆菌感染胃炎胃痛案 刘某，男，42岁。2015年5月12日以胃脘疼痛半年为主诉就诊。半年前因饮酒发生胃脘剧痛，呕吐。经县人民医院胃镜检查报告：慢性萎缩性胃炎伴胃体糜烂。病理报告：中度肠上皮化生，幽门螺杆菌（+++）。服用"三联疗法"3周，幽门螺杆菌（++），胃痛时发时止，平素隐痛，发作时刺痛，口苦口干、返酸、胃灼热，舌红苔白，脉弦数。辨证：毒瘀交阻胃络，并气阴两虚。治从解毒化瘀通络，兼益气养阴。方药：太子参15g、麦冬10g、黄连10g、刺猬皮15g、蒲公英30g、红药子 15g、没药 10g、三七粉 4g（冲）、白芍 30g、炙甘草 5g，18 剂。每服 6 剂停 2 天。嘱：3 周后查幽门螺杆菌。6 月 15 日二诊：胃隐痛出现两次，近 10 天未出现胃痛、反酸，口苦消失，口干，查幽门螺杆菌（-），舌淡红，脉沉细，从益气养阴，解毒化瘀巩固疗效，方药：人参 10g、炙黄芪 30g、麦冬 10g、石斛 15g、刺猬皮 15g、丹参 15g、檀香 5g、砂仁 5g、藤梨根 20g、枸橘 15g、壁虎粉 5g（冲），12 剂。水煎早晚服，汤剂结束后服"金果胃康胶囊"（陕西中医药大学附属医院院内制剂）3 个月。嘱：服药结束后查胃镜、病理、幽门螺杆菌。10 月 12 日电话告诉：胃镜报告：浅表性胃炎；病理：慢性炎症，幽门螺杆菌（-），胃脘不明显不适。嘱：可停药。

九、泻火宁络组方法

针对热伤络脉的出血证而设，以滋阴泻火、凉血止血为主组成处方，具有固摄络脉破损，制止络破出血的作用。

（一）适应证

适用于虚火伤肺络的咯血、衄血，火气灼伤胃络的吐血，湿热伤肠络的便血等。

（二）证态机理与施治

络脉具有流通气血，也有固摄血液的作用，流通障碍则络脉瘀滞，固摄失常则络破血溢。络脉破损的出血证，有火热伤络，络破血溢；气不摄血，络脉失固出血。前者以虚火刑金伤肺络、阳热火气伤胃络、湿热滞肠伤肠络最为多见。治疗之要清热泻火，解除火热伤络致络破血溢的病理状态。后者在脾气虚弱不能统摄血液运行，络脉失固出血，治以补气摄血固络脉。

（三）组方遣药配伍法

热证出血有热迫血妄行与血热沸溢离经两种，详见前章。此泻火固络举例肺、胃、肠热证出血制方。若虚火刑金伤肺络的咯血，以滋阴泻火的沙参、麦冬、百合、生地黄、玄参等，配止血固络的白及、藕节、仙鹤草、大叶紫珠、墨旱莲等为核心配伍。咳嗽痰中带血（如支气管扩张病）当先止咳，止咳必当化痰，配桔梗、贝母、紫菀、款冬花等化痰止咳药；肺损及肾，金不生水，配熟地黄、五味子等肺肾两补。阳热火气伤胃络的吐血，泻火固络以煅石膏、知母、焦栀子、黄连等清泻阳明胃火，配乌贼骨、地榆、侧柏炭、白及等止血固胃络，然胃出血也与瘀阻络破有关，见症胃痛者，配化瘀止血药如三七、炒蒲黄等。湿热滞肠伤络的肠络破损便血多与脓相混，泻火固络用马齿苋、黄连、黄柏、苦参、椿皮之属清化蕴肠之湿热，配地榆、侧柏炭、生地炭、地锦草等止血宁肠络，若湿热伤肠络而滞腑气，兼见腹痛便滞者配枳实、槟榔通腑气，白芍调和气血；若兼腹痛稀便配灶心土、赤石脂、乌梅炭固肠止泻并固络止血。

（四）验案示例

泻火固络治支气管扩张咯血案 刘某，男，59 岁。2008 年 9 月 10 日以咳嗽咳痰，痰中带血 1 月余就诊。1 个月前出现咳嗽气短，胸闷痰多，继而痰中带血，在咸阳市某医院检查诊断为支气管扩张，住院治疗 3 周，用抗生素、止血药后咳痰减少，咳嗽减轻，但咯血未明显好转而出院，求治中医。患者两胁胀满，胸闷气短，咳嗽时咳少量黄痰，痰中带血，活动量大时气喘，心烦易怒。胸片示：支气管扩张，右胸支气管炎。舌红苔薄黄，少津，脉滑数。辨证：痰热阻肺，肺络破损。治法：清化痰热，补肺固络。方药：桑白皮 15g、地骨皮 10g、瓜蒌 12g、川贝母粉 5g（冲）、炒黄芩 10g、杏仁 12g、太子参 15g、百合 20g、仙鹤草 20g、赭石 30g、白及 10g、炙甘草 3g，7 剂。水煎早晚服。9 月 17 日二诊：咳痰消失，痰中带血丝出现两次，咳嗽减轻，仅在晨起后微咳几声，但感两胁胀满，心烦易怒，气短，便干，纳差，口干咽燥，舌红苔薄，脉沉细滑。肺络破血溢，考虑有肝火刑金侮肺之变，上方去太子参、炒黄芩、杏仁，加青黛 5g（化服）、栀子 10g、大叶紫珠 20g、火麻仁 15g，7 剂。水煎早晚服。9 月 16 日电话随访：咯血咳痰未出现，已下田地干活。

十、补脾固络组方法

针对脾不统血络脉破损的出血而设，以甘补脾气与固经止血药为主要配伍组织成方，具有补脾固摄统血作用。

（一）适应证

适用于脾不统血、血不循经的出血证，如消化道出血的吐血、再生障碍性贫血的肌衄、血小板减少性紫癜等属虚寒出血者。

（二）证态机理与施治

"阳统乎阴，血随乎气，故治血必先理气，血脱必先益气"（《医贯》）。血载气，气摄血，血行脉络赖脾统之、肝藏之，则循经渗络不失其常。若脾气亏虚统血无权；肝血亏损藏血失责。血不循经渗络便溢于脉外见出血。施法固经止血，用甘温益气，使脾旺统血，辅以甘柔养血，使肝旺藏血，从而使络固血止。

（三）组方遣药配伍法

重用黄芪、党参、白术等甘温益气使脾统血，然单补脾气不足以使络固血止,当配炮姜,乌贼骨、侧柏炭、白及等具有收涩作用的止血药以固络脉;然络脉的濡养赖血脉充盈,脾不统血必有脾不生血濡络,故当配当归、白芍、女贞子、墨旱莲等补血药养血润络;脾不统血必有脾不运血易留瘀,瘀不祛而络不固,见舌暗紫脉涩有瘀象者配三七、蒲黄、鸡血藤化瘀固络。虚寒出血属骨髓造血异常者,配鹿茸、龟甲等补肾生精固血。

(四)验案示例

补脾固络治血小板减少性紫癜案 刘某,女,48岁。2012年5月12日以反复出现双下肢紫斑,牙龈出血3个月就诊。曾到西安某医院血液病科,骨髓穿刺报告:巨核细胞数增多。化验:红细胞$2.86×10^{12}$/L,血小板$28×10^9$/L。经泼尼松及止血药治疗有所好转出院。近日紫斑增多,牙龈出血,时有鼻出血,伴头晕目眩,困倦乏力,面色苍白,不思饮食,舌质淡脉沉细弱。血常规:血小板$31×10^9$/L,红细胞$3.15×10^{12}$/L。临床诊断:原发性血小板减少性紫癜。辨证:脾不统血,络脉破损。治法:补脾统血,固摄络脉。方药:黄芪30g、人参10g、黄精15g、白术12g、当归10g、鹿角胶15g(烊化)、酸枣仁15g、山茱萸12g、鸡血藤30g、墨旱莲15g、仙鹤草30g、三七粉4g(冲)、川牛膝12g,12剂。水煎早晚服。5月26日二诊:紫斑消失1/2,且色变淡,精神好转,食欲不振,舌淡苔白腻,脉沉细涩。上方去黄精、酸枣仁,加花蕊石30g、砂仁5g,18剂。水煎早晚服3周。6月26日三诊:四肢瘀点消失,瘀斑处见色素沉着,精神好转,食欲倍增。见6月20日血常规:血小板$105×10^9$/L,红细胞$3.62×10^{12}$/L。以首诊方去酸枣仁、川牛膝、山茱萸,加白芍15g、白及10g,颗粒剂9剂。水冲服,巩固疗效。

第五章

治痰法与临床制方用药

治痰诸法是针对痰证而采用的治疗方法，以化痰、消痰药为主体药配伍制方，具有排除痰涎，化除痰湿，消散痰结等作用，适用于具有痰病理状态的病证。中医治痰不仅是呼吸道可见有形之痰，对心悸、眩晕、中风、癫痫等病及一些顽症痼疾、疑惑不解的病也都从痰治，故有"顽症多痰""怪病多痰"之说。

痰多生成于脏腑气化失司，瘀多生成于气血运行不利，津凝为痰，气滞为瘀，痰与瘀的生成具有同源性，生成之后又有互结性，在经久不愈的慢性疾病中，脏腑功能衰退，组织器官变性，代谢产物蓄积，都可形成痰凝、血瘀、气滞三邪鼎立的病理状态，如冠心病、阻塞性肺病、慢性胃炎、顽固性高血压、腔隙性脑梗死、脂肪肝、高脂蛋白血症等，存在不同程度的痰瘀互结复合证，组方痰瘀并治。

第一节　治痰法简述

痰是存在于多种疾病中的病理状态，中医论痰在相当长的一个历史时期内痰与饮齐名，称为"痰饮"，《素问》说"劳风法在肺下，其为病也，使人强上冥视，唾出若涕，恶风而振寒……咳出青黄涕，其状如脓"，即指痰证而言。东汉张仲景《金匮要略》立痰饮咳嗽病篇，将痰饮分为"痰饮、悬饮、溢饮、支饮"四类，提出"病痰饮者，当以温药和之"的治痰名言，用药偏重于治饮。隋代巢元方在《诸病源候论》中将痰与饮作以区别，直至宋代杨仁斋明确提出："稠浊为痰，清稀为饮，痰多因燥火，饮多因寒湿。"

宋代之后，其一，气津学说创立了"顺气消痰"治法，如宋·严用和说："人之气道贵乎顺，顺则津液流通。"主张治痰以"顺气为先"。明代医家王纶符合其说："气血清顺，则津液流通，何痰之有？"（《明医杂著》）。其二，建立了治痰的脾、肾、肺脏腑论治法，《太平惠民和剂局方》列治痰饮专篇，记载的如温肺汤、人参养肺汤等从肺治痰。陈皮汤、温中化痰汤、丁香半夏汤等明确指出是脾肾虚寒，"宿冷"生痰的治方。痰本之治，先有朱震亨提出"实脾土，燥脾湿，是治痰之本"(《丹溪心法》)。之后王纶说："痰之本水也，源于肾，痰之动湿也，主于脾。"(《名医杂著》)痰从肾治，赵献可将治痰之本的肾气丸推崇到："开后学之蒙聩，济无穷之夭枉"(《医贯》)的地步。就瘀痰并治，朱震亨最有先见地提出"痰挟瘀血，遂成窠囊"(《丹溪心法》)。痰从虚治，先有张介宾"天下之实痰无几，而痰之宜伐者亦无几，故治痰者，必当温脾强肾以治痰之本，使根本渐充，则痰将不治而自去矣"《景岳全书》。清代吴澄进而提出虚损生痰的脾肺肾三法纲要："肺虚有痰宜保肺以滋其津液；脾虚有痰宜培脾以化其痰涎；肾虚有痰宜补肾以引其归脏。"眩晕从痰治源于李东垣半夏白术天麻汤。明代不少医家在痰的成因上提出"风鼓痰涌"，进而为中风的治疗创立了治风化痰新思维。之后不少医家提出"见痰休治痰，善治痰者治生痰之源"的真知灼见。至于吐法治痰，继张子和之后医家用之比较慎重，如喻嘉言说："据云涌痰之法，自有擒纵卷舒，其非浪用可知。"(《医门法律》)

可见中医治痰方法甚多，医家见仁见智，法出多门。中医治痰不仅限于呼吸道之痰涎，但凡津凝藏于肺，聚于体内，窜于经络引起的病证，有痰的征象者皆从痰可治，如风鼓痰涌的脑卒中；痰阻胸阳的胸痹；痰结为核的乳癖(乳腺增生)等皆从痰治。如风痰上扰的眩晕，痰与风同治；痰瘀互结诸证痰与瘀并治。又如痰混于血中的脂膏(高脂蛋白血症)；痰附于肝的"肝著"(相当于脂肪肝)；痰湿毒瘀凝聚的肿瘤等都可从痰治。

第二节　治痰法临床制方思维

一、痰生于脏腑失调，调脏腑治痰之源

痰为津液不归正化凝聚而成的病理产物，产生于脏腑功能失调，与肺脾肾三脏最相关，"肺为贮痰之器"，肺不布津化液，津凝为痰，痰聚于肺见咳痰咳喘，肺经痰有寒痰、湿痰、热痰、燥痰之不同，其中肺受寒不布津生寒痰，热郁于肺化热痰，燥邪伤肺为燥痰。肺经痰多与外邪有关，治肺经痰依据上述痰的病理属性分别采用温肺化痰、清热化痰、润燥化痰法。湿痰与脾最相关，所谓"脾为生痰之源"，脾湿过盛聚为痰，痰与湿具有同质性，湿痰从脾治，善治痰者治生痰之源，以健脾化痰为法。肾的气化在津液的代谢中占有重要地

位,肾阳虚气化失司,痰以痰饮为特性,当温肾化痰饮。痰结为核与气有关,治以顺气消痰散结为主。

二、痰关乎气机不利,治痰需顺气为先

痰的凝聚、消散与气机息息相关,所谓"气滞则痰凝,气顺则痰消,痰具流动性,随气机流动无处不到,若聚于肺则咳嗽痰喘,行于胃则呕吐恶心,结于肌肤为瘰疬结核,此痰即有形可见。若痰流积脏腑窍道则无形症可查,如痰阻胸阳则胸痹,痰化风阳则眩晕,痰迷心窍则痴呆,痰结脑络可发癫痫。故治痰当疏理气机,使气顺痰消。疏理气机,其一是根据痰的成因,或助肺气的布化,或助脾气的运化,或助肾气的温化,总之,使津归正化;其二是顺气消痰,在治痰方中配疏利气机药使气顺则痰消,如痰气阻肺肃顺肺气、痰湿中阻舒展脾气、痰聚为核软坚化痰与行气相配,临床中单独化痰者痰难除,痰久恋不除者必当调补相关脏腑功能,标本兼治。

三、痰与瘀最易互结,治难病痰瘀共治

盖痰为津聚而生,瘀为血凝而成,津血同源,痰瘀易同生,当气机不利时津凝为痰,痰久聚不消常与血凝或血瘀滞津生瘀,形成痰瘀互结证,如治冠心病心绞痛有胸闷苔白腻者可从痰瘀并论;脑血管疾病发病早期神昏肢瘫可从痰瘀并治。"胃痛久而屡发,必有凝痰聚瘀"(《临证指南医案》),从痰瘀互结论治。对于顽固性高血压近几年有学者提出平肝罔效化痰瘀的观点。临床对于不少难治性疾病,当疾病发展到中后期组织器官变性增生,都有痰与瘀互结的病理状态存在,可从痰瘀并治入手。

四、"痰为百病之母",无症可凭从痰治

中医有"痰为百病之母""怪病多痰"之说,临床治病,辨识证候可凭征象,但有些疾病外候不显,证候疑惑难测,虽无痰的形征,依据"怪病多痰"之说可从痰治,如对高脂蛋白血症、肥胖症、脂肪肝等代谢障碍性疾病可辨脂质认同痰浊,痰浊流积脏腑而为病,从化痰利湿浊治也常收效。又如对癫痫从痰结脑络治,痴呆从痰气迷阻治,精神分裂症从痰火扰心治,抑郁症从胆虚痰郁治,关节肿大并积液从痰流积关节治,多发性脂肪瘤从痰结皮下治都可获得一定疗效。尽管中医痰致病理论虽不能圆满解释诸多疾病的临床问题,但从痰治的疗效还是肯定的,值得我们深入探索。

第三节　治痰法临床应用注意事项

一、治痰要审因论治，不可独进化痰药

痰为津液敷布障碍而形成的病理产物，由于痰的成因不同，见症不一，治痰要审因论治，不可见痰独进化痰药，如前人所说"善治痰者，治生痰之源"。就呼吸道痰而言，有因肺失宣肃液凝成痰的咳嗽咳痰，有脾失健运湿聚成痰的恶心呕吐，有秋令燥伤肺金的干咳燥痰。呼吸道外的痰有风阳夹痰上扰清空的眩晕，痰迷阻窍的神昏，蒙阻脑窍的痴呆，都要采用不同的治疗方法，所谓"见痰休治痰，治生痰之源"。

二、痰与湿异名同类，治湿痰健脾化湿

痰为湿之聚，湿为痰之渐，二者异名同类，都为津液不归正化所生，脾为生痰之源，肺为贮痰之器，湿痰往往在脾失健运的基础上湿聚生痰，治湿痰要健脾化湿，以绝生痰之源。此外，痰性黏滞可滞津滞血，滞血在肺为痰夹瘀阻肺，滞血在心、肝、胃为痰瘀互结，如《诸病源候论》曰"痰饮者，由气脉闭塞，津液不通，水饮气行停胸府结而成痰"，治痰又当兼活血化瘀。

三、热炼津化生热痰，治痰热清热肃肺

湿痰生于脾，热痰生于肺。肺为娇脏，不耐寒热，遇寒则凝津生寒痰，遇热则炼津成热痰。尤其肺性属金，金畏火，在外感病中，热邪入肺化为痰热者居多，见咳嗽咳黄痰，治热痰要先清肺热，与此同时清肃肺气止咳喘。热邪久恋可伤津，形成燥痰，见咳而痰稠难咳出，化痰要与润肺燥相兼顾。

四、掌握化痰药特性，注意用量与用法

祛痰药药性有温热之别，化痰有燥化、清化不同，但大部分药性平和，也有少数药药性烈称为劫痰，或矿石贝壳类质重坠降，软坚化痰，用量用法当注意，如皂角劫痰，葶苈子性烈，用量大可伤正气。皂角量大伤胃反致呕；胆南星药性较寒凉，化痰只宜热痰，且量大亦伤中；海浮石、礞石、瓦楞子、海蛤壳等属矿石贝壳类，质重可适当加大用量，且宜先煎；海藻、昆布味咸，《药性本草》说有"小毒"，用时宜先用凉水漂洗。

第四节　治痰药的临床选择与应用

中医所说的痰有有形之痰与无形之痰，有形之痰指呼吸道的分泌物从口咳唾而出，根据性状有寒痰、热痰、湿痰、燥痰、风痰之分；无形之痰指津液循行受阻，郁结成结块的痰核、瘰疬、痈疽等。治痰药多入肺、脾经，由于性能不同，分为燥湿化痰、清热化痰、治风化痰、化痰止咳、消痰散结等，至于温化寒痰是通过温里药与化痰药的配伍而实现，治风化痰见《治风法与临床制方用药》。

长于燥湿化痰的药有半夏、天南星、白附子、白芥子等，其药性偏于温燥，用于湿痰、寒痰或风痰。其中半夏辛温性燥，功主燥湿化痰，和胃止呕，治痰湿咳嗽配陈皮、茯苓等；风痰头眩配白术、天麻；降逆和胃止呕常配生姜、紫苏梗。半夏用白矾炮制为清半夏临床最常用，用姜炮制的为姜半夏，止呕作用优，与面粉、姜发酵为半夏曲偏于健胃。制天南星苦涩辛烈，燥湿化痰功同半夏，属风痰、湿痰二者常相须配用，然半夏功偏脾胃湿痰并止呕；制天南星主顽痰、经络风痰且止痛止痉，治风痰留滞经络的手足顽麻、半身不遂、口眼㖞斜；胆南星苦凉，具豁痰定惊作用，用于痰热惊厥，常与川贝母、天竺黄相配；天南星生用外敷治疮疖痈肿、瘰疬结核。白附子辛甘大温有毒，化痰止痛，善上行，治风痰眩晕、痰厥头痛与胆南星、半夏配用；又祛风止痉，治中风口眼㖞斜与全蝎、僵蚕配伍，中风口眼㖞斜宜用关白附，破伤风止痉宜用禹白附；白附子且祛湿止痒，用于阴囊湿疹、疥癣、风疮瘙痒。需要注意的，白附子与温肾达下的川附子系属两物不可混淆。白芥子辛温气锐，性善走散，豁痰涎、利气机、宽胸膈、通经络，凡寒痰壅肺、痰多清稀、咳嗽气喘、胸胁胀满皆可选用，前人有"痰在胁下皮里膜外者，非此不能除"之说。治咳嗽痰多常与苏子、莱菔子同用，如三子养亲汤；用于胸腔积液，常与甘遂、大戟同用，如控涎丹；外用消痰散结，治瘰疬痰核。

长于清热化痰的药有前胡、瓜蒌、川贝母、竹茹、天竺黄等，性偏寒凉，能清热化痰，适用于热痰、燥痰证。其中前胡苦辛微寒，降气消痰，凡肺热气实之痰嗽为所宜，用于肺热咳嗽、咳痰稠黏与桑白皮、杏仁同用；又宣散风热，用于风热感冒、咳嗽、痰多与白前、桑叶配伍。瓜蒌甘寒滑润，上能清热化痰，宽胸散结，治痰热咳嗽与贝母、杏仁、桔梗相配；治胸痹心痛与薤白、半夏同用；治痰热结胸与半夏、黄连配伍；下能润肠通便，治肠燥便秘，又能治乳痈、肺痛、胸痛。川贝母苦泄甘润,润肺化痰,治阴虚肺热,咳嗽痰少,常与知母配伍;肺燥咳嗽常与紫菀、款冬花同用;又泄热散结,治瘰疬痰核,常与玄参、牡蛎同用;乳痈初起与蒲公英、连翘、天花粉相配。浙贝母与川贝母都能止咳化痰,然川贝母滋润性尤,多用于痰热燥咳、劳咳虚证;浙贝母开泄力胜,多用于外感风邪、痰热郁肺实证。另有土贝母,治外科痈疮肿毒,亦治肿瘤,无止咳化痰之效。竹茹甘淡微寒,善于化痰止呕、清热除烦,治痰热郁结,心烦不眠,与枳实、半夏、茯苓同用,用于湿热呕吐,常配陈皮、黄连、半夏。天竺黄味甘性寒,清热豁痰,凉心定惊,用于小儿痰热壅盛,气急咳嗽,可与黄芩、僵蚕配用;小儿惊风、身热昏睡、抽搐,可与胆南星、朱砂同用;小儿惊风夜啼,临床常与蝉蜕、僵蚕、郁金相配。

长于化痰止咳药有杏仁、桔梗、白前、百部、紫菀、款冬花、旋覆花、桑白皮、枇杷叶、白果、苏子、葶苈子等,此类药化痰又兼止咳(平喘),适用于肺气不利的咳嗽痰喘证。其中杏仁苦泄润降,善于宣肺化痰,润燥下气,治风寒感冒、咳嗽气喘配苏叶、半夏、茯苓;治久咳气喘与桑白皮、紫菀、五味子相配;又润肠通便,治老年、产后肠燥便秘。桔梗苦性平,善于开提肺气,化痰止咳,适用于外邪犯肺或痰热闭肺之咳嗽痰多、鼻塞、咽痛、失声等;与鱼腥草、生薏苡仁、瓜蒌仁相配可排脓消痈治肺痈。白前苦辛微温,善于宣肺降气,祛痰止咳,专治肺气壅实,咳嗽痰多。百部甘苦微温,为润肺止咳之良药,不论新旧咳嗽,外感内伤咳嗽均可用之。紫菀、款冬花均温润不燥,功用相近,皆有润肺下气,化痰止咳作用,寒热虚实咳嗽痰多、劳咳咯血都可用,然紫菀偏重化痰,款冬花偏于止咳,治咳嗽二者常相配。旋覆花开结消痰,降气止噫,善治咳嗽痰多,又治呕吐噫气。桑白皮甘寒性降,其一泻肺平喘,治肺热咳嗽喘证,常配地骨皮;其二行气消肿,治水肿胀满,小便不利。枇杷叶苦平偏凉而性降,清肃肺气,化痰止咳,治肺热咳喘常配沙参、桑白皮等,又降逆止呕,用于肺气上逆的恶心呕吐,胃热呕吐配竹茹、陈皮、生姜。白果苦甘涩而性降,能降肺气、平喘咳、止带浊、缩小便,治痰多咳喘、湿热带下、慢性淋浊、小便频之症。苏子辛温气香,性润下降,止咳平喘,下气消痰,治痰涎壅盛,胸胁气逆之咳嗽喘息,与半夏、陈皮、前胡或白芥子、莱菔子配用,又可利膈宽胸,治胸膈不畅,气滞便秘。葶苈子苦平性寒,祛痰平喘,治痰饮壅滞,胸满喘逆,尤其功长泻肺脏水邪,李时珍说"肺中水气贲满急者,非此不能除",治胸胁积水配白芥子、杏仁、大枣等,泻肠间水饮配防己、椒目、大黄等。

长于消痰散结药有海浮石、海蛤壳、瓦楞子、海藻、昆布等,此类药性偏咸寒,长于消散痰结,适用于痰留积于组织间隙,或黏附于组织器官结成核者。其中,海浮石、海蛤壳软坚散结,治瘰疬结核,又能清肺热,治痰热喘咳;海浮石治顽痰胶结是其所长,又可消石通淋,用于石淋、砂淋;海蛤壳咸寒,长于清肺化痰,治痰热咳嗽配青黛、黄芩;痰热结胸配瓜蒌子、浙贝母,又软坚散结治瘿瘤、瘰疬(甲状腺肿大、颈淋巴结核),且能制酸止痛治胃痛泛酸。瓦楞子散痰软坚、化顽痰积结,又可走血分化瘀血,且能制酸,治胃痛反酸。海藻、昆布咸寒消痰散结,二者作用相似。且常相须配用,均治瘿瘤、瘰疬、睾丸肿痛,且能软缩肝脾。

第五节　治痰法临床制方

一、宣肺化痰组方法

也可称为疏肺化痰法,针对痰阻肺气而设,以宣肺达邪与止咳化痰药为主组成,具有宣肃肺气、止咳化痰作用。

(一)适应证

适用于外邪犯肺,肺失宣降,津凝成痰的咳嗽、胸满、痰多,久咳面目浮肿等。

(二)证态机理与施治

肺居高位,为清肃之脏,只容得清气,难耐邪气,外邪犯肺有风寒、风热、温燥、凉燥之不同。肺为贮痰之器,遇寒则阳伐津凝贮痰饮,遇热则气沸津郁贮痰热,施治化贮肺之痰,宣肃肺之气机,但由于痰的成因与性状不同,治之则不同。

(三)组方遣药配伍法

津凝成痰有寒痰、湿痰、热痰、燥痰之异,配伍遣药有区别。若系风寒或凉燥犯肺,则以辛温宣肺达邪药如麻黄、紫苏、荆芥等宣散肺郁;若风热、温燥犯肺则以辛凉宣肺达邪药如桑叶、菊花凉宣肺郁。有痰当配化痰药,若风寒、凉燥犯肺津郁成痰多为湿痰、寒痰,配半夏、白前、陈皮等燥湿理气化痰药,如杏苏散,寒痰若见面目浮肿配桑白皮、防己、陈皮、生姜皮宣肺利水;风热、温燥犯肺津凝成痰多为热痰、燥痰,配贝母、瓜蒌、前胡、桔梗等清热化痰药;热痰若见咽痛配桔梗、射干、牛蒡子解毒利咽。此外,痰阻肺气必兼咳,咳甚者当配杏仁、紫菀、款冬花等宣肺止咳药；善治痰者理气为先，配枳壳、陈皮、旋覆花之属使气顺痰消。

（四）验案示例

宣肺止咳化痰治凉燥痰咳案　刘某，女，51 岁。2014 年 9 月 16 日以咳嗽咳痰半月未愈而就诊。半月前在田地里干活受风后出现咳嗽，咳白色泡沫痰，无汗、胸闷，当地医院从感冒、支气管炎诊治，服西药、中药病未缓解，近日仍咳白痰，痰带泡沫，胸闷，夜间咳嗽明显，舌淡苔白，脉浮滑。辨证：病属外感凉燥，津郁成痰。治从轻宣凉燥，化痰止咳。方药：苏叶 10g、杏仁 10g、白前 10g、半夏 10g、陈皮 10g、枳壳 12g、紫菀 10g、款冬花 10g、百部 10g、炙甘草 5g、姜 3 片、枣 4 枚，7 剂。水煎早晚服。9 月 24 日二诊：咳嗽停止，咳痰消失，但有胸闷、食少，舌淡苔白，脉滑。从宽胸理气善后。方药：半夏 10g、瓜蒌 12g、枳壳 15g、苏叶 10g、陈皮 10g、白术 15g、茯苓 15g、厚朴 10g、炙甘草 5g，5 剂。水煎服。

二、燥湿化痰组方法

针对湿痰而设，以苦温性燥又能化痰的药为主组成，具有燥化脾湿、助脾健运、化除痰湿的作用。

（一）适应证

适用于脾不运湿，湿聚成痰的湿痰证，症见咳嗽痰多，色白易咳，脘闷纳差，舌苔白滑或白腻。

（二）证态机理与施治

痰的生成虽然与肺、脾、肾有关，但湿痰重在脾，"脾为湿土，喜温燥而恶寒润"（《医宗必读》），脾土与肺金母子相关，脾虚湿聚为痰，或外湿困脾生痰，痰生于脾，贮于肺则见咳嗽痰多，湿痰碍脾滞胃必见脘闷、呕恶、纳差。施治在苦温燥化脾湿，使脾复燥土之性，湿失于停聚之机，痰由何生？

（三）组方遣药配伍法

以苦温质燥、燥湿化痰的半夏、制天南星等为主药，痰随气升降，气顺则痰消，故配行气药如陈皮、枳壳等顺气消痰；若咳痰清稀量多为肺寒而不化饮，配干姜、细辛、桂枝之属温阳化痰饮；纳呆苔腻为脾湿较甚，配苍术、白术等燥化脾湿，方如二陈汤；若食少困倦配党参、白术等补运脾气，方如六君子汤；痰湿滞胃的纳呆、呕恶配檀香、砂仁化湿和胃，方如香砂二陈汤；咳痰兼气喘、畏寒者病涉及肾，配附子、肉桂温肾平喘，方如桂附二陈汤；痰滞气逆有咳喘配杏仁、白芥子化痰止咳平喘；外感风寒咳嗽咳痰用紫苏、杏仁配二陈汤宣肺化痰止咳，方如苏杏二陈汤。

（四）验案示例

燥湿化痰治慢性阻塞性肺疾病痰多咳嗽案　赵某，男，43岁。2019年9月3日以痰多3年，伴咳嗽就诊。3年来咳痰未断，晨起为甚，偶伴有咳嗽，此前有吸烟史，2年前戒烟但痰未减，时有呕恶，近1年晨起咳大量白稀痰，咳嗽不甚，无饥饿感，渐觉胸闷气短，活动剧烈气喘，倦怠乏力，在医院诊治，痰也未消除。翻阅病历，曾诊断为慢性阻塞性肺疾病、功能性消化不良等，病情时轻时重，但痰从未消失，舌淡苔白滑，脉滑。从脾湿生痰、肺壅津郁辨证，治以健脾燥湿，温肺化痰。方药：党参15g、白术15g、苍术10g、半夏12g、制天南星10g、檀香5g（后下）、砂仁5g（后下）、肉桂5g、细辛5g、紫菀10g、陈皮10g、炙甘草5g，12剂。水煎服2周。3月29日二诊：痰明显减少，但未痊愈，晨起痰多，咳嗽消失，食欲增强，气短气喘好转，舌苔变薄白，脉缓。治调：健脾化痰，补肺降气。上方去党参、苍术、紫菀，加人参10g、苏子10g、白芥子10g、茯苓12g、炒莱菔子15g，7剂。水煎早晚服。此后以3月29日方变换调治2个月。6月10日前来治胃病诉：咳痰基本消失，咳嗽未再出现。

三、清化热痰组方法

针对热痰而设，以清化热痰药或清肺热药为主配伍成方，具有清热化痰作用。

（一）适应证

适用于治疗邪热内盛，灼液为痰的热痰证，兼见咳嗽痰黄，黏稠难咳，胸膈满闷，舌红苔黄腻，脉滑数者。

（二）证态机理与施治

"肺属金而畏火"，感受风热，内舍于肺，致邪热蕴肺，熏灼肺金，炼液为痰，痰热贮肺，咳痰黄稠，金被火刑可见咳嗽。施治在撤火以保金，清肃肺气。

（三）组方遣药配伍法

欲化痰热当先清肺，制方以黄芩、桑白皮等清肺热，主配贝母、瓜蒌、胆南星、桔梗等化热痰。痰热咳嗽者多有热伤肺津，配沙参、麦冬、川贝母、枇杷叶等润燥止咳；若痰热结胸胸闷，吐痰黄稠者，则以瓜蒌配黄连、半夏清热化痰、宽胸散结，方如小陷胸汤。

（四）验案示例

清化热痰治支原体感染咳嗽案　赵某，女，13 岁。2013 年 4 月 10 日其母陪同就诊。诉：发热咳嗽在咸阳市某医院住院 1 周，诊断为支原体感染肺炎，治疗后热退咳嗽减轻而出院。但出院以来咳嗽未停，黄黏痰多，咳之不利，胸膈满闷，口干多饮，大便干，舌红苔黄腻，脉滑数。证属痰热蕴肺，治从清热化痰。方药：桑白皮 12g、地骨皮 10g、瓜蒌 10g、黄芩 10g、川贝母粉 5g（冲）、海蛤粉 15g（包煎）、胆南星 6g、桔梗 12g、前胡 10g、枇杷叶 10g、炙甘草 4g，7 剂。水煎早晚服。4 月 18 日其母前来代诉：咳嗽好转，咳痰消失，饮食正常已上学，口干，时有干咳。从润肺化痰调方：太子参 12g、麦冬 10g、沙参 10g、桑白皮 12g、瓜蒌 10g、川贝母粉 5g（冲）、桔梗 10g、枇杷叶 10g、炙甘草 5g，6 剂。早晚服而愈。

四、温化寒痰组方法

针对寒痰而设，以温肺药与化寒痰药为主体配伍组成，具有温肺散寒、化除寒痰的作用。

（一）适应证

适用于肺寒津凝成痰的寒痰证，症见吐痰清稀，咳嗽痰喘，遇寒易发，舌淡苔白滑，脉沉迟者。

（二）证态机理与施治

肺居上焦，清肃高洁，外寒伤肺伐肺阳，致肺寒不布津，津郁成痰；或脾肾阳虚，阳不化水气，寒饮内停也可聚成寒痰，寒痰质稀，也称痰饮，贮于肺则见吐痰清稀，阻肺气则咳嗽痰喘。肺寒日久病及肾，肾不纳气并见气喘而短；水气凌心见心悸，喘息不能平卧。施治总在温化寒痰，及肾者温肾纳气。

（三）组方遣药配伍法

治遵《金匮要略》"病痰饮者，当以温药和之"之旨，治用温肺化饮的干姜、细辛、桂枝等，配燥湿化痰的半夏、白前、白芥子等使肺阳布达，寒痰随阳温化；痰多有脾失健运者，配党参、白术、陈皮、茯苓等健运脾气，以绝生痰之源；若寒痰阻肺，肺失宣肃，咳嗽不已，配白前、白部、紫菀、款冬花等止咳化痰药；咳喘气短，气不得续配沉香、肉桂、蛤蚧温肾纳气；寒痰伏于肺络发为哮喘者，配以麻黄、川贝母、花椒、杏仁、紫菀等温肺定哮，如《张氏医通》冷哮丸；肺寒水气凌心之心悸、气短而咳，配桂枝、干姜、葶苈子振奋心肺之阳泻肺水。此外，若久咳肺虚或恐温燥耗肺气，可佐五味子敛肺止咳。

（四）验案示例

温化寒痰治痰咳案 张某，男，42岁。2014年8月15日以咳嗽咳白稀痰半年，加重1周为主诉就诊。患者平素易感冒，每次感冒便咳嗽、咳白稀痰，近1周受寒又出现咳嗽咳白稀泡沫痰，出汗，畏寒，舌淡苔白，脉浮滑。胸部X线检查报告：双肺纹理增粗，右肺底有炎性改变。诊断：支气管肺炎。证属寒痰阻肺，治从温肺化痰。方药：半夏10g、干姜12g、细辛5g、五味子15g、苏子10g、白芥子8g、紫菀10g、白前10g、陈皮12g、炙甘草5g，7剂。水煎早晚服。8月22日二诊：痰消失，偶有咳嗽，咽痒，舌淡苔白，脉缓。守法治肺，兼补脾助运。方药：黄芪30g、党参15g、白术15g、茯苓15g、半夏10g、干姜10g、五味子15g、款冬花10g、陈皮12g、炙甘草5g，7剂。水煎早晚服。2015年10月患者带来亲属看病，诉：自己咳嗽咳痰再未出现。

五、消痰降气组方法

针对痰阻肺气而设，以燥湿化痰与肃降肺气药为主组成，具有消痰浊、降逆气作用。

（一）适应证

适用于痰浊阻肺的咳嗽痰喘证，症见胸闷痰多，咳嗽喘逆，舌苔白腻，脉滑数。

（二）证态机理与施治

肺为贮痰之器，脾为生痰之源，当脾虚不运湿，肺虚不布津，皆可聚湿为痰，致痰浊壅滞于肺，肺气逆阻而发此病证。此证在老年慢性支气管炎、慢性阻塞性肺疾病中最为多见。施治组方在化痰浊与肃气机并举，痰化则气降，气肃则痰消。

（三）组方遣药配伍法

制方以燥湿化痰浊的半夏、制天南星、白芥子、陈皮等，配以降气化痰药如苏子、白前、紫菀、款冬花等为主体配伍，使气降痰消。若痰涎壅盛、胸膈满闷配瓜蒌、枳壳、苏叶宽利胸膈；兼喘咳气短配厚朴、肉桂、沉香等纳气平喘；若痰壅肺气逆滞，咳喘不已配杏仁、旋覆花，或百部、款冬花等下气止咳平喘，如理中化痰丸。此外，对痰气交阻咽喉之梅核气，咽部有异物感者以半夏配苏叶、厚朴、瓜蒌开泄痰气宣壅结。

（四）验案示例

消痰降气治间质性肺炎咳嗽咳痰案 张某，男51岁。2017年11月6日以咳嗽咳痰气短 2 个月就诊。此前有慢性支气管炎病史，2 个月前出现咳嗽咳痰，胸闷气短，在某三甲医院住院两周，治疗效果不明显而出院。现胸闷痰多、气短，晨起气不足以息，见胸部 CT 片报告：肺间质炎性改变。舌淡苔白，脉沉细弱。从痰浊阻肺，肾不纳气辨证。治从消痰降气，温肾纳气。方药：半夏 10g、苏子 10g、白芥子 10g、厚朴 10g、白前 10g、紫菀 10g、款冬花 10g、白部 10g、沉香末 4g（冲）、蛤蚧 1/2 对、五味子 15g、炙甘草 5g，12 剂。水煎早晚服，服 6 剂后停药 2 天，继服 6 剂。11 月 20 日二诊：咳嗽咳痰明显减轻，气短存在，治从补益肺肾，化痰降气。方药：生晒参 10g、黄精 15g、红景天 10g、苏子 10g、白芥子 10g、款冬花 10g、百部 10g、全蝎 5g、沉香末 4g（冲）、蛤蚧 1/2 对、肉桂 5g、炙甘草 4g，12 剂。服法同前。12 月 6 日三诊：气短好转，偶发咳嗽，咳痰少，以后以 11 月 20 日处方辗转变化治疗月余，至今偶尔气短，咳痰未再出现。

六、润燥化痰组方法

针对燥痰而设，以清热化痰与养阴润肺药为主组成，具有滋润肺燥、清化燥痰的作用。

（一）适应证

适用于燥痰证，症见痰黏而稠，咳之不利，咽喉干燥，或呛咳、音哑。

（二）证态机理与施治

肺为脏腑之华盖，气通卫表，易招邪侵，不耐邪犯，若秋金肃杀之气袭肺，致津劫气郁，津劫则肺燥，气郁则生痰，此为外燥，或肺阴虚金不生水，肾间虚火刑金侮肺亦可致肺燥，此为内燥。治如程国彭说"燥痰涩而难出，多生于肺，肺燥则润之"（《医学心悟》）。

（三）组方遣药配伍法

"燥者润之"，以滋养肺阴药如沙参、麦冬、百合之属为主养阴润燥，配清热化痰药如瓜蒌、贝母等共济润燥化痰，方如贝母瓜蒌散。外燥证外感凉燥与温燥用药皆宜轻宣，如温燥伤肺，干咳无痰、咽干鼻燥、头痛，以滋养肺阴药配桑叶、杏仁、栀子等，如桑杏汤；凉燥伤肺亦称为感小寒，以苏叶、杏仁温润宣肺，配前胡、枳壳、半夏等化痰止咳。内燥用药宜甘寒滋润，如生地黄、玄参、麦冬等为主随机配伍，若肺胃阴虚痰涎不化的咳唾涎沫，气短咽干者配半夏、人参等，方如麦门冬汤；肺肾阴虚，虚火刑金，燥伤肺络的咳嗽，痰中带血，咽喉干燥配百合、藕节、仙鹤草等。内燥消渴病脾胃不升发津液的口渴思饮,以黄芪、葛根升发脾胃清阳之气而生津,配山药、知母、天花粉养阴清热润燥,如玉液汤。

(四)验案示例

润燥化痰治燥痰咳嗽案 王某,女,32 岁。2015 年 10 月 15 日以咳黏痰半月就诊。半月来咽喉干燥,呛咳,痰黏咳之不利,曾在某医院诊断为咽炎、气管炎,用西药、中药治疗效果不显。昨日偶见痰中带血丝,胸部 X 线检查报告:未见异常。舌红苔少,脉细数。证属燥邪伤肺,灼津为痰,治从润燥化痰。方药:沙参 15g、麦冬 10g、半夏 10g、瓜蒌 10g、浙贝母 10g、天花粉 15g、桑叶 10g、藕节炭 20g、百合 15g、海蛤粉 15g(先煎)、炙甘草 5g,6 剂。水煎早晚服。10 月 22 日二诊:咽干呛咳消失,痰减少但咳之利,痰中未见血丝,舌红苔少,脉细数。守法治疗,调整方药:沙参 12g、麦冬 10g、桑叶 15g、瓜蒌 12g、浙贝母 12g、藕节炭 15g、仙鹤草 15g、橘红 10g、桔梗 10g、炙甘草 4g,6 剂。水煎早晚服而愈。

七、化痰通阳组方法

针对痰阻胸阳而设,以化痰药与温通心阳药为主组成,具有化除痰浊、温通心阳作用。

(一)适应证

适用于胸阳不振,痰浊阻胸之胸痹(冠心病),症见胸闷而痛,喘息咳唾,气短,舌苔白腻,脉沉弦或紧。

(二)证态机理与施治

心居胸位,胸为"清阳之府",年事渐高之人阳气渐亏,胸中阳气斡旋无力,阳不化津,津液成痰,痰阻胸阳而发胸痹心痛,正如《类证治裁》中所云"胸中阳微不运,久则阴乘阳位为痹结也"。施治在化痰浊、通痹结,宣通胸阳。

(三)组方遣药配伍法

制方以瓜蒌、半夏、枳壳之属涤痰宽胸,配薤白辛温滑通、通阳宽胸;桂枝辛温通阳、散寒化饮,诸药相配,通阳与化痰相得益彰,使阳布痰化胸痹开豁,如瓜蒌薤白半夏汤。若胸满闷可配枳实下气消痞除满;若胸满喘息、心悸、咳痰清稀、小便不利,为胸阳不振,液聚成水,水气凌心,当配茯苓、泽泻等渗湿利水使三焦疏利,有利于阳气复通,即所谓"通阳不在温,而在利小便";若胸闷气憋,心前区隐痛或绞痛,配丹参、檀香、降香、三七等疏通心络。

（四）验案示例

化痰通阳治冠心病心绞痛案　关某，男，68 岁。2009 年 8 月 16 日以胸闷胸痛半年，加重 2 个月就诊。患者有冠心病病史 5 年，近半年来频发心前区疼痛，1 个月来胸闷痰多，气短畏寒，恶心，纳差，午后脚面浮肿，舌质暗有齿痕，苔白滑，脉滑。心脏 B 超示：心肌梗死。辨证：痰阻心胸，阳郁络滞。治法：化痰宽胸，温阳通络。方药：人参 10g、淫羊藿 10g、瓜蒌 12g、半夏 10g、薤白 20g、桂枝 10g、郁金 12g、陈皮 10g、茯苓 15g、水蛭 5g、血竭 3g（冲）、炙甘草 5g，7 剂。水煎早晚服。8 月 23 日二诊：心前区痛减轻，胸闷消失，偶有心慌，恶心，午后脚肿，痰少，舌暗苔白腻，脉沉弦。上方去淫羊藿、郁金、血竭，加丹参 15g、三七粉 3g（冲）、白茅根 30g、冬瓜皮 30g，半夏改用姜半夏，12 剂。9 月 20 日见患者，诉：服药后心前区疼痛消失，脚肿消退。嘱：可停止服药。

八、消痰散结组方法

针对痰结为核而设，以消痰散结药为主组成，具有软坚散结、消散痰核作用。

（一）适应证

适用于痰流积体内，凝结成核成块的病证，如肺结节、乳核（乳腺增生）、瘰疬（淋巴结肿大）、瘿瘤（甲状腺肿大）、脂肪瘤等。

（二）证态机理与施治

痰乃津液凝聚而成，痰性黏滞，为半液状态，具有流动性，若痰流积于脏腑组织间隙，或黏滞于组织器官，成顽痰积结，可以为核为块的病理形态出现。治遵"结者散之"，散结以消痰散结为主，并根据病位与病性治病。

（三）组方遣药配伍法

"咸可软坚"，选用海藻、昆布、海蛤壳、鳖甲等软坚散结药为主，配以行气散结药如香附、荔枝核、橘核、青皮使气顺则痰消。此外，根据病证配伍，如肺结节配夏枯草、土贝母、山慈菇、猫爪草；乳房结核（乳腺增生）配瓜蒌、王不留行、穿山甲等宽胸散结；瘿瘤结肿（如甲状腺肿大或甲状腺结节），以化痰散结药配黄药子、山慈菇、浙贝母、刘寄奴之属散结化瘀；瘰疬（如淋巴结核或肿大）配玄参、山慈菇、夏枯草、僵蚕散结化痰；皮下脂肪瘤配白芥子、浙贝母、半夏等化痰消结。

（四）验案示例

消痰散结治甲状腺肿大案　张某，女，41 岁。2019 年 1 月 17 日以颈部胀满不适半年就诊。半年前家人发现患者右侧颈部饱满,不对称,患者也感颈部胀满不适,咽食欠顺畅,遂去医院作 B 超检查。B 超报告:甲状腺多发囊性结节,甲状腺功能正常,平素情绪不稳,心烦失眠。查:见右侧颈部饱满,按压疼痛不明显,舌淡苔白,脉滑。辨证:痰结为核,肝气郁结。治法:消痰散结,疏肝理气。方药:瓜蒌 12g、山慈菇 12g、浙贝母 15g、海蛤粉 20g(包煎)、夏枯草 12g、刘寄奴 15g、橘核 15g、海藻 15g、昆布 15g、柴胡 10g、青皮 15g、蜈蚣 2 条,12 剂。水煎,前 6 剂早晚服,后 6 剂隔日服。2 月 9 日二诊:颈部胀满不适感明显减轻,心烦好转,大便难下,舌淡苔薄黄腻,脉弦。守法调药:瓜蒌 12g、黄药子 15g、昆布 15g、夏枯草 15g、海蛤粉 20g(包煎)、浙贝母 15g、橘核 20g、香附 10g、蜈蚣 2 条、大黄 10g,12 剂。用法同前,并嘱:12 剂结束后 B 超检查。3 月 4 日三诊:颈部无明显不适,外观肿大缩小,失眠偶尔发生,大便通畅。颈部 B 超未报告甲状腺结节。上方加刘寄奴 15g,7 剂。水煎,隔日服,巩固疗效。

九、治风化痰组方法

针对风痰而设,以息风药与化痰药为主组成,具有化除痰浊,平息风阳的作用。

(一)适应证

适用于风痰引起的眩晕、中风、癫痫等风痰证。

(二)证态机理与施治

风痰证多由厥阴(肝)风阳内动,化生痰浊,或太阴(脾)痰湿内动,化生风阳所致,两者具有关联性,总归痰生于脾,风动于肝,若上犯清阳可发生眩晕(如高血压、梅尼埃病);风痰蒙窍窜络引动气血逆乱,可发生中风(脑血管疾病);痰凝化风阻心窍,可发癫痫(痫证)。施治不论是眩晕平肝,中风通络,还是痫症宣窍,皆以化痰为要务。

(三)组方遣药配伍法

风阳夹痰上扰之风痰眩晕,以化痰健脾的半夏、白术、茯苓配平肝息风的天麻、钩藤、白蒺藜、夏枯草、菊花之属平肝阳化风火;风痰蒙窍窜络的中风,初发神昏喉中痰鸣多为痰热蒙窍,以清化热痰药如贝母、胆南星、瓜蒌、竹沥与平肝息风药钩藤、天麻相配,化痰醒神为要;后遗症期多以气虚痰瘀阻络为主,治属补气化瘀法门。若风阳缘于肝肾阴亏,阴不恋阳风动者,配龟甲、白芍、熟地黄等育阴潜阳使木静风息;若痰凝化风阻心窍的痫证,以白矾、郁金、天竺黄、僵蚕、胆南星等涤痰开窍药，配平肝息风止痉药如全蝎、蜈蚣，佐以安神定志的琥珀、石菖蒲、远志等为方；若风痰窜颜面经络的面瘫，以祛风痰药如白附子、天南星与祛风止痉的全蝎、僵蚕配伍。

（四）验案示例

1. 息风化痰治血管性眩晕案 郑某，女，43 岁。2016 年 8 月 17 日以眩晕 1 个月就诊。患者 1 个月前无明显诱因突然出现眩晕，无法站立，恶心呕吐，做头颈部 CTA 检查，报告：双侧椎动脉纤细，基底动脉近端纤细。用西药后症状有所减轻，但仍眩晕，眼睛干涩，精神差，易困乏，自诉血脂偏高（未见检查单）。舌淡红苔白腻，脉弦数。诊断：基底动脉供血不足。中医：眩晕。辨证：肝肾亏损，风痰上扰。治以滋补肝肾，化痰息风。方药：龟甲 15g（先煎）、山茱萸 12g、僵蚕 10g、半夏 10g、白术 10g、天麻 15g、白蒺藜 10g、菊花 10g、泽泻 20g、葛根 30g、丹参 15g、水蛭 5g，12 剂。水煎药早晚服，服 6 剂停 2 天，继服。9 月 8 日二诊：眩晕基本消失，眼睛干涩好转，偶有右上肢远端麻木感，舌淡苔白，脉弦。守法调药：上方去山茱萸、菊花、泽泻，加黄芪 30g、鸡血藤 20g、蜈蚣 1 条，10 剂。以善其后。

2. 化痰定惊治癫痫案 吴某，女，36 岁。2018 年 2 月 8 日以发作性肢体抽搐、意识不清 6 年就诊。2011 年突发意识不清，肢体抽搐，呼之不应，眼上翻，口吐白沫，小便失禁，持续 3 分钟左右缓解，在当地医院诊断为癫痫。追问病史，6 年前有颅脑外伤史，发作服抗癫痫药（药名记不清），症状减轻，但半年内不时小发作，持物掉落，抽搐震颤，大发作 1 年 2～3 次。舌红苔白，脉弦。从痰气迷阻、风阳内动辨证，化痰开窍，祛风定惊。方药：人参 10g、半夏 10g、竹茹 10g、石菖蒲 12g、远志 6g、郁金 15g、白矾 5g（化服）、胆南星 10g、琥珀 5g（冲）、僵蚕 10g、蜈蚣 2 条，12 剂。水煎早晚服，每服 6 剂停 2 天。3 月 2 日二诊：服药期间未出现癫痫大、小发作，入睡困难，多梦易醒，耳鸣，舌红苔白腻，脉弦滑。治疗有效，守法治疗。调整方药：人参 10g、郁金 12g、白矾 5g（化服）、石菖蒲 12g、远志 6g、天竺黄 10g、龟甲 15g（先煎）、胆南星 10g、僵蚕 10g、琥珀 5g（冲）、蜈蚣 2 条，18 剂。免煎颗粒，每服 6 天停 2 天。4 月 25 日三诊：服药期间大发作未出现，小发作出现 3 次，睡眠好转。舌红苔白，脉沉细弦。上方加天麻 12g、麝香 0.5g，做浓缩丸，3 个月量。每服 6 天停 2 天。8 月 5 日电话询诊：未出现大发作，生气后情绪不佳曾出现小发作 2 次，轻微而过，生活工作正常。

十、解郁化痰组方法

针对痰湿抑郁症而设,以疏肝药与化痰药为主组成,具有疏肝解郁、健脾化痰作用。

(一)适应证

适用于肝气郁结、滞脾生痰、痰阻心窍的情志抑郁,胸满胁痛,焦虑不安,或沉默寡欢,表情淡漠,寡言呆滞,善虑多疑,包括抑郁性精神障碍。

(二)证态机理与施治

脾主思而肝主谋,肝为刚脏,在志为怒;脾为湿土,在志为思。情志不遂,郁怒忧思不解,滞肝呆脾,肝不疏而脾不运,水谷不为精微反为滞,滞则生痰,痰蒙心窍,轻则发为郁证,重则心窍为之迷阻便发癫证,施治总宜开郁顺气。

(三)组方遣药配伍法

情志抑郁甚者以郁金、柴胡、香附、合欢皮之属疏肝解郁,主配石菖蒲、远志、白矾等化痰宣窍;若胸闷纳呆配陈皮、枳壳等疏理脾胃气机使气顺则痰消;若失眠严重,配酸枣仁、夜交藤、琥珀等安神定志;若焦虑不安,配黄连、半夏、枳实、胆南星、竹茹等,取黄连温胆汤之意清胆腑痰热;若情感淡漠,寡言呆滞,此发于心脾气虚,配人参、黄芪、附子等振奋心脾气机可使迷阻渐开。需要一提的是不论是郁证还是癫证,根据气滞则痰凝,气顺则痰消之理,化痰开窍必当配行气疏肝药,如郁金、合欢皮、玫瑰花等使痰默化于气机疏畅行之中。

(四)验案示例

解郁化痰治疗抑郁性精神障碍案 王某,女,34 岁。2015 年 3 月 6 日由其母亲陪同就诊。半年前因婚姻变故逐渐出现沉默寡言,呆坐不语,问不答言,夜间难入睡,有时彻夜不眠,时有轻生念头,在某三甲医院精神科就诊,诊断为抑郁性精神障碍。长期服用氟西汀、丁螺环酮、奥氮平,现睡眠好转,但语言不多,不主动干家务活,食量极少,大便干。见患者表情淡漠,问诊少答,舌苔厚腻,脉弦滑。证属肝气郁结,痰阻心窍。治从疏肝解郁,化痰开窍。方药:郁金12g、柴胡10g、合欢皮15g、香附10g、石菖蒲10g、远志6g、天竺黄10g、珍珠母30g(先煎)、琥珀4g(冲)、人参10g、砂仁6g、枳实30g、炙甘草5g,12 剂。水煎早晚服,服 6 剂停药,两天后继服,嘱:逐渐停奥氮平等药。3 月 20 日二诊:患者可主动诉病情,面有表情,夜可睡眠5～6 个小时,食量增加,有时可与家人交流,舌淡苔白腻,脉滑弦。守法治疗,调整方药:人参

10g、白术 10g、半夏 10g、茯苓 15g、胆南星 10g、郁金 10g、白矾 6g、远志 6g、香附 10g、合欢皮 15g、琥珀 4g、砂仁 5g，制成浓缩丸，3 个月量。7 月 6 日三诊：能主动干家务活，可与家人主动交流，轻生的念头消失，抗抑郁药在失眠时服劳拉西泮，其余药已停。

十一、化痰治呆组方法

针对痰迷痴呆而设，以化痰药与开窍药为主组成，具有健脾涤痰、开窍醒脑作用。

（一）适应证

适用于痰浊蒙窍、元神失用的痴呆，症见表情呆滞，反应迟钝，沉默寡欢，眩晕嗜睡，呆若木鸡，或喃喃自语，舌淡苔白腻，脉濡缓。

（二）证态机理与施治

脑藏髓，髓喜纯净，脑为神府，髓纯则神机运。年事已高之人，若脾虚不运湿，肾虚少气化便痰浊内生，痰浊上蒙脑窍，神机失运则发生痴呆。陈士铎说"痰势最盛，呆气最深"，施治有云"治呆无奇法，治痰即治呆"（《石室秘录》），进而论曰"开郁逐痰，健胃通气，则心地光明，呆景尽散也"（《辨证录》），指明痴呆从痰治。

（三）组方遣药配伍法

脾为生痰之源，故以半夏、制天南星、陈皮、茯苓燥湿化痰，配石菖蒲、远志、僵蚕、麝香、辛夷开窍醒脑（辛夷与石菖蒲、郁金配伍辛宣开窍，激浊扬清而醒脑作用好）；血管性痴呆与脑络瘀阻相关，配丹参、川芎、水蛭、全蝎、琥珀之属化瘀通脑络，痰瘀并治；老年痴呆又多与阳气衰弱有关，配人参、附子振奋元气助气化温脑髓，如洗心汤、转呆丹都配有人参、附子。《灵枢》曰："两精相搏谓之神。"痴呆多有肾虚髓少，精不养神，配龟甲、紫河车、山茱萸、人参等，使精气旺则神识灵；精亏于下，精不上承头晕明显或血压低者，当配黄芪、葛根升发清阳。

（四）验案示例

1. 化痰开窍治疗血管性痴呆案 齐某，男，58 岁。2009 年 10 月 5 日以呆坐少语，反应迟钝，右下肢无力，步态不稳而就诊。患者 2006 年患脑梗死住院治疗 1 个月，遗留右下肢无力、步态不稳，近两年来嗜睡少动，呆坐少语，沉默寡欢逐渐加重。颅脑 CT 报告：①脑萎缩；②多发性腔隙性脑梗死。查：血压 135/98mmHg。患者表情呆滞，反应迟钝，语言不利，口角流涎，舌暗红苔白腻,脉沉细涩。诊断:血管性痴呆。辨证:痰迷脑窍,气虚络瘀。治法:化瘀开窍,补气通络。方药:醋龟甲 15g(先煎)、半夏 10g、石菖蒲 10g、远志 8g、辛夷 6g、人参 10g、黄芪 30g、葛根 30g、川芎 12g、丹参 15g、水蛭 5g、三七粉 5g(冲)、益智仁 5g,12 剂。水煎早晚服。10 月 24 日二诊:嗜睡减少,语言增多,能主动干家务活,关心家政事务,口角流涎消失,右腿仍软弱无力,舌暗红苔薄白,脉沉细涩。治疗有效,守法调药:半夏 10g、制天南星 10g、石菖蒲 10g、远志 6g、龟甲 15g、天麻 12g、人参 10g、黄芪 30g、葛根 30g、丹参 15g、三七粉 4g、水蛭 5g、辛夷 6g,按上方比例制成浓缩丸,连服 3 个月。2010 年 3 月 5 日三诊:精神好转,反应较前灵敏,右腿稍软,但步态平稳。

2. 豁痰化瘀治老年痴呆案　吴某,女,72 岁。2015 年 5 月 12 日以健忘少语 1 年,其女陪诊。1 年前患者出现眩晕肢麻、口角流涎。当地医院诊断为脑梗死、脑萎缩。住院 3 周,眩晕消失,口角流涎减少而出院,逐渐出现健忘、少语。近半年呆滞独坐,问事很少答语,出门不识回家路,表情呆滞,饮食不知饥饱,上肢麻木,面色青滞,舌淡苔腻,脉沉弦紧。临床诊断:老年痴呆。证属:痰瘀阻脑,神机失用。治从化痰消瘀,纯髓开窍。方药:龟甲 15g(先煎)、鹿角胶 12g(烊化)、石菖蒲 12g、远志 6g、制天南星 10g、僵蚕 10g、郁金 15g、川芎 15g、水蛭 5g、辛夷 6g、葛根 20g,12 剂。水煎服 2 周。5 月 26 日二诊:话语增多,自己可料理饮食起居,时有呆坐,亲属熟人可辨清,舌淡苔白腻,脉弦。守法治疗,调整方药:龟甲 15g、人参 10g、石菖蒲 10g、远志 6g、制天南星 10g、僵蚕 10g、天竺黄 10g、天麻 12g、白蒺藜 15g、三七 4g、辛夷 6g、麝香 0.1g,以此比例制浓缩丸,3 个月量。10 月 12 日其女告诉:母病情稳定,可自行料理生活,反应迟钝,出门走动未出现迷路。

十二、化痰消瘀治胸痹(冠心病)组方法

针对痰瘀阻胸而设,以化痰浊与化瘀血药为主组成,具有化痰消瘀作用。

(一)适应证

适用于胸痹(如冠心病心绞痛)症见胸闷、痰多,胸前区刺痛者。

(二)证态机理与施治

张仲景将胸痹病机概括为"阳微阴弦",后人解释为阴乘阳位,痰浊阻胸。津凝为痰,痰性黏滞,易滞营血,故痰浊阻胸必有心血瘀阻,痰瘀互结心胸,阴占阳位,必有胸阳不振。施治组方化痰与化瘀并举,然化痰不在燥湿而在通阳,化瘀不重活血而重通络。

（三）组方遣药配伍法

以半夏、瓜蒌化痰浊；薤白、桂枝通心阳，配丹参、三七、降香等活血化瘀。心前区刺痛可配蜈蚣、水蛭等通心络。心脉喜温通，可佐以檀香等温通心气。此外，瘀血的生成亦多与气虚有关，气愈虚而血愈凝，可配黄芪、人参补心气，使气旺推动血行。

（四）验案示例

化痰消瘀治冠心病心绞痛案　王某，男，67岁。2015年6月10日以心前区闷痛，时有刺痛就诊。3年前以冠心病心绞痛、冠状动脉狭窄，在某医院放心脏支架2个，心前区胀闷疼痛消失。近1年又出现胸闷气短、心前区压榨性疼痛，咳痰，在原治疗医院就诊，经心脏B超检查、冠状动脉造影（未见检查报告）后，建议放心脏支架，故前来寻求中医。患者微胖，面色㿠白，口唇青紫，舌体胖大，有齿痕质暗脉涩。从痰瘀互结心胸辨证，化痰消瘀通络为法。方药：人参10g、半夏10g、瓜蒌12g、枳壳15g、薤白15g、丹参15g、桂枝10g、檀香5g（后下）、降香10g、乳香10g、三七4g（冲）、蜈蚣2条、水蛭5g，12剂。水煎早晚服，服6剂停2天，继服6剂。6月24日二诊：胸闷消失，心前区疼痛未出现，仍气短，偶有头昏，舌暗脉细缓。上方去枳壳、桂枝、蜈蚣，加黄芪30g、葛根20g、炙甘草6g，制浓缩丸，4个月量。10月30日三诊：丸药服完，活动量大时有胸闷，心前区痛未再出现，舌暗舌体胖，脉弦。嘱：丹参滴丸、通心络间断服用。

十三、消痰化瘀治咳喘组方法

针对痰瘀阻肺而设，以化痰宣肺与活血化瘀药为主组成，具有化痰浊、消瘀血、止咳喘作用。

（一）适应证

适用于痰瘀阻肺咳喘证，如慢性阻塞性肺疾病、支气管哮喘、肺纤维化等有咳嗽气喘、胸闷气憋、口唇青紫等痰瘀阻肺征象者。

（二）证态机理与施治

在慢性肺病中肺失肃降，津凝于肺则为痰，血凝肺络则为瘀，痰与瘀交结阻滞于肺，肺气为之阻塞，胸闷气憋；肺络随之瘀滞，口唇青紫，或见咯血。施治化痰与消瘀并驾齐驱，使痰瘀消散，肺复宣肃。

（三）组方遣药配伍法

化痰遣药据证情，如痰浊阻肺，咳痰清稀，用苏子、白芥子、紫菀、款冬花等化痰止咳药；痰热阻肺，咳痰黄稠，用瓜蒌、贝母、黄芩、枇杷叶等清热化痰药，配丹参、川芎、地龙、桃仁等化肺络瘀血，痰与瘀并治。在哮喘中配全蝎、蜈蚣解痉通肺络；若咯血为肺络破损，配白及、藕节、仙鹤草、云南白药；病发于喘咳久延不愈，肺气虚耗，配人参、五味子、黄精补敛肺气，喘甚难以平卧配沉香、肉桂、蛤蚧之属温肾纳气，喘甚配紫石英温肾降喘逆。

（四）验案示例

消痰化瘀治疗肺纤维化案　刘某，男 62 岁。2018 年 10 月 10 日以咳嗽、胸闷、气憋半年，加重 1 个月就诊。诊断为慢性支气管炎、慢性阻塞性肺疾病等，近 1 个月来病情逐渐加重，咳嗽气喘，白痰多，胸闷气憋、喘息，活动加剧。当地人民医院 CT 检查报告：支气管炎、肺纤维化。患者面色青滞，口唇青紫，颜面浮肿，舌淡苔白腻，有齿痕，脉滑。证属：痰瘀阻肺，肺肾两虚。治从化痰消瘀，温肾纳气。方药：苏子 10g、白芥子 10g、紫菀 10g、款冬花 10g、白前 10g、川芎 10g、丹参 15g、地龙 10g、全蝎 4g、蛤蚧 1/2 对、沉香 5g（后下，冲）、五味子 10g，12 剂。水煎早晚服，服 6 剂停 2 天，继服 6 剂。10 月 24 日二诊：咳嗽气喘好转，痰减少，胸闷气憋消失，活动量大时仍有气短，但口唇青紫好转，舌淡白苔白，脉滑。调整方药：上方去白芥子、白前、地龙、全蝎，加人参 10g、红景天 12g、肉桂 5g，制 3 个月浓缩丸。2019 年 2 月 16 日询诊：上药服 3 个月，咳嗽气喘、胸闷气憋未再发作，但仍气短，活动量大时微喘。问可否停药，告诉可以停药。

十四、化痰消瘀治胃痛组方法

针对痰瘀交阻胃络而设，以化痰药与化瘀止痛药为主体配伍成方，具有消散痰浊、化除凝瘀、制止胃痛作用。

（一）适应证

适用于慢性胃炎、消化性溃疡等痰瘀凝滞的胃脘痛、呕泛痰涎者。

（二）证态机理与施治

叶天士曰"胃痛久而屡发，必有凝痰聚瘀"（《临证指南医案》），胃病日久，脾湿积痰，痰浊留滞凝胃络，痰与瘀交阻便致胃痛屡发。施治在消痰散瘀止胃痛。

（三）组方遣药配伍法

以化聚胃之痰浊的半夏、枳壳、浙贝母等配化瘀止痛的刺猬皮、丹参、檀香、蒲黄、五灵脂等痰瘀并治；脘腹疼痛配白芍、甘草缓急止痛，如程国彭说

"诸痛皆属于肝,肝木乘脾,则腹痛"(《医学心悟》);泛恶反酸配吴茱萸、黄连;胃痛而胀为络瘀气滞,配甘松、香橼行气消胀止痛;嗳气、呃逆配佛手、旋覆花等和降胃气。

(四)验案示例

化痰消瘀治胃痛案 曾某,女52岁。2018年10月9日初诊。患者胃病多年,近1年来胃疼痛加重,胃痛常在午后发作,先发胀满,恶心时吐涎沫,继而剧烈疼痛,不能直腰,呕吐、嗳气之后疼痛缓解,畏寒凉饮食,饮食正常。3个月前胃镜报告:萎缩性胃炎;胆汁反流性胃炎伴糜烂。舌淡苔白,脉弦数。从痰浊瘀血凝滞胃络辨证,治在化痰消瘀止痛。方药:姜半夏10g、枳实15g、黄连6g、吴茱萸5g、刺猬皮10g、丹参20g、檀香5g(后下)、砂仁5g(后下)、蒲黄15g、陈皮12g、三七粉4g(冲)、白芍30g、炙甘草6g,12剂。水煎早晚服,服6剂停2天,继服6剂。10月23日二诊:胃痛未再发生,但畏寒凉饮食,泛恶心,胃有凉感,大便不成形,舌淡苔白,脉沉缓。从温胃化瘀调药:高良姜12g、香附10g、姜半夏10g、吴茱萸5g、刺猬皮15g、浙贝母12g、丹参15g、檀香5g(后下)、砂仁5g(后下)、蒲黄15g、五灵脂10g、甘松15g、炙甘草5g,12剂。用法同上,半个月后其女儿来诉:母胃痛未再发作。

十五、化痰消瘀降压组方法

针对顽固性高血压证属痰瘀互结证而设,以化痰湿、消瘀血,佐以平肝药为主体配伍组成,具有化痰、消瘀、平肝作用。

(一)适应证

适用于高血压用3种以上降压药(包括3种),血压仍不能控制在正常水平者,被称为顽固性高血压。

(二)证态机理与施治

高血压病血压值居高难降的顽固性高血压,多在肝肾亏虚的基础上有风阳夹痰、凝血滞络的病理状态。痰凝瘀而瘀滞痰,痰与瘀交阻,滞经又阻络,使外周阻力加大,血压居高难降,多伴有动脉硬化,或有终端器官损害。施治宜以化痰消瘀为主线变化配伍于补肾肝、平风阳之间。

(三)组方遣药配伍法

痰生于脾,故用半夏、白术、枳实、陈皮之属健脾化痰;瘀滞于络,配川芎、丹参、川牛膝、地龙之属活血通络,痰瘀并治。血脂高配郁金、泽泻利湿消脂;风动于肝,有眩晕者配天麻、白蒺藜、菊花平息风阳;腰膝酸软配桑寄生、杜仲补肝肾；若脉压差小，或有动脉硬化，配龟甲、海藻、昆布、地龙等咸寒软坚通络；肢麻配当归、豨莶草、鸡血藤、蜈蚣养血平肝通络。

（四）验案示例

化痰消瘀治顽固性高血压案 陈某，男，48 岁。2017 年 10 月 6 日初诊。患高血压 4 年，服西药降压可维持正常血压，近 1 年服硝苯地平、卡托普利、酒石酸美托洛尔血压仍不能控制在正常水平，失眠、多梦，偶有头昏。测血压 155/95mmHg。颈部血管超声报告：双侧颈动脉斑块。血脂：总胆固醇 5.74mmol/L，甘油三酯 2.6mmol/L。舌红苔白腻，脉弦。证属：痰瘀互结，肾虚阳亢。治从化痰消瘀，补肾平肝。方药：半夏 10g、枳实 15g、竹茹 10g、天麻 15g、川牛膝 10g、川芎 15g、地龙 10g、夏枯草 15g、白蒺藜 15g、桑寄生 15g、杜仲 12g、郁金 10g，12 剂。水煎早晚服，服 6 剂停 2 天，继服 6 剂，嘱：服药 1 周后减卡托普利。10 月 20 日二诊：遵医嘱，1 周后减卡托普利，近 3 天血压在 140～130/90～85mmHg 之间波动，无眩晕、失眠多梦，大便干，舌红苔白，脉弦。守法治疗，调整方药：上方去竹茹、川牛膝、郁金，枳实用至 30g，加夜交藤 30g、决明子 10g、丹参 15g、菊花 10g，18 剂。服 3 周，嘱：心率不快可减酒石酸美托洛尔。11 月 11 日三诊：近 3 天血压 140～130/92～86mmHg，睡眠好转，头不昏。

十六、化痰消瘀治脂肪肝组方法

针对中、重度脂肪肝而设，以化痰疏肝与化瘀通络药为主组成，具有利湿化痰、疏肝通络作用。

（一）适应证

中、重度脂肪肝，肝区胀满不适，偶尔胀痛或无症状，多伴有血脂异常，形体多胖。

（二）证态机理与施治

脂肪肝是肝细胞内脂肪堆积而成，绝大多数脂肪肝是甘油三酯堆积所致。属中医"肝著"范畴。多先发于肝脾失调，肝不疏达脾土，脾不运湿，湿聚成痰，痰滞于肝。初起以痰滞肝气为主，久之痰凝肝血，络脉瘀阻，遂成痰瘀凝结于肝。施治宜痰瘀并治，且痰从湿治，瘀从络治，使痰消瘀散。

（三）组方遣药配伍法

痰生于脾虚湿聚，治痰先健脾利湿，用党参、白术、泽泻、薏苡仁之属，配半夏、瓜蒌皮、白芥子、僵蚕等化痰消脂；痰滞于肝，肝气顺则痰消，配荷叶、郁金、青皮等疏达肝气；脂滞络易致肝硬化，配鳖甲、赤芍、丝瓜络等软坚化瘀通肝络；若肝肿大治痰当散结，配鳖甲、海藻、昆布、牡蛎之属；胁胀配郁金、三棱、莪术等疏肝破气血。肝性刚急，肝滞易化热，见口苦易怒、大便干者配草决明、大黄平肝通便。

（四）验案示例

化痰消瘀治重度脂肪肝案　刘某，男，22岁。2019年1月20日初诊。半年前查体发现重度脂肪肝，西药治疗2个月未见好转，假期回陕求中医治疗。患者肥胖，身高174cm，体重85kg，肝脏脂肪衰竭指数336dB/m。提示：肝组织脂肪变≥67%，肝功能正常。肝硬度超声：肝脏弹性值11.5kPa。患者少动多汗，肝区偶有胀满感，余无不适，舌淡有齿痕，苔白腻。诊断：重度脂肪肝、肥胖。辨证：痰瘀滞肝络。治法：消痰散瘀，疏肝软坚。方药：人参10g、白术30g、泽泻30g、海藻15g、白芥子10g、郁金15g、荷叶30g、鳖甲10g、水蛭5g、山楂30g、泽兰15g，18剂。免煎颗粒，服1个月，嘱：少食运动减肥。6月12日电话告诉：体重减至72kg，肝脏脂肪衰竭指数256dB/m，转为轻度脂肪肝。上方去白芥子、水蛭，加丹参15g、薏苡仁4g，15剂。继服免煎颗粒，每日服1次，服1个月。

十七、消痰散瘀治高脂血组方法

针对高脂蛋白血症属痰瘀互结而设，以除痰湿与化浊瘀药为主组成，具有除湿消痰、化瘀降脂作用。

（一）适应证

适用于高胆固醇血症、高甘油三酯血症或两者兼有之，临床可见有头晕、困倦、胸闷、肢麻等症状，有些仅有血浆中脂质异常，并无外症表现。

（二）证态机理与施治

高脂蛋白血症是脂肪代谢与转化异常，血浆中一种或几种脂质浓度高于正常水平。血中脂质升高与脏腑功能失常、津液代谢障碍有关，津从浊化凝为脂，其血中脂质浓稠，具有痰的病性特征，痰性黏滞，可滞血成瘀，据此认为，血中脂质升高往往以痰湿浊瘀的病理状态存在，施治要除湿消痰、化瘀降浊、痰瘀并治。

（三）组方遣药配伍法

痰为湿之聚，消痰当兼除湿，用泽泻、白术、瓜蒌皮、海藻之属，配化瘀降浊药如姜黄、郁金、山楂、三七、水蛭、泽泻等为主体配伍。血中脂浊的产生以脏腑功能失常为基础，其中以脾失健运为核心，当见乏力、纳差、体胖者，配人参、黄芪、灵芝之属补脾助运,促进脂质代谢。见神疲,肝区不舒,疏泄不利配郁金、荷叶疏肝气;肝郁易化火,见目赤易怒配决明子、槐花清泄肝热;肢麻配当归、蜈蚣养血通肝络。

(四)验案示例

消痰散瘀治高脂蛋白血症案 刘某,男 56 岁。2018 年 10 月 12 日以困倦乏力,血脂高 2 年就诊。间断服阿托伐他汀钙、非诺贝特等,血脂仍高,1 年来精神疲倦,易出汗,嗜睡,食欲差,上肢麻。1 周前查血脂:总胆固醇 5.84mmol/L,甘油三酯 5.4mmol/L,高密度脂蛋白 0.76mmol/L。血压:140/90mmHg。患者体胖,舌淡苔白腻,有齿痕,脉弦细。证属:痰瘀凝为浊脂,混于血中。治从化痰消瘀,补脾利湿。方药:泽泻 20g、白术 20g、瓜蒌皮 15g、海藻 20g、山楂 30g、丹参 15g、三七粉 4g(冲)、水蛭 5g、郁金 15g、黄芪 30g、人参 10g、茯苓 15g,18 剂。免煎颗粒,服 6 天停 2 天,继服 6 剂。嘱:节食减肥。11 月 11 日二诊:精神好转,出汗减少。补述:性功能障碍,食欲增强。1 周前查血脂:总胆固醇 4.21mmol/L,甘油三酯 1.86mmol/L。守法调方:人参 10g、淫羊藿 10g、蛇床子 5g、瓜蒌 12g、泽泻 20g、白术 20g、山楂 30g、丹参 15g、海藻 20g、水蛭 5g、郁金 15g、三七 4g(冲)、槐米 10g,浓缩丸,3 个月量。2019 年 4 月 20 日电话询诊:甘油三酯 1.92mmol/L,精神好转,性功能有改善,体重减少 5kg。嘱:可停药。

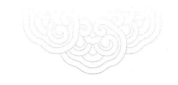

第六章

治湿法与临床制方用药

治湿诸法是针对体内湿邪所采用的治法方药,以化湿、利湿、逐水等药为主体制方,具有祛除体内湿浊、水湿等作用,治疗因湿为病的一种治法。临床与湿有关的病证有湿温、泄泻、痢疾、黄疸、水肿、臌胀、淋证等。

与湿相关联的复合证有:气虚湿盛证,制方构建补脾与除湿同施;阳虚水泛证,温阳与利水并用。在相关制方配伍中得以展现。

第一节　治湿法简述

湿是弥漫于自然界的一种湿气,在正常情况下属六气之一,适当的湿度会使人滋润清新,舒适调畅,不会使人发病。但如果气候反常,雾露雨水太过,或地域异常潮湿,自然界的湿气便侵犯人体肌表,成六淫之一,此为外湿。湿有内外之别,外湿在肌表,与风多相兼,见治风法。内湿多因脏腑功能失常,水湿的运化、输布障碍,湿盛于体内,或渐积成水,一般所说的湿病多指内湿而言。

湿病治法,《内经》中提出"湿淫于内,治以苦热,佐以酸淡,以苦燥之,以淡泄之"(《素问》),"脾苦湿,急食苦以燥之……禁温食、饱食、湿地、濡衣"(《素问》),提出湿以脾为重点,治湿用药宜苦燥、淡泄,并注意饮食起居。张仲景在《金匮要略》中提出"发汗""利水""逐水"三法,发汗只宜微微似欲汗出,否则"但风气去,湿气在"。创制了五苓散、茵陈蒿汤等利湿方剂,开了湿浊临床用方之先河。宋代陈无择、严用和等医家皆提出"治湿不利小便非其治也"的著名论断。刘河间对湿温立"热郁土气"论,创治天水散等治疗方剂。朱震亨总结出散风行湿、健脾化湿、淡渗利湿、清热利湿等治湿法。明代张介宾治湿首先区分开湿热与寒湿,云:"治湿之法,古人云宜理脾清热利小便为上……然湿热之证多宜清利,寒湿之证多不宜利也"(《景岳全书》)。

清代温病学派将治湿法尤其是温湿的治疗推上了新高度,如《罗氏会约医镜》提出"治湿宜用升阳风药，兼实脾土，乃为精工"的观点，基于"风胜湿""脾运湿"之论。叶天士对湿温病有相当精辟的认识，曰："在阳旺之躯，胃湿恒多，在阴盛之体，脾湿亦不少，然其化热则一。"(《外感温热篇》)吴鞠通、王孟英等人在此基础上进而确立了治湿温病以脾胃为中心，并创邪从热化归于阳明者热重于湿，邪从湿化而归于太阴者为湿重于热的规律性见解。关于湿温的三焦论治，华岫云在总结叶天士医案时说："若湿阻上焦者，用开肺气，佐淡渗，通膀胱，是即启上闸，开支河，导水势下行之理也。若脾阳不运，湿滞中焦者，用术、朴、姜、半之属，以温运之，以苓、泽、腹皮、滑石等渗泄之……其用药总以苦辛寒治湿热，以苦辛温治寒湿，概以淡渗佐之，或再加风药，甘酸腻浊，在所不用。"(《临证指南医案》)吴鞠通又旁采叶氏医案，制化湿著名方剂三仁汤、五加减正气散、黄芩滑石汤等，认为治湿温"惟以三仁汤轻开上焦肺气，盖肺主一身之气，气化则湿亦化也"(《温病条辨》)，上述前人提出的苦温燥湿、清热化湿、淡渗利湿、开气化湿、输转气机等治法用药对治湿至今发挥着指导意义。

总之，内湿的产生，与肺、脾、肾三脏功能失调，水湿代谢障碍有关，三脏之中，脾与湿最为相关，脾为湿土之脏，喜燥恶湿，在水湿代谢中发挥着极其重要的作用，脾不运湿，则湿邪停聚，《素问》"诸湿肿满，皆属于脾"；肺主治节，为水上之源，肺的宣肃可使三焦水道通利；肾主水，肾与膀胱的气化参与水湿代谢。如上所述，一旦某一脏腑功能失调都可形成湿邪为患。

第二节　治湿法临床制方思维

一、审因论治辨部位，宣上畅中与渗下

湿病复杂，涉及广泛，论病因有外因、内因之分，论病位有上、中、下三焦之别。外湿常因居处潮湿，淋雨涉水等使湿侵肌表；内湿多为饮食不慎，损伤脾气致湿邪内生，或肺脾肾功能失常，水湿运行障碍所致。湿证可涉及三焦，湿在上焦则头重眩冒、胸闷，治疗以辛温或辛凉疏散，轻开肺气；湿在中焦则脘痞、腹胀、纳呆、呕恶、泄泻，治以苦温燥湿与芳香化湿，健脾化湿，宣畅中焦气机；湿在下焦则足肿、淋浊、妇女带下、阴部湿疹，治宜淡利渗下。

二、脾具土性易生湿，除湿理脾是核心

湿为长夏之主气，有明显的季节性，暑湿多发于长夏。脾胃居中，具湿

土之性,感湿内涉脾胃,见恶心、呕吐、腹泻等脾不运湿的表现。脾性喜燥畏寒,若脾虚不运或寒伤脾阳,都可致脾恋湿邪,湿困脾运,见脘腹胀满,食少呕恶。湿温病虽湿温留恋三焦气分,身热缠绵难愈,但亦以湿滞脾胃气机为核心。水湿证更为脾阳不振,水湿失于温运。可见湿邪致病,不论何种类型都与脾有关,治疗当除湿理脾,根据不同证候,或苦温燥湿、或芳香化湿,或开气化湿,或温阳利湿,都要将理脾除湿放在一个重要地位。对湿伤脾的"温湿太阴中伤蕴伏"之复合证候,当补脾扶土化湿。

三、湿温病湿热缠绵,宣通气分热自消

湿温病为非时之感,具有湿温弥浸三焦、恋困气分的特征。湿热恋困气分往往热处湿中,湿裹热外,身热不畅,口渴不欲饮,脘痞恶心,小便短赤,缠绵难愈,治疗总先宣通气分,开气化湿,导湿于下渗,湿热分离,热无依附,则热自退,正如何廉臣所说:"湿遏热伏,其热从湿中来,只要宣通气分,气分湿走,热自止矣"(《重订广温热论》)。然湿温又有湿重于热与热重于湿之不同,"中气实则病在阳明,中气虚则病在太阴"(《温热经纬》),病在太阴则湿重于热,以芳香畅中,疏利气机为主,使湿去热孤,孤热自拔;病在阳明则热重于湿,当辛苦开泄,开化湿热。

四、湿性黏腻阻气机,开气机湿随气化

湿为阴邪,重浊黏腻,易阻遏气机,湿在上焦阻肺气之肃降,湿在中州困脾胃之升降,湿着肌肉经络黏滞营血,故治湿必当开泄气机,使湿随气化。肺主一身之气,如柳宝诒说"治湿热两感之病,必先通利气机,俾气水两畅,则湿从水化,热从气化"(《柳宝诒医案》)。治中焦湿滞,施苦燥芳香之品以苦燥除湿、芳香化浊,进而展气流湿,俾湿随气化。湿滞肌肉经络之湿痹,除湿通经开气机与祛风相合,"风可胜湿"。湿与营血黏滞,治湿开气要兼辛散通络。

五、湿邪过盛积成水,调治三脏利三焦

湿积成水的水湿证与肺、脾、肾三脏功能失调,气化失司,水液的转输、运行障碍有关,肺为水上之源,主通调水道,肺的宣肃失常,三焦不利则积水,治疗"务在治病源头,据脉症参详,急急开上为法"(《临证指南医案》)。脾属土而主湿,主输转精微化水湿,脾虚湿盛则肿满。肾主水而司气化,气化失司则水气不利。三焦为水之通道,三焦不利积为水。故在湿积成水的水湿病证中,

如水肿、臌胀、小便不利等当根据其发病机制以调治脏腑功能，如肺的通调水道、脾的输转制水、肾的气化主水作用及畅通三焦水道。

第三节　治湿法临床应用注意事项

一、津与湿同源异类，祛湿太过防伤阴

津源于脾胃游溢的水谷精气，经肺的布达、肾的蒸化输于全身。在这个过程中正化为津，异化为湿，故治湿不论以燥湿还是化湿、利湿，用之太过皆可伤津，比如温燥太过邪从燥化而伤阴；清利太过伤津也伤阳；逐利太过更损正；甚者可致脱，故祛湿务以不伤津伤正为限度。

二、湿性黏腻难速愈，除湿不可操之急

湿邪腻滞，致病缠绵难愈，是其突出特点，尤其湿热证古人喻为"如油入面"，治疗需要一个缓慢的过程，操之过急，或苦燥、香燥重剂往往使湿未尽而津先伤，病至后期当以理脾化湿为要务，调理脾胃气机，使脾展气流湿自去。

三、观察舌象辨湿性，用药不慎凝气机

湿病的病情变化可反映在舌象上，苔腻为湿，黄腻为湿热，白腻为寒湿，滑润为水湿。前述辛苦开泄，开气泄热，适宜于湿热证邪重在阳明，舌苔黄浊或腻者，若"舌起灰滞之形"，或黄白相兼口不渴者病偏寒湿，慎不可乱用大苦寒，用之则凝滞气机，甚至凉遏冰伏。

四、湿积留水当化气，独进消伐损正气

对湿积为水的肿胀，利水当兼温补，增强脏腑的气化功能，如张介宾说"温补即所以化气，气化而全愈者，愈出自然，消伐所以逐邪，逐邪而暂愈者，愈由勉强"（《景岳全书》），不可见肿胀即用消伐逐水。高度腹水，急则治标可用消伐，但在消伐水势大减后温补紧随其后。水不甚而虚易露者，当攻补兼施，标本兼治。

五、湿温吴氏有三忌，临床慎之当明辨

湿温证者对汗、下、润三法应用当慎之，如吴鞠通所说"汗之则神昏耳聋，

甚则目瞑不欲言；下之则洞泄；润之则病深不解"（《温病条辨》），即以免造成卫分伤而湿仍留，脾阳虚而洞泻不止，及湿邪固结，缠绵不解等坏证。

第四节　治湿药的临床选择与应用

祛除湿邪的药称为祛湿药，祛湿药根据功能性质一般分为化湿、燥湿、利湿、逐水、祛风湿五大类，此书依据治疗偏重将通淋药、逐水药归于宣壅破壅治法用药类，祛风湿药归于治风药类，此节介绍化湿、燥湿、渗湿、发汗、祛湿四类药的临床应用。

化湿药：气味芳香，故又称芳香化湿药，与苦温燥湿药均归脾胃经，主化除中焦湿浊。其味平气香，性多偏苦温，合脾喜香恶秽之性，辛宣展气，化除浊湿。药如香薷、藿香、佩兰、草豆蔻、草果、石菖蒲等。其中香薷、藿香均辛温芳香，发表解暑，并化湿和胃，凡夏月伤暑，寒热头痛无汗、胸闷脘痞腹胀、呕吐、泄泻均可用，然香薷发表作用略强，前人有"夏月之用香薷，犹冬月之用麻黄"，和胃作用不及藿香，且可利尿消肿；藿香化湿和胃止呕作用优，治外感风寒、内伤湿滞的呕恶不饥。佩兰辛平气香，化湿解暑，醒脾和中，无发表理气止呕之功，治夏日暑湿，胸闷不饥，或湿浊内蕴证，尤擅长消口中甜腻，健脾开胃，治胃呆不饥。草豆蔻、草果皆味辛性温而气芳香，化脾胃湿浊而治脾胃寒湿证，草豆蔻辛香而气清爽，能健脾化湿，行气开郁，常用于寒湿滞于中焦的脘腹痛，呕吐；草果辛温燥然而味浊，化脾胃湿浊又可温脾截疟，擅长治寒湿内积、胸腹胀痛、呕恶及脾寒疟疾见寒多热少或但寒不热。石菖蒲辛苦性温、芳香而散，功主开窍祛痰，醒神健脑，化湿开胃，适用于痰浊蒙蔽心窍的神昏、癫痫、健忘、耳鸣，又治湿浊阻胃的脘痞不饥。

燥湿药：具有燥除湿邪的作用，根据药性分为苦温燥湿药与清热燥湿药，清热燥湿药归清热药类，此节只讲苦温燥湿药。苦温燥湿药味苦性温而燥，具有燥除脾湿，健运脾胃作用，药如苍术、白术、半夏、厚朴、草果等。其中苍术辛苦性温，芳香燥烈，内可燥湿健脾，治湿困脾胃，脘腹胀满，纳呆苔腻，常配厚朴为伍，外可祛风胜湿而治风寒湿痹，常配羌活，对湿邪为病不论表里上下，皆可随证配用；白术甘苦性温，补气健脾，燥湿利水而长于止泻、止汗，补健脾气配人参，补气止汗与黄芪相配；半夏燥湿化痰，善治脾湿不化，聚为痰者，常与陈皮、茯苓配伍，且有降逆止呕作用；厚朴苦平温，行气而化湿，善除胃中滞气，燥化脾家湿郁，治湿困脾胃与苍术相配，治食积气滞，胸腹气滞胀满与枳实配伍；草果如前所述，化湿且能燥湿。

渗湿药："三焦者，决渎之官，水道出焉"，水湿内盛，三焦不利，病及肾与膀胱，当用渗湿利水药。此类药甘淡性多平，如茯苓、猪苓、泽泻、车前子、薏苡仁、冬瓜皮、椒目等。茯苓、猪苓皆性平味淡，利水渗湿消肿，其中茯苓兼有补脾宁心之功，猪苓利水渗湿作用胜于茯苓，利水湿二者可与白术配用；泽泻、车前子性味甘寒，均具通利小便、清利湿热作用，用治小便不利，水肿泄泻，但泽泻又可泻肾经虚火、治眩晕，重用可致滑精；车前子又能清肝明目，并化痰止咳。薏苡仁甘淡微寒，利尿消肿，健脾止泻之功近似茯苓，但薏苡仁兼能清热，又治肠痈、肺痈；冬瓜皮利水消肿，因其性偏寒，适于皮肤水肿偏于湿热者，其仁可清肺化痰，利湿排脓，治肺热咳嗽肺痈、肠痈；椒目行水消胀，适宜于水气肿满，小便不利，肝硬化腹水常用。

发汗祛湿药：多味辛性散，归肺与膀胱经，因肺合皮毛，太阳膀胱经主一身之表，以其辛散之性宣肺达表，发散在上在外之湿邪，药如羌活、细辛、白芷、藁本、麻黄等，羌活辛苦性温，主升散，发散太阳经风寒之邪，并祛风胜湿，善治上半身的风湿痹痛，与防风、细辛、川芎配伍；细辛辛温性烈，外散风寒，治少阴经风寒头痛，与羌活、川芎、白芷配伍，内化痰饮，治痰饮喘咳、痰多清稀，与干姜、五味子、茯苓配伍，又可通鼻窍；白芷、藁本温燥升散，治感寒受湿之头痛，其中白芷辛温芳香，入阳明经善治前额头痛、眉棱痛，与川芎、菊花、防风、羌活配伍，又芳香通鼻窍与苍耳子、辛夷配伍；藁本走太阳经，治颠顶头痛及脑后痛，与羌活、细辛配伍；麻黄辛温发汗，宣肺气而通调水道，利水湿治水肿，且宣肺而平喘。

第五节　祛湿法临床制方

一、发汗祛湿组方法

针对外感表湿而设，由辛散轻扬药物组成，具有发散卫表、开宣肺气的作用，使表气宣通，水湿随汗泄。

（一）适应证

适用于水湿在表、在身半以上的风水、皮水证，症见眼睑浮肿，或肿及全身，来势迅速，多恶风寒、发热，或兼咳喘。

（二）证态机理与施治

《素问》曰："肺者，相傅之官，治节出焉。"风水、皮水为肺失治节，水气不行。利水不可及，逐水不可得，施治唯有因势疏导，微发其汗，宣通肺水，使肺气肃降，水道通调。如《金匮要略》所云："诸有水者……腰以上肿，当发汗乃愈。"

（三）组方遣药配伍法

以辛散轻扬而又能发散风湿的药物，如麻黄、羌活、紫苏等为主，取风能胜湿，辛通表气，使汗从表走，湿随汗出。然表湿又有气虚不运、寒热之异，如有气虚者配黄芪、白术，祛风利水的防己，方如防己黄芪汤；寒湿配苦温燥湿药如苍术、白术等，方如麻黄加术汤；湿郁化热而发热者，配清热药或寒性祛湿药如石膏、薏苡仁、知母等清泄湿热，方如越婢汤、越婢加术汤等；颜面浮肿盛者配桑白皮、生姜皮、汉防己；下肢肿配赤小豆、薏苡仁、川牛膝；全身肿配冬瓜皮、泽泻、猪苓、车前子；表湿内涉脾胃，兼见纳呆、胸闷等配白术、砂仁、白豆蔻健脾燥湿；若表湿郁肺兼见肺气失宣的咳嗽、气喘，配苏子、紫菀、杏仁、桑白皮之属宣降肺气；若水湿壅滞三焦，水道不利，见水肿、小便少配猪苓、茯苓、椒目、大腹皮之属通利三焦水道。

（四）验案示例

发汗祛湿治风水水肿案　刘某，男，63 岁。2013 年 9 月 6 日以颜面浮肿、阴囊肿大两周为主诉就诊。两周前晨起出现颜面浮肿、畏寒，渐觉阴囊肿大，入暮足踝肿胀，小便少，遂去当地医院就诊，心电图、尿检正常。经口服呋塞米颜面浮肿减轻，小便量增多，但阴囊仍肿大。查：患者眼睑浮肿，足踝部有轻度凹陷性水肿，阴囊肿胀，皮亮，无压痛，舌淡苔白，脉浮缓。证属风邪犯表，风遏水气。水肿之用风药，必先发汗，治以发汗利湿、通调水道。方药：麻黄 6g、紫苏 10g、桑白皮 15g、白术 15g、茯苓皮 15g、生姜皮 15g、猪苓 15g、薏苡仁 30g、车前子 15g、乌药 12g、胡芦巴 12g、小茴香 6g、荔枝核 30g，7 剂。水煎早晚服。9 月 13 日二诊：眼睑浮肿消退，足踝肿胀消失，阴囊肿胀明显减轻，舌淡苔白，脉沉缓。调整方药：上方去麻黄、紫苏，加党参 15g、陈皮 12g，7 剂而愈。

二、芳香化湿组方法

针对湿困中焦而设，以芳香苦温药物为主组成，具有芳香化湿、醒脾悦胃作用。

（一）适应证

适用于湿浊困滞中焦引起的脘腹胀满，不思饮食，泛恶欲呕，大便溏薄，舌淡苔白腻。

（二）证态机理与施治

脾禀土性，喜燥恶湿，以运为健，脾主运与湿碍运反映脾的生理与病理动态变化特征。若湿困脾胃，湿邪黏腻，阻滞气机，表现为脘腹胀满，纳呆食少，舌淡白腻的证候状态。治以芳香化湿展气，使湿随气化。

（三）组方遣药配伍法

脾喜香恶浊，制方以芳香化湿又能醒脾悦胃的药物，如藿香、佩兰、白豆蔻、草果等为主体用药，由于湿为阴邪，易伤阳气，阻滞脾胃气机。假令湿阻气机，脘腹胀满明显者，配陈皮、厚朴、砂仁、木香等行气消胀，使湿随气化；若湿热蕴胃，或湿从热化，口苦苔黄腻配薏苡仁、滑石、连翘等清热利湿；若湿夹食积，见纳呆食少者配神曲、麦芽、山楂、莱菔子之属消食开胃；兼恶寒发热者用藿香、紫苏等疏散表邪；胸闷配杏仁开肺气于上；小便不利、腹胀配茯苓、猪苓、泽泻等渗利水湿于下；泛恶欲呕配半夏、生姜和胃降逆。

（四）验案示例

芳香化湿治急性胃炎呕吐案 刘某，男，46岁。2013年6月12日以"呕吐、腹泻、脘腹胀满2天"就诊。患者前日夜晚突然呕吐、泛恶，呕吐物为食物残渣，脘腹胀满，困倦乏力，遂在社区卫生所急诊，诊断为急性胃炎，静脉滴注（药物不详）后呕吐停止，但泛恶未减，日排稀便5次，脘腹胀满，胸闷，恶寒、身微热，苔白腻脉濡。证属：湿浊中阻，升降失常。治法：芳香化湿、和胃止呕。方药：藿香10g、紫苏10g、砂仁5g（后下）、姜半夏10g、厚朴10g、炒白术15g、陈皮10g、木香10g、茯苓15g、泽泻15g、炙甘草5g、姜4片、大枣3枚，6剂。日1剂，水煎早晚服。6月19日二诊：上药服2剂后泛恶、脘闷腹胀消失，3剂后大便转正常，平素胃胀少食，前来调理。

三、苦温燥湿组方法

针对湿浊困脾而设，以苦温燥湿药为主组成，具有燥湿化浊、助脾运化的作用。

（一）适应证

适用于湿浊困滞脾胃，水谷不为精反为滞，症见脘腹胀满、不思饮食、泛恶欲睡、大便溏薄、怠倦嗜卧、舌苔白腻者。

（二）证态机理与施治

此苦温燥湿与上述芳香化湿都是针对湿浊困滞脾胃而设的，二者作用相似，故也有将二者归一统称化湿或除湿，但从严格意义上讲二者是有区别的，芳香化湿法制方以芳香化湿药为主，取香可化浊，醒脾悦胃，使湿随气化，适用于湿邪郁遏滞气分，多为湿温，湿轻而病偏于胃；而苦温燥湿用药以苦温性燥药为主，取燥化脾湿，健脾之运，适用于湿浊困滞脾胃，多为寒湿，湿重而病偏于脾，或有脾阳被困者。

湿淫胃肠的病证有二，一是湿浊困滞于中焦，脾胃纳运失常，表现为消化功能障碍的腹胀纳呆为主，施治重在燥湿健脾；二是湿浊下濡肠道，脾胃升降失司，表现为小肠泌别功能障碍的泄泻为主，如李中梓所说"土德无惭，水邪不滥，故泻皆成于土湿，湿皆本于脾虚"（《医宗必读》），施治燥湿健脾止泻。

（三）组方遣药配伍法

脾喜燥恶湿，燥湿健脾制方常以苦温性燥的苍术、厚朴、砂仁等为主体用药，使湿从燥化，脾复健运。湿性黏腻易滞气机，气滞可见脘腹胀满，配陈皮、木香、砂仁之属行气化湿，使湿随气化，方如香砂平胃散；若湿滞胃失和降，恶心呕吐者配藿香、半夏化湿止呕，如不换金正气散；脾湿食滞者见嗳腐吞酸、不思饮食，配神曲、山楂、麦芽、炒莱菔子等消食导滞；若脾虚湿濡肠道的泄泻，配党参、炒白术、茯苓、木香、陈皮等健脾止泻；久泻肠滑配补骨脂、肉豆蔻、乌梅涩肠止泻，有下垂感者配黄芪、升麻、葛根升发脾气，清阳升而泄泻可止。

（四）验案示例

1. 苦温燥湿治胃炎呕吐案 刘某，女，34岁。2014年2月12日以恶心呕吐、脘闷腹胀3天为主诉就诊。3天前因饮食生冷后出现胃脘痞闷、腹胀、欲睡，继而呕吐，于当地卫生院治疗后仍恶心欲呕，脘闷胀满，不思饮食。今日呕吐两次，大便正常，此前有胃病病史3年，舌淡苔白腻，脉沉缓。诊断：急性胃炎伴消化不良。证属：湿困脾胃，胃失和降。治法：燥湿健脾，和胃止呕。方药：白术15g、苍术10g、厚朴12g、砂仁5g（后下）、陈皮12g、藿香10g、姜半夏12g、紫苏梗10g、木香6g、生姜3片、大枣4枚、炙甘草5g，6剂。水煎早晚服。2月19日二诊：服3剂后脘闷腹胀消失，呕吐停止，食欲增强，但口中黏，偶尔食后饱胀感，口水多，舌淡苔白厚，脉沉缓，从补气燥湿，温脾摄涎调整方药，以善其后。上方去厚朴、藿香、紫苏梗、木香、生姜、大枣，加党参20g、吴茱萸5g、干姜15g、益智仁10g、神曲12g，6剂。水煎早晚服。

2. 运脾燥湿治肠炎腹泻案 姜某，男，62岁。2015年1月10日以"水样便 3 天"为主诉就诊。患者此前有慢性腹泻史,近 3 天突然腹泻加重,日泻水样便 4～6 次,便前腹部不适,偶有腹鸣,但无黏液,且脘腹胀满,恶心欲呕,不思饮食,嗜睡,小便少,苔腻微黄,脉濡缓。诊断:慢性肠炎急性发作。证属:湿困脾土,水湿濡肠。治法:燥湿运脾,实肠止泻。方药:人参 10g、炒白术 15g、厚朴 10g、陈皮 12g、干姜 15g、葛根 15g、黄连 10g、藿香 10g、茯苓 15g、泽泻 15g、木香 10g、炙甘草 5g,6 剂。日 1 剂,水煎早晚服。1 月 17 日二诊:服 4 剂后水样便消失,大便基本正常,脘腹胀满减轻,恶心欲呕未出现,但食欲仍差,口稍干,苔白腻,脉缓。从补气健脾、燥湿消食调治。方药:党参 20g、麦冬 10g、炒白术 20g、茯苓 15g、砂仁 5g(后下)、厚朴 10g、陈皮 10g、木香 6g、炒麦芽 10g、神曲 12g、炙甘草 4g,6 剂。水煎早晚服。

四、清热祛湿组方法

针对湿热证而设,以清热药与祛湿药为主体配伍组成,具有清化湿热的作用。

(一)适应证

适用于湿从热化、湿热合邪所致的湿温、黄疸、淋浊、痿痹等病证。其中湿热黄疸、湿热淋浊有湿热壅郁的特征,在宣壅破壅法中论述,此处只讲湿温证治法制方。

(二)证态机理与施治

湿温证多为长夏感受湿热或湿从热化,湿温之邪犯体蕴郁阳明,"夫热为天之气,湿为地之气,热得湿而愈炽,湿得热而愈横"(《温热经纬》)。热处湿中,湿裹热外,缠绵难愈,治以辛开苦泄,化湿、利湿要重于清热,使湿去热孤,热无依附,则孤热自拔;其次芳香化湿输利气机,使湿随气化。

(三)组方遣药配伍法

湿温证制方配伍原则上以祛湿药与清热药结合配用,然而湿与热有孰轻孰重之异、湿热侵犯部位又有中焦气分、肌表经络之不同,此处将湿重于热、热重于湿、湿热郁经络三者的制方配伍分而论之于下。

1. 湿重于热 湿温初起,湿重于热,邪留气分,困滞中焦的脘痞纳呆,或湿遏热伏的身热不扬者。制方用药着重化湿畅中,用白豆蔻、石菖蒲等芳香化湿为主体药。"湿为阴邪,非温不化",配半夏、厚朴等苦温燥湿,宣畅中焦;若湿浊弥漫上焦,症见胸闷,配杏仁、枳壳开宣肺气;苔腻小便不利,配滑石、通草、薏苡仁等渗湿利水,使气水两畅,方如三仁汤、藿朴夏苓汤等。

2. 热重于湿　湿温、时疫初起，热重于湿，或湿热并重，身热起伏，汗出而热不解，胸闷肢倦，黄疸舌苔黄浊。热为阳邪，非清莫解，用药以苦寒清热的黄芩、连翘、射干为主，配清利湿热的茵陈、通草、滑石等，并在利湿之中配藿香、白豆蔻、石菖蒲等芳香化浊、宣透开窍之品，处处照顾湿浊，方如甘露消毒丹。

3. 湿热蕴郁经络　症见身热、身痛、汗多，骨节红肿疼痛，舌苔厚腻等为湿热蕴郁经络。在急性风湿热、风湿性关节炎活动期多见此证。"汗多则表阳开，身痛则表邪郁，表阳开而不解表邪，其为风湿无疑"，制方用药宜性偏寒的祛风湿药，如络石藤、忍冬藤、豨莶草、桑枝为主体药。关节热肿配石膏、知母；上肢疼痛为主配桑枝、姜黄、羌活、秦艽；下肢疼痛为主配川牛膝、木瓜、薏苡仁、黄柏；肢麻配豨莶草、姜黄、当归、鸡血藤、蜈蚣。

（四）验案示例

1. 化湿畅中治湿温案　吴某，男，56岁。2013年7月30日以脘痞纳呆，午后发热1周为主诉就诊。1周前始觉午后发热，头重身困，胸脘痞闷，纳呆不知饥，在当地医院以感冒、消化不良治疗，症状未减，午后体温在37.6～38℃之间，困倦乏力，口淡，口干不欲饮，面色淡黄，舌苔白滑，脉濡数。证属湿温，邪在气分，湿重于热。治法：化湿畅中，兼以利湿。方用吴鞠通三仁汤化裁：杏仁12g、白豆蔻6g、薏苡仁30g、半夏12g、厚朴10g、枳壳15g、石菖蒲10g、黄芩10g、滑石30g、通草5g、竹叶10g，6剂。日1剂，水煎早晚服。患者服3剂后热退，胸闷、脘痞闷好转，有饥饿感，困倦乏力减轻，服完6剂后症状消失。

2. 清热祛湿通络治风湿热痹案　刘某，男，13岁。2013年6月10日其母陪诊。双下肢膝关节肿痛20余天，发病前因淋雨后出现全身不适，继而双下肢膝关节肿痛、灼热，行走活动时疼痛明显，出汗多，午后发热，在当地县医院住院治疗，诊断为急性风湿热，治疗后热退，关节疼痛有所缓解。C反应蛋白阳性，血沉22mm/h，患者家属拒绝用激素，出院求治中医。见患者双膝关节肿胀，轻度压痛，但活动不受限，诉活动时疼痛，有灼热感，出汗多，全身肌肉酸楚，饮食正常，舌红苔黄腻，脉濡数。属风湿热痹。辨证：湿热滞经入络，蕴郁关节。治法：清热利湿，宣痹通络。方药以《丹溪心法》加味二妙散化裁：黄柏12g、苍术10g、川牛膝15g、当归10g、豨莶草20g、石膏30g、络石藤20g、忍冬藤30g、薏苡仁30g、桑枝15g、木瓜15g、炙甘草5g，6剂。水煎早晚服。嘱：药渣中加花椒15g、天南星20g、芒硝6g包煎，热敷关节。6月17日二诊：

关节红肿疼痛明显减轻，出汗减少，全身不适，肌肉酸楚消失，舌红苔黄，脉濡数。上方去石膏、忍冬藤，加川芎 12g、刘寄奴 15g、索骨丹 15g，12 剂。水煎早晚服，服 6 剂停 2 天。7 月 2 日三诊：关节肿胀疼痛消失，活动无明显疼痛，C 反应蛋白阴性，血沉 16mm/h。已入学。

五、健脾利湿组方法

针对水湿而设，以健脾益气与淡渗利湿的药物为主体配伍组成，具有补脾益气，输泄水湿的作用。

（一）适应证

适用于脾虚不能制水的水肿、臌胀等病证。

（二）证态机理与施治

湿为水之渐，水为湿之极，二者同源异类，其生成皆与脾有关。脾为湿土之脏，具制水之职，若脾虚不胜湿，轻则湿不化为痰为饮，重则湿聚水停为肿为胀。若只补脾而不利水，聚水难输泄；若只利水而不健脾，水虽暂去旋踵而生，施治之要，补健脾气与疏利水湿并驾齐驱。

（三）组方遣药配伍法

水肿其治在脾，以补健脾气药，如黄芪、党参、白术、茯苓等复脾健运，御水邪之泛滥，配猪苓、泽泻、车前子、白茅根等渗湿利水药输泄水湿，使水有去路。肺为水之上源，治节水液，若面身四肢悉肿，上气喘急，为水泛高源，肺失治节，配桑白皮、生姜皮、陈皮等宣肺利水，所谓"上源清则流自洁"。此外，水湿为病水阻气、气滞水，"气与水本属一家，治气即是治水"（《血证论·阴阳水火气血论》），尤其在臌胀、腹水中气不疏水，肿与胀生，故须配大腹皮、厚朴、青皮等行气药使气行水行。

（四）验案示例

1. 健脾化湿治脾虚水肿案 袁某，女，48 岁。2015 年 3 月 6 日以水肿 1 个月为主诉就诊。患者 1 个月前因劳累后逐渐出现颜面肿胀，双下肢浮肿，午后明显，倦怠乏力，不思饮食，腹胀，便稀，体形微胖，小便少，面色萎黄，颜面浮肿，双下肢胫部中度压凹性水肿，查尿常规、肾功能、心电图正常。舌淡舌体胖，苔白滑，脉濡。辨证：脾不制水，肺失治节。治法：健脾利水，宣肺清源。方药：黄芪 30g、白术 15g、茯苓 15g、泽泻 15g、桑白皮 15g、大腹皮 15g、陈皮 10g、生姜皮 15g、冬瓜皮 30g、车前子 15g、白茅根 30g，7 剂。水煎早晚服。3 月 13 日二诊：水肿消失，困倦乏力明显减轻，但食后饱胀，纳差，饮食不慎则便稀，舌淡苔白腻，从补气健脾，化湿消胀治疗。方药：党参 20g、炒白术 15g、砂仁 5g（后下）、苍术 10g、厚朴 12g、大腹皮 10g、木香 10g、陈皮 12g、肉豆蔻 10g、薏苡仁 30g、炙甘草 6g，7 剂。水煎早晚服而愈。

2. 健脾利水治臌胀腹水案 刘某，男，68 岁。2015 年 3 月 10 日以"腹渐胀大，伴双下肢胫下浮肿 3 个月"为主诉，由家人陪同就诊。有乙肝后肝硬化病史 6 年，近 2 个月腹部逐渐胀满肿大，不思饮食，双下肢浮肿，小便不利，在某三甲医院住院诊断为"乙肝后肝硬化腹水，低蛋白血症"，治疗月余，抽取腹水 2～3 天后又出现腹水，随出院中医治疗。患者消瘦，面色㿠白，腹部膨隆，按之如囊裹水，腹壁及项部见血管怒张，胸腹胀满，畏寒，小便短少，大便溏，舌淡苔白滑，脉沉滑。辨证：脾虚湿聚，气滞水壅。治法：健脾利水，行气消胀。方药：黄芪 30g、生晒参 10g、白术 15g、茯苓 15g、泽泻 15g、猪苓 12g、厚朴 15g、大腹皮 15g、冬瓜皮 30g、鳖甲 20g、丝瓜络 30g、川牛膝 15g、车前子 15g，12 剂。水煎早晚服，服 6 剂停 2 天。3 月 28 日二诊：腹胀减轻，下肢浮肿明显消退，小便量多，大便不成形。精神好转，舌淡苔白滑，脉濡缓。上方去丝瓜络、川牛膝、泽泻、车前子，加熟附片 15g（久煎）、当归 12g、青皮 15g、木香 10g、砂仁 5g（后下），18 剂。水煎早晚服，每服 6 剂，停 2 天。5 月 20 日其子代开药，诉：服上药后腹胀大明显好转，始有精神，回老家后以上方又服 10 剂，能干轻活，以 3 月 28 日方去附片，加泽兰 15g、益母草 15g，12 剂。隔日 1 剂，水煎服。

六、温阳利水组方法

针对阳虚水泛而设，以温补肾阳药与利湿药为主体配伍组方，具有温肾阳、助气化、利水湿的作用。

（一）适应证
适用于肾阳虚寒，蒸化无权，气不化水的水肿、痰饮、膏淋、白浊等病证。

（二）证态机理与施治
肾主水，依赖肾阳的气化总司水液代谢，若肾阳虚寒，不能化气行水，水湿停聚为肿为饮，小便不利。临床中肾阳虚不化气行水的水肿、痰饮与脾气虚脾不制水的水肿、痰饮区别在于：前者有畏寒、神疲等阳虚虚象，后者有腹胀、体倦等气虚状态。且肾阳虚水肿往往是在脾气虚的基础上发展而来，临床肾阳虚气不化水与脾气虚水湿不运常同时存在，所谓肾主水，脾制水，施治温肾阳与健脾气相兼。

（三）组方遣药配伍法

以温肾阳，助气化的附子、桂枝或肉桂等药为主振奋肾阳，恢复肾化气行水功能，配黄芪、党参、白术、茯苓等健脾利水药，发挥其输转水湿之功。水湿运行依赖三焦为通道，若水肿、小便不利，下肢肿胀明显，可配泽泻、冬瓜皮、车前子、白茅根利水渗湿，疏通三焦水道。若少阴心肾阳衰的痰饮、水肿、心悸配干姜、人参振奋心肾之阳；若肾虚寒水射肺的痰饮、胸闷、咳嗽配半夏、茯苓、细辛、五味子、苏子温化痰饮。

（四）验案示例

温阳利水治心肾阳虚水肿案　刘某，男，68 岁。2014 年 9 月 6 日初诊。浮肿气短 3 年，加重 1 个月为主诉，3 年来以冠心病、肺源性心脏病多次住院治疗，1 个月前出现浮肿、心悸、气短，在某医院诊断为慢性心力衰竭、冠心病，治疗两周病情缓解。出院后浮肿复发，心悸气短，气喘不能平卧，咳白稀痰，畏寒肢冷，小便少，见患者颜面浮肿，口唇发紫，舌淡苔白，舌边有齿痕，脉沉细。证属少阳阳衰，水湿泛溢，有阳脱之危，急急温阳利水。方药：熟附片 12g（久煎）、人参 10g、肉桂 5g、干姜 10g、茯苓 15g、白芍 12g、白术 15g、沉香末 4g（冲）、苏子 10g、葶苈子 15g、车前子 15g、炙甘草 6g，6 剂。水煎早晚服。9 月 13 日二诊：颜面浮肿消退，下肢肿胀减轻，小便利，心悸气短好转，夜寐不安，原方去苏子、葶苈子，加生龙骨、牡蛎各 30g，继服 6 剂。9 月 20 日三诊：浮肿消退，心慌减轻，夜能安寐。

七、渗湿利水组方法

针对水湿壅盛而设，以淡渗利湿药物为主组成，具有渗利水湿、利水消肿、通淋消肿泄浊等作用。

（一）适应证

适用于水湿壅盛于里之水肿、癃闭、泄泻等病证。

（二）证态机理与施治

膀胱为太阳之府，"州都之官，津液藏焉，气化则能出矣"，当太阳表邪入府，或水湿潴留体内，下阻膀胱气化，中滞脾胃运湿，三焦壅郁，水道不利，便发水肿、癃闭。治之渗湿利水，疏利三焦水道，开凿决都，使水湿外排。

（三）组方遣药配伍法

以甘淡渗利水湿的猪苓、茯苓、泽泻、薏苡仁、赤小豆、冬瓜皮为主，渗利水湿，疏通水道。若水湿泛表，内外合邪，配伍桑白皮、连翘、生姜皮宣散水湿；若湿阻气机，脘腹胀满，配行气消胀药如陈皮、大腹皮、木香等使气行水行；若湿滞中满苔腻者，配白术、苍术等燥湿健脾气；膀胱气化不行，小便少配桂枝或肉桂助膀胱气化，如五苓散；若水湿化热配黄芩、滑石，清热利水；伤阴配阿胶、麦冬以育阴利水。

（四）验案示例

渗湿利水治水湿壅聚水肿案 吴某，男，54 岁。2015 年 6 月 5 日初诊。浮肿 2 个月，加重 1 个月。两月前先见脘腹胀满，不思饮食，继之出现浮肿，双下肢肿甚，在咸阳市某医院住院诊断为中度贫血、水肿，治疗 3 周，困倦好转，但双下肢肿胀无变化，小便少。见患者面色㿠白，双下肢胫以下肿胀明显，踝关节处按压可没指，足肿不能履鞋，舌淡苔白滑润，脉沉缓。辨证：水湿壅聚，气化不行。方药：黄芪 30g、白术 15g、桂枝 10g、猪苓 10g、泽泻 15g、冬瓜皮 30g、大腹皮 15g、桑白皮 15g、木香 10g、车前子 15g、白茅根 30g，12 剂。水煎早晚服。6 月 19 日二诊：水肿消失，小便增多，但困倦乏力，始觉恶寒，舌淡苔白，脉沉细缓。改补气养血，健脾利水。方药：黄芪 30g、白术 10g、桂枝 10g、当归 12g、川芎 12g、白芍 15g、巴戟天 12g、茯苓 15g、泽泻 15g、陈皮 10g、大腹皮 10g、炙甘草 5g，7 剂。水煎早晚服，以善其后。

第七章

治风法与临床制方用药

治风法是针对风邪引起疾病所采用的治疗方法，以疏散外风与平息内风药为主体配伍组方，具有疏散外风、平息风阳、清化风火、息风止痉等作用。适用于自然界风邪侵袭肌表的外风病证及肝脏阴阳失衡，风阳内动，风痰窜络等具有风象特征的内风病证。

与风相关联的复合证有：风痰证，制方构建祛风与化痰并用；阴虚风动证，滋阴与息风同施，详见下述相关内容治方配伍。

第一节　治风法简述

治风法适用于因风致病。风病有内风、外风之别，外风证是自然界风邪侵袭肌表引起的病证，《素问》曰："其在皮者，汗而发之。"治疗以发表散风邪为法，"因其轻而扬之"，用药宜辛散轻扬，散风邪外出。与此同时《内经》将具有眩晕、震颤、抽搐、麻木等风象特征的病变归于因风致病，后世称为内风病，"诸风掉眩，皆属于肝"（《素问》），认为"风气通于肝"，与肝脏阴阳失衡、肝风内动有关。

然而《内经》之后至唐宋之前治风将感受外风与肝脏失衡的内风混为一谈，治以疏散为法，如东汉张仲景对太阳中风用桂枝汤辛温发汗，调和营卫，《金匮要略》中虽立"中风"专篇，但治风执一疏散。隋唐延至宋代，医家们创制了诸如侯氏黑散、大小续命汤、秦艽散等祛风方剂治疗中风，追其立法渊源，仍囿于《内经》"肉不坚、腠理疏，则善病风"（《灵枢》）的虚邪客身说，治风从外风论治。

金元以降，逐步认识到内风（中风病）与外风无关，治风不能滥用外风法一概疏散，如刘完素提出"热为本，风为标"的观点，"将息失宜，而心火暴甚，肾水虚衰，不能制之，则阴虚阳实"（《素问玄机原病式》）的内风发病学说，李东垣据《内经》"真气去，邪气独留"论，认为中风"非外来风邪，乃本气病也……气衰者多有此疾"（《医学发明》），朱震亨立说"中风大率主血虚有痰，治痰为先，次养血行血"（《丹溪心法》），并提出"湿土生痰，痰生热，热生风也"。此刘、李、朱以火、气、痰论内风的学说被后世称为"三子之论"，使内风治疗脱离了外风疏散治法。张介宾立"内伤积损"论，重视标本治疗，主张"填补真阴，以培根本""则真阴复而假风自散矣"（《景岳全书》）。

清代王清任治中风主张"审气血之荣枯，辨经络之通滞"（《医林改错》），俞昌立"润以滋枯"论，叶天士洞察病源，提出"精血衰耗，水不涵木，木少滋荣，故肝阳偏亢，内风时起"（《临证指南医案》）的论点，提出"滋液息风，濡养营络，补阴潜阳"等治风思路。张锡纯治中风遥承《内经》"气血并走于上"之说，制镇肝熄风汤、建瓴汤等刚柔相济，潜阳息风之剂，被后人延用至今。

总之，疏理内外风之治，举凡外风伤人，邪在卫表、经络、肢体为主，治宜疏散，宋代之前立论与方药颇多；内风之变，在脏腑气血阴阳失调，具有风象的病证，风气通于肝，内风以肝脏阴阳失调为病变中心，肝阳暴亢冲心犯脑出现昏迷病涉于心；风阳化痰窜络出现偏瘫病变，前人有云"中风非风"，实指内风为脏腑变病，非受风邪所致，治疗总以调治肝脏、阴阳平衡为重点，病涉神志、涉肌体经络者多从风痰调治。

第二节　治风法临床制方思维

一、风病具风象特征，治风病内外有别

风邪致病具风象，其一，风性数变，来去迅速，聚散无常，引起的疾病变化多端；其二，风为天之气，风邪流动易摧高位，易犯头及肢体，可引起头面、肢体疼痛、麻木，或游走不定疼痛；其三，风气通于肝，内风病变以肝脏阴阳失衡，变动化风为主，如眩晕、抽搐、震颤等具有风象易动特征的状态，故辨识风病不论外风还是内风皆以风象为诊断依据，治疗要掌握外风宜疏散、内风宜平息的治疗原则。

二、外风当宣达经气，散风要多邪兼治

外风犯人病多在经，风主开泄，打开人身皮毛腠理侵入机体，治疗宜宣

达经气，然"风邪不能独伤人"，风犯人体多夹寒带湿侵犯阳经。头为诸阳之
汇，犯首阳经不宣通，见头痛、面瘫；侵犯肢体肌肉关节以疼痛为主；风窜皮
而作痒，风与寒湿或风与湿热凝滞经脉，日久滞血，风湿瘀并存，故而治外
风为病不可单疏散风邪，要多邪兼治。夹寒辛散温通，寒盛"大辛大热释寒
凝"，带湿辛温燥剂除寒湿，风兼热清热宣通，风湿久留多夹瘀，辛散必兼化
瘀通络。

三、治外风要调营卫，治内风当滋肝肾

外风病证的发生与营卫空虚有关，如《内经》所言"肉不坚，腠理疏，则
善病风"（《灵枢》），在"腠理疏松"、营卫空虚的体虚因素下外风乘虚而入，
此外，风可燥血，寒可凝营，皆伤营卫，故外风疏风当调补营卫，营气不畅的
疼痛、麻木又当宣泄营血通经络。内风病证的发生与肝脏阴阳失衡最相关，
肝为风木之脏，体阴用阳，当肝阴亏损、阴不恋阳，肝阳动变则化风，如眩
晕、热惊风、中风、震颤等。平内风化风阳，当先滋补肝肾，使阴充阳潜风阳
可息。

四、内风有标本缓急，平风阳权衡标本

如上所述，内风发于脏腑阴阳失衡，治有标本缓急，若以虚与实辨标本，
前因阴虚为本，后果阳亢为标，在肝肾阴虚与元阳化风的关联动态变化中，若
疾病处于肝肾亏损，元阳时有萌动化风者，当滋补肝肾兼平潜风阳，标本兼
治；若肝阳有暴动之势，头痛剧烈，或热极生风，时有抽搐者急则治标，前者重
镇平潜肝阳化风火，后者急凉肝息肝风，当病势缓后滋阴潜阳或滋阴息风缓
图治本。

五、风阳可夹痰滞络，化风阳治痰通络

内风有风阳、风火、风痰之变，病性多属热，起病可风动窜经络。此与外
风多兼寒，发病邪在经不同。肝为风木之脏，植根于肾水中，若"水不涵木，木
少滋荣，故肝阳偏亢，内风时起"（《临证指南医案》），肝风内动，风阳上旋时头
晕目眩、眩晕；若肝木化火，风火相煽者面赤头胀剧痛；风卷痰窜经络可见半
身不遂；发热性疾病热极生风可发惊风。化风阳风火治疗总宜平肝息风；风
痰入络者化痰通络。

论风之治，外风治经，内风治络只是言其大略，外风在久病邪羁也入络；

内风在肝阳化风生热者病也在经,只在风阳化痰、风痰窜络有肢体偏瘫者可谓病入络,治在化痰通络。

第三节 治风法临床应用注意事项

一、依风象辨析风病,守病机辨证精准

风具春木之性,风邪致病特点,内风善行,外风易动,尽管风病复杂而多变,依据风象特征可辨清内外风。外风在经,日久可涉络;内风在脏,阳化风火也涉经,且外风多夹寒带湿,久兼瘀也可化热;内风产生于脏腑阴阳失调,化风有风阳、风火、风痰,带瘀窜络之变。治疗要分内外,守病机,辨证宜精细,外风辨邪在肌肤经络及风邪之所夹、营血之盈亏;内风辨肝肾阴虚阳亢之所偏、风阳之变动。以风象判风病,厘清正与邪的相关性。只有辨证精细,用药才可精准。

二、治风药各具特性,选风药用利避弊

疏散外风药辛散疏风性多温燥,宜于风寒外袭者,但过用易伤津助火,对于津液不足或阴虚者用之宜慎,亦可少佐滋阴之品以佐制燥性;平息内风药中重镇潜阳之品如龙骨、石决明、赭石等重镇伤胃;滋补肝肾药如熟地黄、山茱萸、鹿角胶多腻重滞脾,用时配健胃助运之品为妥。

三、熟悉治风药性能,掌握用量与用法

外风宜疏散,用药以升浮走经药为主,用量宜轻,不宜久煎;内风宜平潜,用药以沉潜滋补、平肝风药为主。治风药性能与用量临床差异较大,要熟悉其性能与用量。如重镇平肝药石决明、珍珠母、生龙骨、生牡蛎等常规用量掌握在 15～30g,量少则无功;羚羊角磨汁或研粉服;玳瑁宜炮制不生用;息风通络药如全蝎、蜈蚣有毒性,煎服量全蝎最多用 5g,蜈蚣 2 条,冲用 1～2g。煎服也有讲究,重镇平肝药如龟甲、生龙骨、牡蛎因质重而难煎出味,多宜打碎先煎,钩藤宜后下,以免煎时过久降低药效,独活、荆芥、防风、羌活等含挥发油,均不宜久煎。

第四节　治风药的临床选择与应用

治风药根据外风与内风的不同，分为疏散外风药与平肝息风药。祛外风药多味辛性散，有走表散邪治受风外感证的，有走经散通治风湿痹痛的，此处介绍后者，按功能特性分而论之。

长于祛风湿、止痹痛的治风药辛温宣散且可走表，如羌活、独活、防风、秦艽、细辛、藁本、白芷、辛夷、苍耳子等，其中羌活善治上肢痹痛及太阳头痛，独活善治身半以下风湿痹痛、腰痛。防风、秦艽为风药之润剂，祛风而不燥，防风祛风胜湿止痛，善治风寒、风湿头痛、行痹及皮肤痒疹，秦艽祛风止痛，通络舒筋，主治风湿疼痛，筋脉拘急，并能退虚热而治骨蒸潮热；细辛、藁本、白芷、辛夷、苍耳子均发散风寒，祛风湿止痹痛，细辛善治少阴头痛、牙痛，且能温肺化饮止咳，藁本善治偏正头痛、颠顶头痛，白芷善治阳明头痛、眉棱骨痛、牙痛、鼻渊头痛，且可消肿止痛，辛夷、苍耳子均散风通鼻窍治鼻塞流涕，苍耳子治鼻渊又发散治风湿，也可用于皮肤痒疹。

长于舒筋活络的治风药辛散走经入络，性多偏寒凉，药如木瓜、威灵仙、桑枝、桂枝、伸筋草、透骨草、海风藤、络石藤、白花蛇、乌梢蛇、穿山龙等。木瓜酸温气香，入肝舒筋活络，善温通湿痹治关节肿胀，且醒脾和胃治夏月伤暑吐泻。威灵仙性温通利，通经达络，善治风湿痹痛风邪偏胜、游走疼痛、拘挛掣痛、风湿腰背疼痛（配千年健、伸筋草、片姜黄、木瓜），且长治痛风，又消痰滞，治痰停胸膈呕逆喘咳，行气化滞，治妇女气血凝滞腹痛。桑枝、桂枝都可走经通络，治风湿痛，二者可联合配用，但桂枝性温，偏温通血脉、温化痰饮，且可散风寒；桑枝性平，祛风湿通经络，常用于四肢麻木，拘挛疼痛。伸筋草、透骨草、海风藤、络石藤皆可祛风湿、通经络；伸筋草、海风藤性偏温，伸筋草常用于风痹腰膝冷痛，关节屈伸不利，皮肤不仁，海风藤祛风湿、通经络，用于风寒湿痹、筋脉拘挛疼痛；透骨草长于治风湿筋骨疼痛，又软坚化结治积聚痞块；络石藤苦微寒，擅治风湿筋骨酸痛，配忍冬藤等可治风湿热痹，且可凉血消肿，治痈疽肿痛配皂角刺、乳香。白花蛇、乌梢蛇皆祛风通络，白花蛇有毒，治中风伤湿、肌肉麻痹、风湿瘫痪、头风头痛，关节疼痛配制天南星；乌梢蛇功同白花蛇，无毒药力较缓，且可止痒。穿山龙舒筋通络，活血止痛，是民间常用于治风湿痹痛、腰腿疼痛的草药。

长于祛风湿强筋骨的治风药走经且入肝肾，药如五加皮、桑寄生、狗脊、千年健等，主治风湿痹痛而筋骨不健、腰酸痛、筋骨痿软等。其中五加皮祛风胜湿而强筋健骨，治感受风湿而筋骨软弱无力者，且可利水消肿，治水肿；桑寄生是具有补肾、强筋骨作用的祛风湿药，主治风湿痹痛肝肾亏损，又养血利关节且可安胎。狗脊长于补肝肾、强腰膝，治风湿日久，腰膝痹痛、足膝无力者。千年健祛风湿、强筋骨，常用于风湿痹痛、背痛、关节酸痛、手足拘挛麻痹等。

平息内风亦称为平肝息风药，性多偏凉，分别具有平肝息风、平肝潜阳、息风止痉的作用，分而论之。

长于平肝息风的药物有天麻、钩藤、白蒺藜、夏枯草等。其中天麻为治肝风内动之要药，虚实皆宜，凡肝经风阳上亢的眩晕、痉挛抽搐、肢体麻木、半身不遂等都可用，尤以眩晕最为多用；钩藤性微寒，平肝息风兼清肝，长治肝热头痛头晕目眩及惊痫抽搐；白蒺藜平息风阳兼疏肝，善散肝经风热治头目眩晕、目赤、瘙痒，胸胁不舒、乳汁不通，《古今医案按》载"治心情郁结之阳痿"供临床参考（其文曰："白蒺藜一名旱草，能通人身真阳，炒香为末，每服三钱，治心情郁结之阳痿甚效"）；夏枯草清肝热而又散结，治肝经风热郁火、肝阳上亢的头痛目眩及瘰疬、肿瘤等。此四味药皆有降压作用。

长于平肝潜阳的药有龟甲、石决明、牡蛎、龙骨、赭石、磁石、白芍等，此类药重镇潜降，具有潜阳息风作用，多用于阴虚阳亢头晕目眩之证。其中龟甲甘咸而寒，长于滋阴潜阳，长治阴虚阳亢头目眩晕、骨蒸劳热；石决明咸寒质重，平肝潜阳兼凉肝泄热，治肝阳上亢头眩晕，且退翳明目治目疾；牡蛎平肝阳兼软坚散结，治瘰疬、肝脾肿大，煅用收涩治虚汗；龙骨平肝阳兼重镇安神，治神志不安，煅后性涩可治多汗、遗精等；赭石平肝潜阳兼重镇降逆、平喘、止血，治肝胃气逆不降的嗳气、呃逆及吐衄、出血；磁石质重性寒，镇肝潜阳，纳气平喘，治肾虚耳鸣、头目眩晕、肾不纳气的气喘；又白芍平肝兼敛阴，平抑肝阳，缓急止痛，治血虚、盗汗、胁痛。

长于息风止痉药有羚羊角、地龙、蜈蚣、全蝎、僵蚕等，治肝风内动的痉厥、抽搐。其中羚羊角咸寒，长于凉肝息风止痉，且明目、散血、解毒，治热盛动风、肢体痉挛抽搐及肝阳上亢眩晕、肝火炽盛头痛目赤；地龙清热息风止痉，兼通络、平喘、利小便、降血压；蜈蚣、全蝎祛风止痉，其中蜈蚣毒大力猛，止痉力强，且通经络治风湿痹痛、顽固性头痛；全蝎毒小力缓，兼治偏正头痛，风湿痹痛；僵蚕无毒平和，兼疏风泄热化痰，治头痛目赤。

第五节 治风法临床制方

一、祛风止痛组方法

针对风邪侵袭经络肌肉的疼痛而设，以辛散祛风、通利经脉药为主组成，具有祛风胜湿、疏通经脉、调畅营卫作用。

（一）适应证

适用于风邪侵袭人体头面、肢体、经络的病证，如偏头痛、风湿痹痛等。

（二）证态机理与施治

外风有风邪浅在皮毛的外感表证，有侵袭人体头面、肢体、经脉的风湿痹痛证，表证宜汗解，此处只论风湿痹痛证。风为阳邪，为天之气，来去疾速，头居高位，风易摧之，受风则头痛；风主开泄，受风腠理开泄，风邪破腠入经。风不能独伤人，多夹寒带湿侵犯肢体经脉，致经脉凝滞而为病。施治宜祛风止痛为法，但风有在头面、在四肢的不同，亦有夹寒带湿之偏重，具体制方配伍有所不同。

（三）组方遣药配伍法

以辛温疏散药如防风、羌活、独活、川芎之属为主体药，若风寒犯头，阻遏头面阳经以头痛为主者，则配用白芷、细辛、藁本、川芎等辛散温燥、善走高位的祛风止痛药；上肢疼痛配羌活、姜黄、桂枝；下肢疼痛配独活、川牛膝、桑枝。若风湿滞于肢体经脉，身体沉重，以苍术、独活、羌活、川芎等辛燥祛风药为主，取"风胜湿、燥化湿"。感风日久，体虚汗出必有营卫空虚，配黄芪、白芍、当归调补营卫。风窜肢体由经入络，久痛不止者，配千年健、五加皮、白花蛇等祛风通络。风湿关节变形，伸屈不利多损及肝肾，当配桑寄生、杜仲、续断、木瓜、伸筋草等补肝肾而利关节。

（四）验案示例

1. 祛风通络治偏头痛案 张某，女，56岁。2009年5月10日就诊。患发作性头痛20余年，每因劳累、紧张即发作性剧烈头痛，部位不固定，甚时伴恶心，在某医院诊断为偏头痛，服用止疼药物可缓解。近2个月来每周发作1～2次，诱因不明，以前额及左侧疼痛为著，伴恶心，并有一过性视力模糊，近1周自觉面部肿胀，下肢浮肿，舌淡苔白腻，脉弦数。辨证：风痰阻络，水气不行。治法：祛风化痰通络，行气健脾利水。方药：川芎15g、白芷12g、制天南星 10g、天麻 12g、细辛 5g、蔓荆子 15g、蜈蚣 2 条、吴茱萸 5g、黄芪 30g、桑白皮 15g、茯苓 15g、车前子 15g、炙甘草 3g，7 剂。水煎早晚服。5 月 17 日二诊：头痛发作 1 次，症状很轻，20 分钟即过，颜面及下肢浮肿消失，但口干欲饮，舌淡苔白，脉弦数。上方去黄芪、桑白皮、车前子，加全蝎 5g、麦冬 12g、石斛 15g，7 剂。水煎早晚服。1 个月后电话约诊：头痛未发作。

2. 祛风温阳治类风湿关节炎案　　杜某，男，63 岁。2009 年 10 月 15 日初诊。患者患类风湿关节炎 10 余年，见指关节变形，蜷缩难伸直。自诉：近 1 个月来指关节疼痛难忍，晨起僵硬，活动后缓解，腰痛难屈伸，天气变化加重。翻阅此前 X 线诊断、风湿项目检查，均支持类风湿关节炎。辨证：风湿滞络，损肾伤骨。治法：祛风通络，温壮肾阳。方药：制川乌 12g（久煎）、威灵仙 15g、千年健 15g、伸筋草 15g、透骨草 15g、索骨丹 15g、狗脊 15g、蜈蚣 2 条、白花蛇 1.5g（研末吞服）、木瓜 15g、炙甘草 8g，12 剂。水煎早晚服，并以生南星 40g、生半夏 30g、䗪虫 20g、木瓜 20g、白芥子 10g 粉碎，用蜂蜜调成稠糊状，敷贴手指关节，纱布包，2 天换帖。10 月 29 日二诊：关节疼痛缓解，指关节晨僵减轻，全身有热感，腹痛减轻，上内服煎剂去制川乌、白花蛇，加淫羊藿 10g、骨碎补 15g，10 剂。隔日水煎服用。外用药改为花椒根 50g，水煎泡手指关节。1 个月后电话询问病情，告诉：关节疼痛大减，晨起稍有僵硬感，腰痛减轻，可下地干轻活。

二、祛风止痒组方法

针对风郁肌肤的痒症而设，以辛散疏风止痒药为主组成，具有祛风除湿止痒作用。

（一）适应证

适用于风搏肌肤的风疹、湿疹、荨麻疹等皮肤瘙痒病证。

（二）证态机理与施治

中医认为"痒自风而来"，皮肤痒病的发生往往是在营卫空虚的状态下风毒侵袭人体，与湿热相搏，内不得疏泄，外不得透达，郁于肌肤腠理之间发为湿疹、荨麻疹，瘙痒难忍，抓破流水。也有血虚风燥，见皮损增厚，瘙痒难忍者，如神经性皮炎、老年皮肤瘙痒症，施治亦当用祛风止痒。

（三）组方遣药配伍法

"无风不作痒"，以辛散疏风药如荆芥、防风、牛蒡子、浮萍、蝉蜕之属透散风毒外出。止痒当养血和营，配黄芪、当归、白芍、生地黄、川芎之属补调营卫；

若风与湿热相搏，抓破流水，配苦参、木通、薏苡仁之属清热利湿；痒甚者配地肤子、蛇床子、白鲜皮之属除湿止痒；中医又谓"治风先治血，血行风自灭"，见荨麻疹风团红痒，皮肤丘疹红痒，配生地黄、牡丹皮、赤芍之属凉血活血；皮损增厚、干性瘙痒者为血虚风燥，配熟地黄、白芍、麻仁、何首乌养血润燥。

（四）验案示例

疏风止痒治荨麻疹瘙痒案　王某，男，46岁。2009年4月6日初诊。自诉：全身皮肤反复出现风团疙瘩，瘙痒难忍3年，每到春季加重，近1周又出现上述症状，并腹痛，服马来酸氯苯那敏、特非那定、维生素C等药效果不显。见患者四肢、颈部、胸背布满片状风团疙瘩，色泛红，双肩前胸抓痕多处。舌红苔薄黄，脉弦数。诊断：荨麻疹（胃肠型）。辨证：风毒侵袭。治法：祛风止痒，养血和营。方药：荆芥10g、防风10g、黄芪20g、当归12g、川芎10g、白芍30g、赤芍15g、生地黄15g、白蒺藜12g、白鲜皮15g、浮萍10g、乌药15g、炙甘草6g，7剂。水煎早晚服。4月15日二诊：全身皮肤风团消失，稍有瘙痒，腹部不适，便稀，上方去赤芍、生地黄，加炒白术15g、陈皮10g，6剂。水煎早晚服，2010年6月前来诊治胃病，告诉：荨麻疹未发生。

三、祛风解痉组方法

针对破伤风而设，以祛风与止痉药为主组方，具有祛风止痉作用。

（一）适应证

适用于皮肉破损后风毒邪气从伤口侵入，引起破伤风，以局部或全身抽搐为特征的急性病。

（二）证态机理与施治

现代医学认为破伤风是感染破伤风梭菌而致，中医认为是"风毒"侵入人体皮肤破损处而发病。风性劲急，毒性猛烈，风毒邪气攻入皮破伤口，太阳、阳明经脉痉挛、拘急、颈项强硬、角弓反张等。皮肉破损后注射破伤风疫苗最关键，若未防治，发病后中医施治在祛风止痉，使毒散痉止。

（三）组方遣药配伍法

方药配伍当祛风与解痉并举，祛风散邪可用白芷、防风、蝉蜕之属；息风止痉用全蝎、蜈蚣、天南星、天麻之属。值得强调的是古人经验认为，汗出则痉势缓，出汗是风毒随汗外解的标志，故而可配荆芥、白芷辛温开腠，促使汗出。

（四）验案示例

平肝止痉治破伤风案（张觉人医案）　朱某，男32岁，1951年左脚掌被锈铁钉刺入约 4 分深，但出血不多，当晚回家用草药敷包局部，第三日忽感咀嚼不便，吞咽困难，颈部也觉不自由，当晚 10 点钟发生痉挛 1 次，至第四天痉挛次数增多，颈部、脊、腰均呈强直状态，由人介绍来所诊治……当将患者包扎草药除去，洗洁患部见伤口呈肿硬状态，即以玉真散敷撒伤部、包扎，另给药散 3 包，每包重 9g，命其回家用热黄酒调服，每隔 3 小时 1 包。次日由人抬来复诊：揭示伤口硬肿较昨日初诊时减退约 3/4，称服药 3 包后，痉挛次数大减，洗净患部后，仍以玉真散撒伤处包扎，仍给玉真散 3 包带回服用，至第三天来诊时伤部僵硬已完全软化平复，唯伤口尚未愈合，当即易以生肌收口药撒敷，吞咽已恢复如常，痉挛大为减少，发作时间延长，症势转轻缓，内服玉真散如前，唯每包减量为 6g，如此延续服用，计十二天而完全恢复正常。附方玉真散：白附子 320g，生南星（姜汁炒）、明天麻、羌活、防风、白芷各 30g，蝉蜕 90g，共研细末，贮瓶备用，不可泄气。

四、清化风火组方法

针对风阳上扰而设，以平息肝风、清化风火药为主组成，具有制止肝阳化风、风阳上扰的作用。

（一）适应证

适用于肝阳化风，风火上旋的头目昏胀，或头痛目胀，眩晕耳鸣，每因烦劳、恼怒而加重，颜面潮红等。临床上高血压初期，往往有此证候特征。

（二）证态机理与施治

肝为风木之脏，木得风而易动。内风的发生与肝阳有关，所谓"风气通于肝"，凡烦劳过度、七情过极、五志化火皆可激发肝阳化风火，出现肝风萌动、风阳上扰之象，施治清化风火，化解风阳萌动之势。

（三）组方遣药配伍法

"阳盛则热"，清化风火主要用菊花、钩藤、天麻、夏枯草之属清肝息风药，风阳萌动若因七情过极，肝郁化火引动风阳，见心烦易怒者配疏肝气、清肝火药，如白蒺藜、郁金、金铃子、栀子、薄荷之属。若烦劳过度，失眠少寐配夜交藤、酸枣仁、合欢皮之属。风火上旋易伤阴，也可少配生地黄、白芍等养肝阴以制肝阳。

（四）验案示例

清化风火治头昏失眠案 杨某，男，38 岁。2015 年 5 月 6 日以头昏失眠，发现血压高半年就诊。近半年因工作劳累，常熬夜，出现头昏目晕、心烦失眠、易怒、精力下降，并发现血压高。测血压 150/95mmHg，血脂、血糖正常，舌红苔黄，脉弦数。诊断为高血压。辨证：风阳上扰，心肝阳旺。治法：清化风火，平肝安神。方药：天麻 10g、钩藤 15g、夏枯草 10g、白蒺藜 15g、郁金 10g、栀子 10g、酸枣仁 15g、夜交藤 30g、龟甲 15g、白芍 15g、菊花 10g，12 剂。水煎早晚服，服 6 天停 2 天，继服 6 剂。5 月 20 日二诊：头昏目晕消失，睡眠好转，始觉有精神，多次自测血压：120～140/85～90mmHg，大便干，补诉有颈椎病史，颈部不适，守法治疗。调整方药：天麻 10g、钩藤 15g、白蒺藜 15g、菊花 10g、桑寄生 15g、葛根 15g、姜黄 12g、酸枣仁 10g、夜交藤 20g、龟甲 15g、白芍 15g、大黄 10g，18 剂。免煎颗粒，前 6 剂连服，后 12 剂每晚服。1 个月后见患者，诉：血压正常，眩晕未出现，睡眠正常。

五、平肝息风组方法

针对肝阳上亢而设，以滋阴、潜阳、息风药为主要配伍组成，具有平潜肝阳、平息肝风作用。

（一）适应证

适用于肝肾阴虚、肝阳上亢、阳亢化风的眩晕、目胀耳鸣、烘热面赤、或肢体麻木、昏晕欲仆、脉弦有力等。高血压危象或中风始发态者，往往表现为此证候状态。

（二）证态机理与施治

肝体阴而用阳，高龄之人肝肾易亏损，阴不敛阳，水不涵木，若烦劳过度，七情过极，可激发肝阳暴亢于上，化为风火。此证以肝肾阴虚为本，肝阳上亢为标，施治总宜标本兼治，用药如叶天士所云："上实下虚，法当介以潜之，酸以收之，厚味以填之"（《临证指南医案》），但当肝阳暴亢，风火上旋，时时有"气血并走于上"时，镇潜重于滋阴，急急治其标。

（三）组方遣药配伍法

"介以潜之"，用重镇潜阳药如龟甲、生牡蛎、生龙骨、石决明之属镇潜肝阳暴亢，配天麻、钩藤、夏枯草、菊花之属清化肝经风火。阳亢化风多缘于阴亏不恋阳，故配白芍、山茱萸、玄参、女贞子之属滋养肝阴，使肝由刚劲之质变为柔和之体，或配川牛膝引血热下行，以防气血上壅，眩晕肢麻者为风阳夹痰窜经络，配豨莶草、地龙等平肝通络。

（四）验案示例

平肝息风通络治顽固性高血压眩晕案 余某，男，55 岁。2009 年 8 月 6

日就诊。患高血压 8 年，通常服用美托洛尔、依那普利、吲达帕胺等降压药血压可降至 140/90mmHg 以内，近 1 个月工作劳累，心情抑郁，虽用药但血压仍在 140～150/110～100mmHg 之间，头目眩晕、心慌、失眠多梦、耳鸣如蝉，偶有肢麻，舌紫暗苔白腻，脉弦数。测血压 150/100mmHg；心电图提示：室性期前收缩；心脏 B 超示：动脉硬化。临床诊断：原发性高血压Ⅱ期，动脉硬化。辨证：阴虚肝阳上亢，风痰凝瘀阻络。治法：平肝息风，化痰通络。方药：龟甲 15g（先煎）、白芍 12g、磁石 30g（先煎）、天麻 15g、夏枯草 10g、桑寄生 12g、海藻 15g、川牛膝 12g、益母草 12g、地龙 10g、石菖蒲 10g、远志 6g，12 剂。水煎早晚服两周。8 月 20 日二诊，头昏晕消失，心悸好转，舌暗苔腻脉弦，失眠多梦存在，纳食差，测血压：135/90mmHg。上方去磁石、海藻，加酸枣仁 15g、豨莶草 15g，12 剂。水煎服，6 剂早晚服，后 6 剂隔日服。9 月 11 日三诊：服上药后停药 1 周，现心悸好转，偶有失眠，余无不适，测血压：136/90mmHg。

六、凉肝息风组方法

针对热极生风而设，以清热凉肝、息风止痉药为主组成，具有凉肝息风止痉作用。

（一）适应证

适用于热性病邪陷厥阴，引动肝风的高热不退，神昏谵语，手足抽搐，躁扰不宁等。

（二）证态机理与施治

肝为风木之脏，内寄相火。热病温热之邪内陷厥阴，阳热亢盛，风火相煽，横窜经络可形成热极生风证，临床见高热、神昏等阳热内盛之象，并有手足抽搐之风动，施治宜清热凉肝，平息肝风。

（三）组方遣药配伍法

热极生风，选凉肝息风药如羚羊角、钩藤、菊花、桑叶等清热凉肝、息风止痉。热为引动肝风始动因素，息风当清热，热有在气分、在营分的不同，配伍则殊别。热偏气分高热不退，汗多口渴，配石膏、知母、栀子等大寒泄热，热退风止；热入营分身热夜甚，时有谵语，配玄参、生地黄、莲子心、麦冬等清营凉肝，血凉风止。热耗津液，血不荣筋抽搐，配白芍、生地黄、木瓜、蜈蚣之属滋阴柔肝，舒筋缓挛；若热邪亢盛，灼津为痰，痰热上扰可使神昏窍闭加重，配清热化痰的竹茹、贝母、天竺黄等，或配合安宫牛黄丸之属化痰开窍醒神。

（四）验案示例

清热凉肝息风治高热抽搐案　董某，男，4岁。2015年4月16日以高热手足抽搐，在社区医院治疗两天热未退，手足仍抽搐，由家属送来校医院求中医治疗。见患儿面潮红，头热汗出，昏睡，体温38.5℃，咽充血，扁桃体Ⅱ度肿大，双肺呼吸音粗，未见啰音。其母诉：每当感冒发热体温达39℃就出现昏睡抽搐，往往午后体温升高，昏睡躁动不宁，舌红苔黄，脉洪数。诊断：上呼吸道感染，高热抽搐。证属气分热盛，引动肝风。治当清热凉肝息风。方药：水牛角片20g（先煎）、钩藤10g、菊花10g、天竺黄5g、全蝎2g、蝉蜕3g、石膏20g、知母10g、芦根12g、射干10g、炙甘草4g，6剂。水煎早晚服。4月27日二诊，其母诉：服3剂后热退身凉，未出现手足抽搐，食欲差，大便干，要求调理并预防感冒。方药：黄芪15g、黄精10g、白术12g、枳实10g、金银花6g、炒莱菔子15g，10剂。免煎颗粒，每日服1次，服20天。

七、滋阴息风组方法

针对阴虚风动而设，以滋阴柔肝药为主组成，具有滋阴养血、柔肝息风作用。

（一）适应证

适用于温病后期，真阴灼伤，虚风内动，手足瘛疭，神疲脉虚；或慢性病阴血虚少，血不养筋的虚风内动，筋脉拘急者；或手足麻木者。

（二）证态机理与施治

肝为风木之脏，体阴用阳，阴亏则阳亢化风。肝主筋，筋赖血以濡润。当热邪伤及阴血或虚劳阴血内耗，阴不滋潜肝阳，血不濡养肝筋，则形成虚风内动证，治病必求于本，息风必当滋阴，使阴血得充，风阳平息。

（三）组方遣药配伍法

根据阴虚风动的证候状态选用主药，如温病后期阴津耗伤，手足瘛疭者用龟甲、鳖甲等滋阴潜阳，配生地黄、麦冬、白芍、阿胶之属滋阴柔肝息风；慢病虚损，阴血亏少，手足抽动用滋阴养血药如龟甲、白芍、熟地黄、当归、黄芪之属配天麻、蜈蚣、蝉蜕滋养阴血息风；血虚肢麻不仁者可配当归、鸡血藤、蜈蚣养血通络；若有虚热者，可配白薇、地骨皮、知母清退虚热；若阴伤气耗汗多，配人参、麦冬、五味子（即生脉饮）兼补心气。

（四）验案示例

滋阴养血治产后体虚抽搐案　黄某，女，36岁。2017年8月10日就诊。

剖宫产后将养失宜，2个月后仍虚不经风，头目眩晕，下肢不自主抽搐，夜间明显，并有麻木感，失眠多梦，汗多，心慌气短，多处检查除有贫血外别无器质性病变，中医药治疗下肢抽搐未减，舌红少苔，脉沉弦。此证当属阴血亏虚，筋失濡养。治从滋阴养血，柔筋息风。方药：龟甲15g（先煎）、白芍15g、熟地黄12g、当归12g、人参10g、五味子10g、麦冬12g、煅龙骨30g（先煎）、煅牡蛎30g（先煎）、天麻10g、鸡血藤15g、蜈蚣1条，12剂。水煎早晚服两周。8月24日二诊：下肢抽动停止，头目眩晕好转，始有精神，出汗减少，但汗比常人多，面色红润，查血常规正常，舌淡少苔，脉弦细。治从益气养血，滋阴息风。方药：黄芪30g、当归10g、白芍15g、山茱萸15g、阿胶12g（烊化）、龟甲15g（先煎）、天麻15g、五味子10g、麦冬10g、浮小麦30g、砂仁5g，12剂。免煎颗粒，先早晚服6剂，后6剂每晚服。3周结束而愈。

八、息风止颤组方法

针对肢颤头摇而设，以滋肾充髓、平肝息风药为主组成，具有滋阴平肝、息风止颤作用。

（一）适应证

适用于帕金森病肢颤头摇、步态慌张、动作迟缓、反应迟钝等症状表现者。

（二）证态机理与施治

风性善动，凡动荡摇晃的病态都是肝风为病。帕金森病虽病发于脑，但头摇肢颤属风象，与肝风有关。老年高龄髓亏肝损，"脑散动觉之气，厥用在筋"（《存存斋医话稿》），风阳内动，筋脉失控。若以标本辨虚实，脑髓失充为本，风阳内动为标，施治宜标本兼顾，补肾平肝，使肾精充、肝阳潜，风静颤可止。

（三）组方遣药配伍法

滋肾充脑髓用鹿角胶、龟甲胶、熟地黄、山茱萸之属，也可配人参、黄芪、葛根等补后天以资先天，升发清阳使气化精。平肝化风阳用羚羊角粉、玳瑁、天麻、钩藤等。对震颤幅度大者重用钩藤30g、羚羊角粉0.6g（冲）很有作用，此外，脑髓空虚多有湿痰瘀滞留而脑髓不纯，所谓髓纯则风静，配石菖蒲、辛夷，或配麝香0.1g开窍纯净脑髓，震颤日久风多夹痰带瘀窜脑络，配蜈蚣、全蝎、僵蚕搜风通络有利于增强止颤作用。

（四）验案示例

息风止痉治疗震颤案 郭某，男，65岁。2017年10月10日由其女陪诊。

诉：近 3 年前出现手颤动，吃饭时颤动明显，近 1 年逐渐头摇动，情绪紧张时加重，步履缓慢，曾在县人民医院、陕西中医药大学附属医院诊治，诊断为帕金森综合征，住院治疗有所减轻，出院服用左旋多巴等药物初始有效，1 年后效果不显。见患者体瘦，手颤明显，头摇动，步态慌张，反应迟钝，诉有头晕，腰膝酸软，食欲差，舌淡苔白腻，脉沉细弦。证属精亏阳亢，风阳内动。治从滋肾平肝、息风止颤。方药：生地黄 15g、龟甲 15g（先煎）、白芍 15g、人参 10g、天麻 12g、羚羊角粉 1.2g（冲）、石决明 30g、钩藤 30g、僵蚕 10g、石菖蒲 10g、蜈蚣 2 条，10 剂。水煎早晚服，每服 5 天停 2 天。11 月 12 日二诊：服上药 3 周后肢颤头摇减轻，头摇轻微，可自己用竹筷吃饭，走路步态较前平稳，口干舌红，脉细弦。以上方去石决明，加玳瑁粉 4g、石斛 15g，制浓缩丸，3 个月量。4 个月后见其女，诉：病情稳定。

九、祛除肠风组方法

针对风邪内陷胃肠而设，以健脾厚肠、疏风胜湿药为主组成，具有补脾厚肠、散风除湿作用。

（一）适应证

适用于风邪内陷肠道的腹痛、腹泻及肠风脏毒的痔疮出血。

（二）证态机理与施治

风为六淫之一，不但侵袭卫表，也可内陷肠胃，引起胃肠病变。如脾虚受风，"风陷虚谷"可引起腹痛、腹泻。施治组方在健脾药中配风药如防风、白芷，取"风可胜湿"可见效；痔疮出血，中医认为是肠风脏毒，也常配风药胜湿并止血。

（三）组方遣药配伍法

因"风陷虚谷"的腹痛、腹泻，选用党参、白术、陈皮健脾厚肠，主配白芷、防风等风药疏风胜湿。肠胃寒而腹泻甚者配干姜、木香、乌药之属温中止泻。腹痛大便泡沫状是风陷肠道，用风药首推防风，"若地上淖湿，得风干之"腹泻可止。肠风脏毒出血（痔疮出血），用炒荆芥穗、防风等疏风胜湿、宽肠理气，并可配具有凉血且收涩作用的清肠止血药如槐花、槐角、侧柏叶、地榆之属。

（四）验案示例

疏风健脾治腹泻案 刘某，男，27 岁。2016 年 3 月 10 日以腹痛腹泻就诊。诉：6 天前穿衣单薄，外出风大，晚间发生腹痛、腹泻、腹胀，大便带泡沫，便前腹痛明显，伴肠鸣、头胀不适，服西药蒙脱石散、诺氟沙星等病情未缓解，舌淡苔黄,脉浮缓。诊断:肠易激综合征。证属:风陷肠道,湿滞气机。治从补脾行气,疏风止泻。方药:党参 15g、炒白术 15g、白芍 30g、陈皮 12g、白芷 10g、防风 12g、荆芥 10g、木香 10g、葛根 15g、砂仁 5g(后下)、炙甘草 5g,7剂。水煎早晚服而愈。

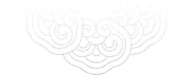

第八章

解毒法与临床制方用药

　　解毒法是解除蕴藏于人体内毒邪所采用的治疗方法。以解毒药为主组成方剂，具有消除毒邪对人体的损害，恢复机体功能的作用。适用于外源性感染毒邪和内伤滋生毒邪引起的病证。

　　毒是一种致病因素，传统意义上的毒大半指热毒，即"大热之盛谓之毒"，热极成毒，解毒以清热解毒为主，故方药书籍都将解毒归于"八法"之中的清法。但随着社会疾病谱的变化，人类生存环境的变化，医学生物模式的变化，人们对毒的认识也越来越深刻，"毒"致病越来越广泛，大凡传染性、感染性疾病及机体脏腑失调产生的病理产物，只要具备"毒"的特点，都用解毒来治疗。

　　与毒相关联的复合证有：正虚毒蕴证，制方构建解毒与扶正并用；毒瘀互结证，解毒与化瘀同施等。制方配伍见下述有关内容。

第一节　解毒法简述

　　中医对毒的认识源远流长，早在两千年前的《黄帝内经》中就有多处提到毒，不过当时的毒主要指药物的毒性、虫兽之毒和引起传染病的"疫毒"，如《素问》"五疫之至，皆相染易，无问大小，病状相似"，认识到疫毒具有传染性。隋唐对因毒邪致病的论述更为广泛，突破了六淫、七情发病学说，在传染病、热病中注重实体病源的预防与治疗，如孙思邈《备急千金要方》中提出井水消毒、空气消毒及用雄黄、朱砂等作为消毒药品，对痢疾、霍乱、疟疾积累了解毒经验，如《外台秘要》记载的黄连解毒汤、《备急千金要方》的犀角地黄汤等解毒名方至今应用于临床。

　　金元时期在内伤疾病中将情志不畅、五志化火、嗜食辛辣厚味助热化火作为火热毒内生的病因，以"火热论"饮誉医林的刘完素提出"六气皆从火化"论，提倡"亢则害，承乃制"理论，用双解散、凉膈散使"沸热郁结"疏泄解毒，"黄连解毒汤调之"(《宣明论方》)清解热毒。明清的医籍中逐渐出现火毒、脏毒、胎毒、湿毒等,《外科正宗》中记载的托里消毒散,可见论毒之广泛,将解毒法深入到内、外科火热疾病治疗中,尤其对疫毒有了接近现代医学的认识,如明代吴又可指出"夫温疫之为病,非风、非寒、非暑、非湿,乃天地间别有一种异气所感"(《温疫论》),并提出有疫气、疫毒、温疫、疫毒痢,创制了达原饮等治疗温疫的有效方剂,为解毒法治疗传染性疾病积累了一定经验。温病学家对外感热病创立卫、气、营、血辨治纲领,将解毒贯穿于卫、气、营、血发病阶段的治疗中。

随着人类社会的高度发展,生态环境的改变,诸如雾霾、工业废气、水源污染、食物中化学残毒、放射线及嗜烟等因素干扰人体功能,损伤脏腑组织,使机体内环境失稳引起的疾病也都视为因毒致病,所谓"物之能害人者,皆曰毒",可见因毒致病广泛性足以引起人们重视。毒作为病因,其概念已从外源性热毒、疫毒中延伸到广泛的病因领域,近现代提出的菌毒、水毒、尿毒基本是在邪极生毒的观点上提出的,尤其是体内邪极生毒,毒随邪来的认识,给解毒赋予新的概念。解毒法临床不只限于清热、泻火、凉血等,病性也不只是热性毒,尚有寒毒、湿毒、瘀毒、水毒等,故本章将解毒法从传统清热法中分离出来而另立解毒治法篇章。

第二节　解毒法临床制方思维

一、毒致病热随毒来,挫毒势毒衰热退

不论是外感温热毒邪(如传染性、感染性疾病的毒),还是内伤郁火结聚的内生毒邪,临床多具有发热的症状特征,如外感热病毒伤肺卫、疫毒从口鼻而入,皆热随毒来,身必发热,毒郁气分热势最盛,湿热毒邪热难速退,或热退又复热,或身热常不扬,热伏于阴分夜热早凉。治疗首先要退热,热退是毒衰的标志,热势盛者要用清热解毒重剂先挫败毒势,使毒衰热退。此外,温热邪毒致病传变迅速,变化多端,毒郁卫分也可"逆传心包",气分未罢也可入营入血,热毒入厥阴可引动肝风,肺疫毒先蛰伏肺之气络发热咳嗽,继而毒损血瘀呼吸衰竭。故而纵使其他治疗紧随其变也是以解毒为主线。

二、守病机审因论治,防传变后期保津

解毒要慎守病机,在毒盛时挫败毒势,防止传变,阻断病机逆转最为关

键。温热毒邪或疫毒致病，根据毒在卫、气、营、血不同的阶段应用解毒法，早期毒郁肺卫，顺其火热张扬之势透表解毒；热入气分壮热不退宜用大寒泄热，清气解毒；身热夜甚，时有谵语，舌绛发斑毒入营分，宜清营解毒；神昏谵语，吐衄发斑毒入血分，当凉血解毒；温热毒疫，火毒充斥内外，气血两燔，宜清热解毒凉血救阴，肺疫毒湿毒蕴肺，络损痰滞呼吸，治在清湿蕴、补气阴、调肺宣肃……根据不同病理状态采用不同解毒法逆转病势，阻止毒向纵深发展。温病后期毒邪衰退，重在养阴保津。湿热毒邪致病，湿遏热伏，缠绵难解，治宜清化湿热；湿温伏于膜原复来寒热，治宜芳香化浊，开达膜原。感染性毒聚为肿为结，治宜清热解毒，消肿散结；疮疡寒毒满肿无头，破溃后脓液清稀，治当温阳化毒。

三、毒犯机体滞气机，开气机毒随气化

气机运行是脏腑功能活动的基本形式，不论是外源性毒还是脏腑失调、内邪滋生邪盛为毒，毒一旦形成先滞气机，使气机郁遏毒聚不散，如外源性温热疫毒入里，毒伏气分，壅滞气机，身热不退；湿热毒邪缠绵难愈，其原因也是气机不宣展；毒伏膜原，郁滞少阳枢机，往来寒热；疫毒入肺，伏于肺络，肺气为之膹郁，气郁为热，热难速退，乙肝毒邪潜于肝，肝气郁滞不疏达胁胀不除，木郁则土壅，脾胃气机随之壅滞腹胀旋生。内源性毒邪的产生也多是在脏腑气机失调的前提下邪聚为毒，毒随邪生，毒形成后又郁滞脏腑气机，蓄毒与气滞互为因果，所谓"气郁则邪壅，邪壅则滞气"，使疾病加深加重。

毒致病郁滞气机是其病理特征之一，所以解毒要疏泄气机，开郁化毒。外源性毒以湿热郁滞气机最著，湿遏热伏，气机不畅，三焦不利，要芳香化湿开化气机，或疏利三焦通畅气机；疫毒伏肺络，气郁热难速退，重剂解毒的同时宣肃肺气开肺郁；疮疡肿毒毒聚滞气凝血，解毒与破气化瘀并举。内生邪毒往往以郁滞气机为先，所谓"毒随邪而生，邪壅盛则为毒"，要将开泄气机作为一个重要的治疗措施，使气机疏达，毒随气化。如肝硬化（臌胀）之气臌腹胀当先疏达气机，水臌水毒壅滞三焦，疏利三焦导水毒外出必当行气，使气行则水行。

四、毒损正恋邪不解，顾正气扶正解毒

不论是外源性毒还是滋生内毒，整个病理过程都存在毒损正气的病理环节，外源性毒受感因素往往是正气不足，所谓"正气内存，邪不可干""冬不藏

精,春必病温"。外感性毒具阳热之性,感后易劫阴伤津,气随阴耗,毒陷阴分,正虚恋邪不解,正邪胶着病难速愈。病至后期,阴津大亏更有"亡阴"之危,而内毒滋生也每在脏腑正气亏虚,功能低下的状态下邪盛毒生,毒留体内又在损伤正气,正不抗邪则恋邪不解。

由于毒犯机体以损伤脏腑、耗伤正气为代价,毒势的败退取决于正气的恢复程度。所以解毒要处处顾护正气,如外源性毒邪致病,疾病始终存在着劫伤阴津的趋势,毒在气分,热盛津伤,解毒的同时要注重养阴保津,所谓"存得一分阴津便有一分生机",病至中期后直劫肝肾精血,养阴重在补肝肾之阴。内毒滋生正必虚,邪盛毒生,要将补虚扶正、调补脏腑功能放在重要位置。一般而言,湿毒、水毒病发于阳气虚衰者,补虚多要补脾气温肾阳,而温热毒邪易伤阴,扶正偏重养阴生津,至于瘀毒伤气与伤血并见,扶正要照顾气血。

五、毒损正虚相关联,分清虚实辨标本

在毒损正气的病理过程中,正损与毒聚互为因果相关联,毒因正虚而愈盛,正因毒盛而衰弱,彼此的盛衰变化反映着疾病不同病理阶段的证候特征与进退变化。治疗当用标本理论辨识主次,确定治疗之缓急。外源性毒染早期以病因为本,症状为标,祛毒以病因治疗为主,症状治疗为次。症状剧烈时当急则治标,以症状治疗为主,在疾病中后期正气亏虚,毒恋不解,正虚与毒恋处于胶着状态,正虚为本,邪毒为标,当补虚与解毒并举,标本兼治。脏腑虚衰内毒滋生者,如水毒、尿毒,虽以正虚为本,邪毒为标,但当邪毒成泛滥之势时(如腹水、尿毒症)急则治标,破壅泄毒为急,当毒势衰减,脏虚正衰显露时,可于补虚解毒标本兼治,或重点补虚治本,使正旺抗毒,毒势衰败。

第三节 解毒法临床应用注意事项

一、毒易损阴耗正气,毒势衰减养气阴

外源性毒多具阳热之性,感毒易发热,阳热外泄损阴耗气;内毒滋生往往在脏腑虚衰、机体代谢顿滞的状态下邪聚成毒,故而毒犯机体不论是外源性毒还是滋生内毒,都有损伤正气的一面,不过前者以损阴耗气为代价,后者以脏腑气血阴阳亏虚为前提,故而解毒在毒势衰减时要不失时机地注意养阴益气,调补脏腑,使气阴恢复,脏腑功能正常。

二、解毒当把握分寸，以免寒凉遏气机

温热毒邪致病，初起以肺卫见症，治以辛凉疏散为主，未见壮热烦躁脉洪，不可重用、久用寒凉泄热，轻病重用寒泄可致凉遏冰伏，使阳证转阴。此外，苦寒药苦极化燥，化燥易伤胃，久用可致脾胃受损。故苦寒解毒要把握分寸，以解毒不伤胃为原则。若湿热毒邪入里，当首辨是热重于湿还是湿重于热，热重于湿者苦寒清泄为主，清热重于化湿，使毒随清去；湿重于热者，以芳香化湿为主，宜展气机，使毒随湿化。

三、治内毒兼调脏腑，阻断病势防逆变

如前所述，体内滋生毒邪与脏腑功能失调相关，解毒制方不可独进攻泻，要辨清毒的性质与脏腑的相关性，解毒要与调理脏腑功能相结合，如误食不洁食物中毒，燥湿解毒要与止呕、止泻相配合；糖尿病酮症酸中毒，解毒化湿要与调气机相配合；肝性脑病解毒在化湿浊，要与开脑窍相配合。若独进解毒、化毒、泄毒，必使脏腑顿滞毒难化，并使毒未除而正气损，正气虚病势易逆变，或旋生他邪，从某种意义上讲，调治脏腑在阻断病势逆转，促进疾病向愈，设堤防变。

第四节　解毒药的临床选择与应用

根据毒的性质与药物功能特性，解毒药可分为清热解毒、解毒抗癌、温化寒毒三类。

清热解毒类药：毒多具热性，因毒致病多具有发热的临床特征，故解毒与清热并称，称为清热解毒药。主要治疗温毒、瘟疫及疮疡疔毒等热毒引起的病证。药性苦寒，多入心、肝、肺、胃经，很少有入肾经者，究其原因可能与"肾无泻法"之说有关。药有金银花、连翘、紫花地丁、蒲公英、大青叶、板蓝根、败酱草、鱼腥草、大血藤、射干、山豆根、马勃、白蔹、漏芦、贯众、土茯苓、马齿苋、黄芩、黄连、黄柏等。金银花与连翘均能清热解毒，兼有清透散热作用，皆可治温病发热、疮痈肿毒等，但金银花甘寒而不伤胃，透散而功偏清解表热，又凉血治热痢；连翘苦寒，功偏清解胸膈里热，又可散结治瘰疬结核。紫花地丁与蒲公英作用相似，清热解毒常同治痈肿疮毒，唯紫花地丁凉血解毒作用强，为治疗疮要药；蒲公英功偏解毒散结消肿，兼散滞气、通乳窍，

为治乳痈要药,且常用治胃痛、急性胆道感染。大青叶与板蓝根作用相似,为清热解毒之要品,常治病毒性传染病,唯大青叶性偏于散,可治斑毒口疮;板蓝根性偏于降,善治头瘟、烂喉。败酱草、鱼腥草皆善解热毒、消痈肿,败酱草主治肠痈,有脓无脓均可用,亦治肺痈及其他肿毒;鱼腥草主治肺痈,兼能利尿,治水肿、热淋,现代亦多用于痰热壅肺。大血藤善消痈散结,为治肠痈之专药。射干、山豆根、马勃均解毒利咽消肿,常用于咽喉肿痛,射干降火解毒、散血消肿又可消痰,治咽喉肿痛及痰多喘咳者;山豆根解毒苦寒性大,宜于热毒较甚者,又可治齿龈肿痛,目前研究山豆根有神经毒性,用量不可超过10g;马勃解毒利咽尤宜于肺有风热者,外用可敛疮止血。治疗咽喉疼痛的还有桔梗、玄参,桔梗功主在宣肺化痰,也可治肺气不宣的咽喉肿痛,配甘草;玄参功主在滋阴降火,亦治火盛咽喉肿痛。白蔹解毒消肿长于散热结,治痈疮肿毒及痤疮,且生肌敛疮。漏芦消痈下乳,善治乳痈。贯众清热解毒,善治湿热疮毒,并能防治疫疬,且凉血止血而治妇女血崩。土茯苓利湿解毒,历来治杨梅疮毒,可用于痈肿疮疖、慢性疮疡、淋浊。马齿苋解毒滑肠,又能凉血消肿,主治热毒血痢及痈肿疮毒,唯性寒滑,冷痢及脾虚泄泻忌用。黄芩、黄连、黄柏均苦寒清热燥湿,亦为常用的泻火解毒药,黄芩清热偏于上焦,善清肺热,行肌表,解肌热,适用于肺热咳嗽,热痢,胆经湿热,并能降压、安胎,得柴胡退寒热,得桑白皮泄肺热,得芍药治下痢,得白术能安胎,若与栀子同用善除胸膈火热,与荆芥、防风同用又能清解肌表之热;黄连清热偏于中焦,善清心、胃之火,燥肠胃湿热、除烦热,对湿热痞满、呕吐泻痢、热病心烦、疮疡热毒等最为常用;黄柏偏于下焦,能泻肾火、除湿热,多用于阴亏火旺及下焦湿热疮毒。

临床用于肝炎病毒的清热解毒药有白花蛇舌草、半枝莲、半边莲、垂盆草、叶下珠、地耳草等,其中白花蛇舌草、半枝莲、半边莲、垂盆草具有抗癌作用。白花蛇舌草清热解毒、散瘀消痈、利尿通淋,治各种癌症、病毒性肝炎、尿路感染、肾炎浮肿。半枝莲、半边莲作用相似,均具清热解毒、抗癌、利尿消肿作用,治疗病毒性肝炎、癌症,半枝莲常用于消化道癌、肺癌;半边莲利水消肿作用优,最常用于肝癌、肝硬化腹水、水肿,并治胃癌、直肠癌。垂盆草清热解毒、消痈肿,常用于病毒性肝炎、黄疸及痈肿疮毒,亦用于抗癌。叶下珠清热解毒、止泻、明目,治病毒性肝炎、腹泻、痢疾、风火赤眼。地耳草清热解毒、活血消肿,用于病毒性肝炎、疮疖肿毒、肠痈。

解毒抗癌类药:大多数性偏寒凉,具有解毒抗癌、散结消肿作用,其中攻毒散结的抗癌药多有毒性。目前常用的解毒抗癌药除上述的白花蛇舌草、半枝莲、半边莲、垂盆草外，还有重楼、山慈菇、黄药子、藤梨根、白英、蛇莓、天葵子等。重楼、山慈菇均解毒消肿散结，治疗各种癌症及咽喉肿痛、疔疮痈肿，其中重楼且可止咳平喘、息风定惊，治支气管炎咳喘、小儿惊风抽搐；山慈菇治痈疽恶疮、黄疸、宫颈癌、食管贲门癌梗阻。黄药子解毒消肿，化痰散结，常用治胃癌、甲状腺肿，兼有止血止咳的作用，可治吐衄血、咳喘。藤梨根解毒消肿，清热利湿，常用治消化道癌症、风湿骨痛及黄疸。白英、蛇莓、天葵子清热解毒、散结抗癌，白英常用于肺癌、胃肠道癌症，且具有利尿消胀作用，用于湿热黄疸、腹水胀满；蛇莓用于各种癌症，并散结散瘀消肿，用于腮腺炎、毒蛇咬伤、瘀肿疼痛；天葵子用于鼻咽癌、乳腺癌、肝癌、膀胱癌等，且治乳痈、瘰疬。此外具有攻毒散结抗癌作用的药物有蟾蜍、蜂房、硇砂、全蝎、蜈蚣、急性子、石见穿等，此类药多有毒性，有些具有以毒攻毒作用。蟾蜍辛温有毒，散结消肿，可治各种癌症及白血病；蜂房解毒消肿，治各种癌症，尤常用于肺癌，且有疗疮作用；硇砂解毒抗癌且可化痰，用于食管癌、胃癌；全蝎、蜈蚣有毒，攻毒通络抗癌，且能息风止痉，蜈蚣治肝癌、胃癌，其止痛作用优；急性子有小毒，行瘀散结，用治食管癌；石见穿破散活血，用于食管癌、胃癌、直肠癌以及肝癌。

温化寒毒药：凡性偏温热的解毒药可温化寒毒，适用于寒性疮疡、阴疽等病性，但此类药多具有毒性，以外用为主，如蟾蜍性温味麻有毒，可攻散寒毒、疗疮消肿；藤黄酸涩而温有大毒，峻泻排毒消肿，多供外用。大枫子辛热有毒，性主温化，祛风燥湿，杀虫攻毒，外用专治疥疮、皮癣、麻风。

临床内服温化寒毒多通过温阳与通滞的药物配伍而达到温化寒毒的治疗作用，如外科、骨科治疗阴疽、贴骨疽、流注等阴寒毒证用阳和汤，组方以熟地黄、鹿角胶、肉桂与姜炭、白芥子、麻黄配伍温阳补血化寒毒。《中医外科讲义》(1964年，上海科技出版社出版)中的虎挣散(附子、马钱子、穿山甲)、散结灵(木鳖子、草乌、没药、石菖蒲)治阴疽、骨结核、瘰疬、骨瘤，上两方剂皆体现了温化寒毒的制方用药配伍。对于乙型肝炎湿热毒邪蕴肝潜血，日久伤及脾肾阳可从寒化，或久用清热解毒之品寒凉伤阳，毒也可从寒化形成寒毒证，治疗温化寒毒，以温阳益气药如淫羊藿、鹿角胶、黄芪配解毒药如白花蛇舌草、炒蜂房等温化寒毒。又如大黄附子汤灌肠治尿毒症，附子与大黄的配伍，也体现了温阳泄寒毒法。

第五节　解毒法临床制方

一、清热解毒组方法

针对热毒而设，以苦寒清热解毒药为主体组方，具有清解温热毒邪的作用，使毒败热退，毒消症缓的一种治法。

（一）适应证

适用于外感热病、疫毒引起的发热甚，或神昏谵语及内热火毒引起的疮疡肿毒。

（二）证态机理与施治

外源性热毒为病，若温热毒邪毒从邪来，热从毒起，变从毒生，毒愈盛而热愈烈；湿温毒邪温邪夹湿，存在热化毒、湿黏血的病理状态；疫毒致病从口鼻而入，毒性最烈，如肺疫毒毒蕴肺络，壅呼吸而伤气阴。内源性热毒多源于五志化火，火毒壅聚为痈为疡。无论何种热毒施治皆当清热解毒，挫败毒势，阻断病情发展以防其变。但因毒源、毒性、毒发部位的不同，制方配伍有区别。

（三）组方遣药配伍法

常用苦寒清泄的黄连、黄芩、栀子、板蓝根之属挫败毒势，使毒败势退，方如黄连解毒汤。外感热病毒邪郁于肺卫，用金银花、连翘、竹叶等清凉透解，使毒从表出，方如银翘散。毒邪炽于气分，并陷血分的气血两燔，用石膏、知母大寒清泄气分，配犀角（水牛角代）、生地黄清血分热毒，方如清瘟败毒饮。热毒闭心窍的神昏谵语用安宫牛黄丸类先解毒开窍，热毒引动肝风等，配羚羊角、钩藤等凉肝息风，肺疫毒毒蕴肺络阻呼吸见咳嗽者配桔梗、紫菀、射干等解毒兼肃肺气。内热火毒引起疮疡肿毒，根据毒的特性在黄连、黄芩、栀子、大黄、板蓝根、大青叶、蒲公英、败酱草等清热解毒药中选用。毒结为肿配浙贝母、天花粉散结消肿；脓毒不溃配用皂刺、白芷散结排脓，颜面疮毒、痤疮根据经络分布用药，面部用白芷、白敛，颈部用葛根、升麻。斑疹毒用紫草、浮萍、升麻、葛根。鱼虾毒配用荆芥，酒毒用葛花。

（四）验案示例

清热解毒治风温热毒案　吴某，女，21岁。2008年5月12日以发热恶寒，头痛，咽喉痛在乡卫生院住院3天发热未减，适逢我回老家应邀治疗，体温仍在 38.5～39℃ 之间波动,午后热盛,出汗不止,烦躁不宁,口渴多饮。查:面色潮红,神清,全身皮肤未见出血点,下颌淋巴结肿大,扁桃体Ⅱ度肿大,双肺呼吸音粗,未闻及干湿啰音,胸部 X 线检查示:心肺膈未见异常;血常规:白细胞 $10.36×10^9/L$,血沉 21mm/h。舌红苔薄黄,脉洪数。证为感受风温,热毒充斥内外。治以清热解毒,泻火利咽。方药:石膏 30g、知母 15g、黄芩 12g、黄连 10g、栀子 12g、连翘 12g、葛根 20g、柴胡 15g、玄参 15g、生地黄 15g、射干 12g、炙甘草 5g,5 剂。水煎早、中、晚服。患者服用两剂后热退,测体温正常,出汗减少,头痛消失,咽喉痛减轻,5 月 15 日病愈出院。

二、清除湿毒组方法

针对湿毒而设,以清化湿热或利湿降浊药为主要配伍组方,具有祛除蕴蓄体内湿热、湿浊,使毒随湿化的作用。

(一)适应证

适用于湿温时疫、湿热黄疸、淋浊、湿疹等湿毒蕴蓄体内的病证。

(二)证态机理与施治

湿毒有湿热、湿浊之别,湿热毒邪多为外感,湿浊多为内生。外感湿温时疫毒在气分,施治清热利湿,尤重开气化湿,如何廉臣说"湿遏热伏,其热从湿中来,只要宣通气分,气分湿走,热自止矣"(《重订广温热论》);湿浊多为阳气衰弱而湿从内生,利湿降浊尤当注重温阳化气。

(三)组方遣药配伍法

外感湿温、湿热俱盛或热重于湿者,以芳香化湿药如藿香、石菖蒲(湿热瘟疫可用苍术、草果)与清热解毒药如黄芩、连翘之属相配,开气化湿解热毒,并配滑石、薏苡仁、木通、茵陈等利湿热于下,方如甘露消毒丹;湿热留恋气分,身热不扬,缠绵难愈,以杏仁、白豆蔻、薏苡仁等走气开化三焦湿热,配半夏、厚朴化湿消胀,通草、滑石等利湿热于下,方如三仁汤;湿热毒邪蕴结肠道之热痢身热,用葛根配黄芩、黄连解毒止痢;便脓血配白头翁、马齿苋凉血止血解毒;里急后重配枳实、槟榔导滞通便。

湿浊停蓄的病证,如湿浊凝滞的膏淋、白浊以萆薢、土茯苓、石菖蒲利湿化浊。湿浊多缘于阳虚不化浊,配乌药温肾助气化,益智仁温肾缩小便,方如萆薢分清饮;湿毒湿疹,瘙痒渗水以土茯苓、薏苡仁、苦参、黄柏等利湿毒药配地肤子、白鲜皮等除湿止痒药为方;痒疹见于颜面上肢配荆芥、防风等疏风止痒;下肢配川牛膝、苍术、黄芪之属除湿托毒。此外,不论是湿热还是湿浊,都与脾有关,脾主湿,外感湿温邪在气分,脾气不展则胀满,可配厚朴、陈皮、半夏等运脾化湿;寒湿、湿浊脾阳不振病久延,配附子、干姜、黄芪、白术之属温运脾阳,展气流湿。

(四)验案示例

利湿化浊治慢性前列腺炎滴白案　刘某,男,48岁。2014年4月7日以小便滴白,阴囊潮湿2年就诊。两年前无明显原因出现排尿不畅,继之见小便后尿道口有滴白。阴囊潮湿,多处治疗诊断为慢性前列腺炎,西医、中医治疗滴白未除,逐渐出现尿等待、尿频,夜尿3～4次,睾丸抽痛,影响到性功能。两周前前列腺液检查报告:磷脂酰胆碱小体(-),白细胞(++)。舌淡苔白滑,脉缓。从湿浊蕴蓄精道,肾阳失于温化辨证。治以利湿降浊,温补肾阳。方药:草薢15g、土茯苓15g、薏苡仁30g、石菖蒲12g、乌药12g、菟丝子10g、益智仁10g、石韦15g、路路通15g、川木通10g、炙甘草5g,12剂。水煎早晚服两周。4月21日二诊:小便滴白消失,大便时偶有尿道滴白,阴囊潮湿好转,排尿较前畅通,夜尿仍3～4次,舌淡苔白,脉滑缓。治从利湿降浊,固肾缩尿。调整方药:上方去石韦、木通,加金钱草30g、覆盆子10g,12剂。服法同前,并嘱以药渣纱布包温敷会阴部。此后以首诊方为基本方化裁,间断治疗3个月,滴白诸症消失,前列腺液检查:磷脂酰胆碱小体(+++),白细胞(+)。

三、温化寒毒组方法

针对寒毒而设,以温阳药与解毒药为主体配伍组方,具有振奋阳气,使毒随阳化的作用。

(一)适应证

适用于阳气不足,毒以寒化的病证,如内科的肾病尿毒症、肝硬化腹水、糖尿病酮症酸中毒、寒湿关节疼痛等有寒象者;骨外科的流注(转移性脓肿)、附骨疽(骨髓炎)等,都可表现为寒毒凝滞。

(二)证态机理与施治

寒毒致病,阳气受损,毒聚不化,多属难症、重症。在内科病中,寒毒往往在脾肾阳气严重受损的前提下产生,且寒毒多以水湿浊毒的病理状态蓄积于体内。骨外科寒毒一般不发热,毒聚局部,漫肿无头,多不疼痛。寒毒为患,不论何种病证类别,施治温化寒毒,但化寒毒必当温阳气,使毒随阳化。

(三)组方遣药配伍法

在内科脏腑病变中如上述尿毒症、腹水、酸中毒属寒毒蓄积者,温阳与泄毒药相配伍，温阳辨清是肾阳虚还是脾肾阳虚，肾阳虚用附子、肉桂之属，脾阳虚用干姜、黄芪等。泄毒依据毒的性质、病理状态配伍，如水湿毒邪壅三焦，配利湿逐水药如猪苓、泽泻、牵牛子、商陆、甘遂之属疏通水道利水湿；水滞气行见腹胀满者，配青皮、陈皮、大腹皮等行气消胀并使气行水行；湿浊中阻见纳呆、苔腻配砂仁、白豆蔻、厚朴等开气化湿；湿浊内蓄蒙脑窍见神识不清者（如肝性脑病），配石菖蒲、远志、麝香、苏合香等化湿开窍；寒湿结滞肠道的大便不通，用附子、细辛、干姜配大黄温散寒凝开闭结；寒凝经络的风湿关节痹痛，以附子、细辛、桂枝散寒通阳，配当归、白芍、鸡血藤、蜈蚣等养血和营通络。骨与关节寒毒证毒聚与肾阳虚有关，组方以温肾补督阳的肉桂、鹿角胶与散寒凝滞的白芥子、麻黄相配伍，如阳和汤。

（四）验案示例

温化寒湿治疗肝性脑病案　徐某，男，58岁。2017年10月3日家属陪诊。患乙肝后肝硬化8年，近10天逐渐出现行为异常，如循衣摸床，随地吐痰，表情淡漠，嗜睡不醒，偶有幻觉，见2个月前住院诊断：乙肝后肝硬化、腹水，低蛋白血症，重度贫血，可诊断为肝性脑病，告诉家属当住院治疗。因家庭经济拮据，家属要求中医治疗。患者面色黧黑，口唇青滞，反应迟钝，畏寒肢冷，腹胀满，口气重，不欲食，舌淡苔白腻，脉沉迟。证属：阳虚寒凝，湿毒蒙窍。治从温阳散寒，化湿宣窍。方药：附子12g（开水久煎）、肉桂6g、淫羊藿10g、黄芪20g、人参10g、石菖蒲10g、远志6g、郁金10g、白术15g、厚朴10g、砂仁5g（后下），6剂。水煎早晚服，苏合香丸1丸（化服），每日服1丸。10月10日二诊：嗜睡明显好转，神志渐清醒，幻觉消失，腹胀减轻，有进食要求，舌淡苔白，脉沉迟缓，上方继服6剂。水煎早晚服。2018年1月16日三诊：病情稳定，腹胀存在，大便3日未解，小便少，舌淡苔白，脉缓。治从温阳化湿，消胀逐水。调整方药：附片12g（开水先煎）、淫羊藿10g、人参15g、五味子15g、石菖蒲10g、远志6g、白术15g、砂仁5g（后下）、厚朴15g、商陆10g、椒目15g、炙甘草5g，6剂。水煎早晚服，上方合苏合香丸，每日1丸，服4天。嘱：服完药后如病情反复，建议住院治疗。

四、消痈解毒组方法

针对痈疡而设，以清热解毒、消痈散结药为主组方，具有解热毒、消痈肿作用。

（一）适应证

适用于外痈如腮腺炎、乳腺炎、丹毒、皮肤疖肿及内痈如肠痈、肝脓疡、肺脓疡等。

（二）证态机理与施治

痈的产生，多为感染温毒或五志化火郁壅为毒，毒壅为肿，毒郁发热，痈溃流脓。所以痈具有肿痛、发热、成脓的特点。痈有毒蕴结肌肤的外痈疮疡肿毒、毒壅结脏腑部位的内痈脓肿之别。外痈治之有托、消、补三法，内痈施治以解毒破泄为主，但早期施治皆宜清热解毒、透泄散结。毒聚凝血，易于化腐成脓，未成脓施治宜清热解毒、破瘀散结。不论内痈外痈，都根据毒痈病种、部位、病性特性配伍组方。

（三）组方遣药配伍法

以清热解毒并具消痈作用的药如金银花、蒲公英、紫花地丁、败酱草之属为主体用药。外痈并配相应透泄散结药，若属腮腺炎用板蓝根、黄芩、黄连、玄参之属配牛蒡子、升麻升散郁火；乳腺炎用蒲公英、败酱草等配瓜蒌、枳壳、柴胡、夏枯草等宽胸散结药；丹毒配丹参、牡丹皮、紫草等凉血活血化斑药。皮肤疔疮痈肿配白芷、白蔹、天花粉。内痈解毒散结，结合脏腑特性配伍，如肺痈（肺脓疡）毒壅肺而化腐成脓与痰热有关，重剂芦根、鱼腥草与黄芩、瓜蒌、浙贝母等清痰热药相配，并配冬瓜仁、桃仁等破瘀血；肠痈（阑尾炎）、胰腺炎等病发于腑，腑以通为顺，用清解毒药如大血藤、败酱草等与通腑泻下的大黄等相配，肠痈毒聚易凝血，配牡丹皮、桃仁、赤芍等破瘀血，毒与凝瘀并治；胰腺炎毒壅气结，并配川楝子、青皮、枳实等行气破结，毒与气结并调。

（四）验案示例

消痈解毒治肝脓疡胁痛案　刘某，男，68 岁。2007 年 5 月 10 日初诊。肝脓疡在县人民医院切开引流 20 天，抗生素治疗 14 天，近 1 周右胁又疼痛难以转侧，午后发热，胸部 X 线检查显示：右侧胸胁有 11mm×9mm 片状阴影，舌红苔薄黄，脉弦。从余毒留滞，毒瘀阻肝辨治。方药：芦根 60g、鱼腥草 30g、薏苡仁 50g、瓜蒌 15g、青皮 10g、川楝子 10g、天花粉 20g、冬瓜仁 20g、丝瓜络 30g、桃仁 15g、赤芍 15g、炙甘草 5g，12 剂。水煎，早晚服两周。5 月 24 日二诊：体温正常，右侧卧位偶感胀痛，舌红苔薄黄，脉滑数。上方去芦根、天花粉、桃仁，加乳香 10g、没药 10g、延胡索 15g，7 剂。6 月 2 日三诊：疼痛消失，B 超显示：右胁肋阴影 4mm×3mm。舌淡苔薄黄，脉弦。调整方药：黄芪 30g、瓜蒌 12g、天花粉 15g、冬瓜仁 15g、芦根 50g、青皮 10g、葶苈子 12g、丝瓜络 20g、刘寄奴 15g、薏苡仁 30g、甘草 5g，10 剂。水煎，早晚服巩固疗效。

五、通泄排毒组方法

针对体内蓄积浊毒而设，以通腑泻下或导浊利水药为主体配伍组方，具有通腑利尿，导体内浊热毒邪从二便外排的作用。

（一）适应证

适用于外感热病腑实毒壅；内伤疾病水湿浊毒内蓄等病证。

（二）证态机理与施治

此法排毒即《温病条辨》所谓"凡逐邪者，随其所在，就近而逐之"。体内毒邪蓄积于腑或留积经遂三焦，施治当通泄排毒，蓄腑者顺应腑气以通为泄；留三焦者疏利水道以渗为泄，通泄疏导，排毒外出，恢复腑气三焦经遂功能。

（三）组方遣药配伍法

通腑泄毒必用大黄。热结毒盛，气滞腹胀配枳实、厚朴、炒莱菔子等；毒壅气滞及血；腹痛拒按配桃仁、赤芍、牡丹皮；热象甚可配败酱草、蒲公英等解热毒。中风痰热腑实，浊毒壅腑用大黄、玄明粉等通腑泄浊热毒邪；毒犯脑者见昏迷，用安宫牛黄丸之属开窍醒脑。咽中痰鸣配瓜蒌、浙贝目、天竺黄等清化痰热。胆腑湿热毒壅如急性胆囊炎胆道感染，用大黄与金钱草、柴胡、黄芩等相配通腑利胆。肾病、肝病后期脏腑功能衰竭，水湿蓄积为毒，腹胀大、二便闭结者急则治标，用大戟、甘遂、芫花之属攻逐积水，水阻气机腹胀大配青皮、陈皮、大腹皮，使气畅水行，水毒外出。

（四）验案示例

通腑泻浊毒治疗中风神昏案 王某，男，62 岁。2011 年 10 月 8 日初诊。患者 10 天前以脑出血在咸阳市某三甲医院行颅内血肿清除术，术后昏睡，咽中痰鸣，腹胀，大便不解，靠灌肠排便，每天下午体温升高（38.2℃左右），应邀会诊：患者问答反应迟钝，舌苔黄燥，脉滑。从胃肠浊热、浊毒犯脑辨治。方药：大黄 15g（后下）、玄明粉 6g（化服）、瓜蒌子 15g、浙贝母 12g、黄芩 10g、枳实 20g、竹茹 10g、天竺黄 10g、人工牛黄 0.3g（装入空心胶囊服）、石菖蒲 10g、炙甘草 5g，6 剂。水煎早晚服。10 月 15 日二诊：服药后大便通畅，嗜睡减少，咽中痰鸣消失，神志清楚，精神好转，口稍干，已能下床活动，舌淡苔黄腻，脉滑重按无力，守法治疗。调整方药：上方去玄明粉、黄芩、人工牛黄，加麦冬 12g、人参 10g、黄芪 30g，6 剂。水煎早晚服，1 周后神清便通而出院。

六、开郁化毒组方法

针对气滞毒郁而设，以疏泄气机药为主配伍组方，具有开泄气机、化解毒势的作用。

（一）适应证

适用于毒郁气机或毒聚不散的证候状态。

（二）证态机理与施治

开郁祛邪古就有之，如朱震亨说"气血冲和，万病不生，一有怫郁，诸病生焉""气有余便是火"（《丹溪心法》），火势盛亦可为毒。开郁化毒不具备直接解毒作用，而是通过疏泄脏腑气机以达气开毒化、毒随气泄的治疗目的。外源性毒致病施治开泄气机不但可泄热，更重要的在化解毒势；内伤滋生毒邪者多气郁在先，开泄气郁可使毒随气泄，毒势消减。

（三）组方遣药配伍法

开郁化毒是解毒法组方配伍的一种制方形式，如外感温热毒邪初起，毒伏表郁的发热者，在连翘、牛蒡子、黄连等清热解毒药中配轻清透散的金银花、荆芥等开表泄温毒；外感湿温毒邪郁遏气机，身热不扬，在利湿药中配芳香化湿的白豆蔻、厚朴、佩兰等展气开郁使湿毒随气化；肝硬化肝、脾、肾三脏失调，气、血、水凝结为毒，在化瘀利水药中配柴胡、郁金、青皮、厚朴等疏肝开气郁，能有效打破水裹气结的病理症结，使气畅水亦行，水毒疏泄；乙肝湿热毒邪潜伏于肝，先滞肝气继损肝络，郁不开则毒不泄，用柴胡、郁金等疏肝开郁使毒随气化，有效阻止病向毒损肝络、毒伤肝阴发展。

（四）验案示例

开郁化毒治胆源性胰腺炎案　张某，男，48 岁。2011 年 5 月 6 日以右胁下疼痛、发热 4 天就诊。患者诉：两年前患胆源性胰腺炎，在市人民医院做胆囊切除术，出院后反复出现右上腹隐痛。3 天前因饮酒后出现右胁下胀痛，逐渐痛及上腹，拒按、发热，随入住陕西中医药大学第二附属医院外科，诊断为：胆管结石并炎症、胆源性胰腺炎，请求中医会诊治疗。患者体温 38.2℃，右胁下胀痛，上腹疼痛拒按，恶心欲呕，巩膜轻度黄染，口干思饮，便干，舌红苔黄，脉弦。证属热毒蕴胆，气机郁滞。治从开郁化毒，清胆利湿。方药：柴胡 10g、青皮 15g、郁金 15g、川楝子 15g、金钱草 30g、栀子 12g、青蒿 10g、黄芩 12g、姜半夏 10g、竹茹 10g、大黄 15g（后下）、炙甘草 5g，6 剂。水煎早晚服。
5 月 13 日二诊：服药 3 剂后体温正常，胁痛明显减轻，恶心呕吐消失，巩膜黄染不明显,大便稀,舌红苔黄,脉沉弦。守法治疗,调整方药:上方去青蒿、姜半夏、竹茹,加败酱草20g、牡丹皮12g、枳壳15g,大黄减量至10g。服6剂后患者病愈出院。

七、驱除风毒组方法

针对风毒郁于肌肤而设,以祛风、解毒、止痒药物为主组成,具有消散风毒、除湿止痒的作用。

(一)适应证

适用于风毒郁于肌肤之痒疮顽癣,如重度荨麻疹、湿疹,久治不愈的神经性皮炎、银屑病等。

(二)证态机理与施治

皮肤病痒疹诸病与风有关,"无风不作痒",但久治不愈,瘙痒难忍,抓破流水,或皮损增厚的重症与风毒有关,风侵毒损使皮损难愈。虽"痒自风而来",施治除风必当解毒,并根据不同病种的病理特征配伍制方。

(三)组方遣药配伍法

荨麻疹等受风复发,用荆芥、防风等疏风药使风除痒自止,风侵肌肤与营卫空虚有关,当配黄芪、当归、川芎、白芍等益气养血和营卫;瘙痒甚配地肤子、蝉蜕、蛇床子、白鲜皮之属除湿祛风止痒;湿疹瘙痒流浆水者风毒与湿热相搏,配薏苡仁、黄柏、苦参利湿之品。老年性皮肤瘙痒症风毒入侵与肾虚风燥有关,配玄参、桑叶、桑椹、当归等补肾养血润燥;银屑病、神经性皮炎皮损增厚多为风毒结聚、血热化燥,在养血润燥用药的基础上配白鲜皮、乌梢蛇、狼毒、白花蛇舌草等祛风毒重剂,并配皂角刺、三棱、莪术等药散结消增厚的皮损。

(四)验案示例

解毒养血润燥治神经性皮炎案　黄某,男,40岁。2019年2月16日初诊。左手背及左下肢、胫外侧皮肤片状扁平丘疹,增厚瘙痒两年,初起以皮肤起红疹,绿豆大小的扁平丘疹,瘙痒溃破流血,继而皮损增厚,丘疹融合成片,劳累、心情不佳时加重,曾多处诊治,诊断为神经性皮炎,治疗无效。见左手背7cm×8cm大小的扁平丘疹,融合成片,皮肤增厚,粗糙变硬。患者体肥,舌红苔黄腻,脉沉细弦。诊断:神经性皮炎。辨治:血虚风燥,毒结皮坚。治从养血润燥,解毒软坚。方药:黄芪30g、当归12g、赤芍12g、川芎12g、桑叶20g、玄参15g、青黛5g(化服)、白花蛇舌草30g、僵蚕10g、地肤子12g、白鲜皮 15g、皂角刺 15g，12 剂。水煎早晚服，药渣外敷患处，外用丁酸氢化可的松乳膏。3 月 2 日二诊：患病处皮肤红疹明显缩小，瘙痒不显，舌淡苔白，脉沉细。上方继服 12 剂，用法同前。3 月 16 日三诊：皮肤红疹缩小明显，瘙痒消失，上方去地肤子、白花蛇舌草，加乌梢蛇 10g，继服 12 剂。之后自服上方药 10 剂。5 月 11 日四诊：皮损部位皮疹缩小，色变淡，偶痒，舌红苔黄。仍从养血润燥、解毒消坚治疗。方药：黄芪 30g、当归 12g、川芎 10g、桑叶 30g、黑芝麻 15g、山慈菇 15g、莪术 15g、皂角刺 15g、僵蚕 10g、乌梢蛇 10g、白花蛇舌草 20g、炙甘草 5g，12 剂。水煎服 3 周，药渣外敷患处。6 月 22 日五诊：患病部位皮疹基本消退，皮色如周围皮肤，偶痒，便干，以上方去黑芝麻，加麻仁 15g，10 剂。水煎隔日服。善后。

八、以毒攻毒组方法

针对顽毒而设，以具有毒性的解毒药物为主配伍组方，以药物之毒攻散凝聚于体内或潜存于脏腑之顽毒。

（一）适应证

适用于毒邪结聚体内、病毒潜存脏腑、瘀毒凝滞经络的病证，如肿瘤、病毒性肝炎、痛风性关节炎、皮肤顽症等具有毒的特征者。

（二）证态机理与施治

损体之顽毒源于"邪盛为毒"，治之难除，有些除之又生，非一般清解毒邪药所能胜任，根据中医"以毒攻毒"的理论，施治可用具有毒性的药物攻散毒邪。毒性药物生物活性高，治顽毒病证疗效好，但因有毒性往往使人畏而不用。有论道"药弗瞑眩，厥疾弗瘳"，毒性药犹奇才有怪癖，用毒药走险往往能出奇见效，问题是临床应用时要把握好剂量，如法炮制，合理配伍，将毒性降低到安全范围，就不会发生中毒事件。

（三）组方遣药配伍法

根据毒居部位、病理特征及现代药理研究成果选药配伍，痰浊瘀毒凝聚为癌瘤者，选其有毒性的抗癌药物，如蟾蜍皮、全蝎、蜈蚣、硇砂、斑蝥、蜂房等攻散癌毒，如食管癌选硇砂，肺癌选蜂房、蟾蜍皮；狼毒可攻皮肤顽癣之毒。在癌症中普遍存在毒损正气的一面，根据受损的物质属性，可在人参、黄芪、黄精、麦冬、灵芝、天冬、淫羊藿等药中选用。乙肝病毒潜肝入血，滞气滞血伤阴，在疏肝化瘀、补气养阴药中配用毒性药如蜈蚣、蚂蚁等攻散顽毒，破坏病毒复制。类风湿关节炎若寒湿毒瘀损骨伤筋，疼痛难忍者配毒性药如川乌、草乌、马钱子、蜈蚣祛寒通经活络散顽毒；肝硬化腹水、肾功能衰竭在水壅毒甚，有高度腹水、小便少者，用大戟、甘遂、芫花、商陆之属急则治标攻水毒；银屑病细胞增殖为皮肤顽毒，用狼毒、乌梢蛇、虻虫，及外用大枫子等攻散皮肤顽毒。

（四）验案示例

以毒攻毒治胃癌肝转移案　　刘某，男，68岁。2008年3月16日以胃癌肝转移，家属陪同前来就诊。1个月前以胃脘痛胀满，呕吐，进行性消瘦在西安某医院确诊为"胃癌肝转移"，化疗1周因胃肠道反应严重，体质差而中断。患者消瘦，近日进食极差，上腹胀痛，进食半小时后即呕吐，痛苦面容，语声低微，上腹可触及4mm×7mm包块，质硬，边缘不清，压痛明显。病理报告：胃低分化腺癌。CT报告：胃癌肝转移。证属：痰湿瘀毒凝聚于胃，胃土虚败。治从攻毒开结，补气养阴，促进纳食进谷。方药：硇砂4g（冲）、蜈蚣2条、全蝎5g、藤梨根30g、鳖甲20g（先煎）、人参10g、白术15g、灵芝10g、半夏10g、紫苏梗6g、陈皮10g、炙甘草5g，15剂。水煎，早晚服，每服5剂停2天。4月7日二诊：精神好转，食欲增加，进食后偶尔呕吐，右肋下胀痛，胀微肿，舌暗苔白腻，脉沉弱。调整方药：硇砂4g（冲）、蜈蚣2条、枸橘15g、半边莲30g、壁虎粉5g（冲）、人参10g、黄芪30g、白术15g、灵芝15g、半夏10g、九香虫8g、砂仁5g，15剂。用法同前。4月28日其子前来代诉：病情稳定，进食好转，偶尔呕吐，胁肋隐痛，腹胀，大便不畅。调整方药：硇砂4g（冲）、蜈蚣2条、枸橘15g、壁虎粉5g（冲）、黄芪30g、人参10g、灵芝15g、白术15g、鳖甲15g（先煎）、半边莲30g、砂仁5g，制成浓缩丸3个月量。8月15日丸药服完后按前治法方药间断变换治疗。2009年7月16日其子前来调方药，诉：病情稳定，体重增加。

九、扶正抗毒组方法

针对毒留正虚而设，以补虚药与解毒药为主体配伍组方，具有扶助正气，解除毒邪，化解毒势的作用。

（一）适应证

适用于癌症癌毒损伤正气、传染性疾病正损毒恋不除、脏腑病变内毒滋生、正虚邪留不解等。

（二）证态机理与施治

正旺可以抑邪，同理扶正可以抗毒。外源性毒病至后期毒损正气，正不支邪，毒恋不解；体内蓄毒更是在脏腑受损、正气不足的基础上滋生邪。治疗皆需当扶正抗毒，然扶正抗毒只是施治策略，但临床如何扶正，怎样抗毒还需要根据毒源、毒性、毒势及与正气之虚的关联性配伍制方。

（三）组方遣药配伍法

外源性毒多具热性，"壮火食气"，致阴损气耗，扶正要益气养阴，用药如人参、西洋参、麦冬、生地黄之属，后期劫肝肾精血，扶正用药如龟甲、鳖甲、阿胶之属。依据毒邪的属性、部位配伍相应药物，如外感温热病至后期，阴津亏损，恋毒不解，邪伏阴分，身热夜甚者，用鳖甲、生地黄、知母等滋阴养液，青蒿、地骨皮、白薇、银柴胡清透余毒。又如病毒性肝炎正虚恋毒不解（病毒DNA 定量不降），在养气阴或补肝肾用药的基础上配垂盆草、叶下珠、白花蛇草等解毒药；内源性体内蓄毒如肝硬化腹水、肾病尿毒症在脏腑受损，功能失常的情况下邪聚毒生，在补脾、温肾、调补相关脏腑的基础上配商陆、牵牛子、半边莲等疏利水毒。扶正解毒是否有效，取决于正与毒双方力量的对比，毒邪甚而正虚轻者，重在解毒，兼以扶正；毒势衰减而正虚甚者，是补虚扶正、抗毒消毒的最佳时机，要着力于补养正气，使正旺毒败，毒消邪退。

（四）验案示例

补阴解毒治疗萎缩性胃炎伴重度异型增生案 张某，女，56 岁。2017 年9 月 13 日以胃脘嘈杂不适 4 年，加重半年就诊。患者 4 年来反复出现胃脘嘈杂、疼痛，近半年逐渐加重，畏寒凉饮食，偶尔灼热，口苦，口干思饮，烘热多汗，多处中医、西医治疗效果不显著，舌淡苔黄，脉沉弦。见 1 个月前胃镜报告：中度慢性萎缩性胃炎。病理：重度异型增生，幽门螺杆菌（+++）。辨证：胃阴不足，毒瘀交阻。治法：滋养胃阴，解毒和胃。方药：麦冬 10g、石斛 10g、吴茱萸 4g、黄连 6g、刺猬皮 5g、黄药子 15g、藤梨根 20g、壁虎 5g（冲）、佛手 10g、鳖甲 15g、地骨皮 15g、五味子 15g、炙甘草 5g，12 剂。水煎早晚服，服 6 天停 2 天继服。10 月 20 日二诊：服上药后胃脘嘈杂不适、疼痛缓解，在当地取上方再继服 7 剂。烘热多汗消失，停药两周。近期因感冒胃脘嘈杂不适，畏寒凉饮食，咽干痛，口稍干，舌淡苔白，脉滑数。胃阴始复，中阳虚寒。调整方药：炙黄芪 20g、高良姜 12g、香附 10g、麦冬 12g、吴茱萸 4g、黄连 6g、刺猬皮 15g、藤梨根 20g、壁虎 5g（冲）、山慈菇 15g、蜈蚣 2 条、沙参 12g、炙甘草 5g，12 剂。用法同前。嘱：用药两周后上方可继服 12 剂，3 个月后查胃镜及病理。2018 年 4 月 25 日三诊：诉以 10 月 20 日方间断服用 3 月余，胃脘无明显不适，2018 年 3 月 20 日复查胃镜，见报告：轻度萎缩性胃炎，病检：轻度肠上皮化生,其后因家属患病,紧张劳累后又出现胃脘隐痛、口干、反酸、烧心,夜间疼痛明显,畏寒凉饮食,烘热,舌淡苔白,脉沉细缓。从中阳虚寒、郁热毒结调治。方药:高良姜 12g、香附 10g、麦冬 10g、石斛 15g、吴茱萸 4g、黄连 10g、刺猬皮 15g、栀子 10g、知母 12g、藤梨根 20g、乌骨藤 20g、壁虎粉 5g(冲)、鳖甲 5g、地骨皮 10g,12 剂。水煎服 3 周。此后患者电话视频诊治,以此方为底方,调治月余停药。2018 年 10 月 22 日复查胃镜报告:胃窦、胃底黏膜轻度慢性炎症,轻度萎缩,幽门螺杆菌(-),病理报告:胃体上段浅表黏膜轻度慢性炎。

第九章

退热法与临床制方用药

退热法是根据不同病因采用发表、清泄、解毒、化滞、破瘀、通便、潜阳、滋阴等方法以退解邪热、降低体温的治法。适用于外感六淫郁表、内伤郁积化热、脏腑阴虚阳旺等引起的发热。

退热法不完全等同于清热法，清热法以清解邪热为功用，退热法以退解热势、降低体温为目的。清热法适用于邪热引起的热证，但热证并不一定发热，如脏腑热盛的心经热、肝热、脾胃热、胃肠热等并无体温升高，只具有阳热火盛的病性特征，而退热法适用的病证不论是否是阳热火盛必有发热。

退热法中不少为两种治法联合应用，如表里俱病发热，制方构建解表与清里法并用；阴虚火旺发热，滋阴与清热同施等，将在下述组方配伍中展现。

第一节　退热法简述

发热性疾病《内经》概括为"阳胜则热""阴虚生内热"。论病因有外感内伤不同，病性有实热虚热之异，外感发热缘于"皮肤闭而为热"，治法提出"热者寒之""温者清之"，用药寒凉清泻，若用寒凉药热仍不退者当从养阴治之，"诸寒之而热者取之阴"（《素问》）。尤其对外感发热一针见血地指出"体若燔炭，汗出而散"（《素问》），开创发汗退热法。

据文献记载，退热法的临床实践是从外感热病开始的，如西汉医家淳于意治齐中御府长信热病时谓："臣意即为之液汤火齐逐热一饮汗尽、再饮热去……"（见《史记》）。东汉张仲景在外感热病的六经证治中大开退热法门，对太阳风寒恶寒发热用麻黄汤类发汗退热；少阳寒热往来用小柴胡汤和解退热；邪入阳明之经，壮热汗出制白虎汤类清气退热；热结阳明之腑的"潮热谵语""蒸蒸发热"用大承气汤泻下退热，热与血搏的下焦蓄血"至夜发热"用桃核承气汤逐瘀退热。辛温发汗退热至金元演化为解表法，如刘完素认为，外感初起发热多是"怫热郁结","余自制双解,通圣辛凉之剂不遵仲景法桂枝、麻黄发表之药"(《素问病机气宜保命集》)。清代温病学家叶天士等医家在外感热病中开创了卫气营血辨证体系,使透热转气、清热解毒、清热凉血等治法跻身于退热法。吴鞠通、王孟英、薛生白等在湿温、暑热等发热中提出了芳香化湿、疏利气机、清解暑湿等退热法。

内伤发热,唐·王冰遥承《内经》"甚者从之"之理,开创了阳虚发热引火归原治法理论。宋《太平惠民和剂局方》收载了治虚劳烦热的柴胡散、生地黄散、地骨皮散等退热方。金元刘完素创六气化火、五志过极化热学说,用药长于寒凉清泻,对"阳气怫郁"的郁热,主张解郁通闭,使热散气和。李东垣立脾胃元气内伤学说,提出"温能除大热"(《脾胃论》)理论,制方补中益气汤等甘温除热。朱震亨退热转内伤虚火,谓"火起于妄"(《格致余论》),立阳有余、阴不足之论,滋阴降火制方大补阴丸,四物加黄柏可与刘完素苦寒直折清实火相映成辉。明·张介宾提出"阴虚之热者宜壮水以平之,无根之热者宜火以培之"(《景岳全书》),明确在肾之水火阴阳调治上确立了滋肾壮水退热与引火归原退热两个治法。王肯堂介绍了用行气化滞、凉血热可使热不复发的经验。清·李用粹在《证治汇补》中将内伤发热总结为郁火、阳郁、阴虚、气虚、阳虚、血虚、痰证、伤食、瘀血、疮毒等类型发热,并分别提出论治方药,对阳虚发热提出"八味丸导龙入海",弥补了王冰引火归原理论的制方欠缺。王清任、唐宗海在用活血化瘀剂治疗"心里热""每晚发热",发展了仲景桃核承气汤的逐瘀退热法。今人秦伯未提出退热十四法,注重退热法处方用药的临床实践,堪为我辈宗崇。

第二节　退热法临床制方思维

一、分清外感与内伤,外感开表内清泄

发热是临床最为多见的症状,能否有效治疗发热是对中医治急症的考验。发热病情复杂,首先要分清外感发热还是内伤发热,罗国纲所说:"外感之火(发热),当先治风,风散而火自息。宜升散,不宜清降,以外感之邪得清降而闭固愈甚;内生之火,当先治火,火灭而风自清,宜清降,不宜升散,以内生之火得升散而燔燎难当"(《罗氏会约医镜》)。外感发热开表郁而热可退,也有正虚外感发热者开表与扶正同施。内伤发热,有五志过极、郁积化热的实热,治

宜清泄、通滞;有阴虚不制阳的阴虚发热,治当滋阴降火退热。

二、风温发热辨热型,卫气营血守纲领

在外感风温发热疾病中证情复杂,但发热的状态是辨析证候的关键要素,如外感发热病程短,恶寒发热并见,多有鼻塞流涕等感冒症状,用疏散退热法,散退热有辛温与辛凉之别。无汗而热且恶寒重者,用辛温发汗使表开热随汗退;有汗而热且发热重而恶寒轻者,用辛凉疏表使卫表疏散邪散热去。外感发热中还有湿温、暑湿等引起的发热,湿温发热多发长夏,发热伴头痛如裹,一身烦热,宜芳香化湿,疏利气机使湿化热除;暑湿发热皮肤蒸热,倦怠烦渴,清热解暑热可却。

外邪入里化热,按卫气营血辨证纲领,邪在阳明气分发热最甚,但热不寒,壮热烦渴,当用辛甘大寒清气泄热。热病后期热伏阴分,夜热早凉当养阴透热。舌绛而干,神昏谵语为邪入营分,清营凉血并透热转气而热退。邪入血分,发热夜甚,斑疹隐隐,呈耗血动血之势,凉血止血热可退。

三、内伤发热辨虚实,虚火滋潜实泄通

内伤发热有脏腑虚损,阴阳失调引起的,也有脏腑郁滞积结导致的。脏腑虚损发热以肝肾阴亏阴不制阳,虚火内生者居多,即朱震亨所谓"火起于妄",以午后发热、潮热盗汗为特征,遵王冰"壮水之主,以制阳光"滋其阴而退其热。至于元阳不足,虚阳浮越的阳虚发热,古人提出多在"子午"之时发热,前也有王冰"引火归原"之论,后有李用粹"八味丸导龙入海"(《证治汇补》)之方,但临床对发热从阳虚论治之极少,包括李东垣气虚发热的"甘温除热"临床验案也不多。

内伤实证发热,"五志过极皆为热甚"(《素问玄机原病式》),热郁相关脏腑发热,顺脏腑之性清而泄之。郁结积滞发热,若积滞在胃肠,消积导滞热可退;郁结在肝胆,疏肝利胆热可退;瘀血发热有固定不移的疼痛,逐瘀泄热热可退;燥结阳明腑实发热有大便难的表现,寒下通便热可涤。

四、热病发热必劫津,泄热务必保阴津

热为阳邪易伤津液,热性病发热往往以耗伤阴津为代价。这就是医家常说的"存得一份津液,便有一份生机",救阴存津,处处顾护阴液是治疗热病一大法则,所谓"温病下不厌早",即为泄热保津。病在气分壮热不退而津未伤

者，以苦寒、甘寒清热尚可，热撤而津亦可复；但在津液已伤，口渴思饮则要甘寒清热养阴，但养阴不宜太早，太早恐阴柔养阴药腻重而恋邪不解；热入营血用咸寒凉血散血，注重保肝肾之阴精。

第三节　退热法临床应用注意事项

一、注意辨寒热真假，切勿假热用寒退

退热法以体温升高或患者自觉发热为使用依据，但在临床中有些危重患者当阳气衰微时无根之阳浮盛于外，可出现面色潮红，躁动不安，自揭衣被，脉浮而疾数的假热表现，但触之手足厥冷，测体温很少超过37℃，此乃阳衰欲脱之真寒假热证，治之当辛热回阳救逆，切不可浪投寒凉退热，投之若雪上加霜，如同促命。

二、热证发热用苦寒，切勿过剂防伤胃

对邪热毒盛，热势较高的病证，遵从《内经》"热者寒之"，退热当苦寒清泄，但用之使热势退减即可停药，即《内经》所谓"衰其大半而止"。脾胃喜温恶寒，若继进苦寒，寒过伤脾阳气，苦极化燥伤胃，尤其在身体素虚者，"疗热未已，内寒即生"，形成凉遏冰伏之患。在脾胃虚弱者屡用寒凉，易出现胃寒疼痛、纳差、呕吐者当遵《内经》"甚者从之"，凉药热服，或寒凉药中少佐姜汁和胃止呕。

三、辨证宜精准细致，几剂无效当易方

发热证情虽各具不同的症状特征，但有些近似症令人扑朔迷离难以辨别。要精准辨证候首先在精细，如外感发热初起仅从"壮热"确定为邪入阳明气分很不可靠，有些患者外感之初就热势很高，但详细询问往往有恶寒、流涕、头痛等卫分症状表现。张仲景对邪入阳明经"但热无寒"一语定乾坤，有一分恶寒便有一分表证，只要有恶寒就表明卫分之邪未解。又如温病入营当清营凉血退热，当见有"苔黄燥"，或"苔白滑者"，是为有湿邪则在所禁忌。对病势急、热势高的发热，施方只要对证，一般三五剂就可见效，几剂投之热仍不退者当改弦易辙，另寻他法。如对阴虚发热用苦寒退热，热不退者即所谓"寒之不寒，是无水也"，当从"壮水之主，以制阳光"，用养阴退热。

第四节　退热药的临床选择与应用

退热法适应的病证以发热为特征，但发热证情复杂，病因有外感、内伤之异，外感又有风寒、风温、湿热、暑湿等不同。内伤发热有虚实之变，就虚热尽管有退虚热药，但病机多为阴虚火旺，退虚热药需与养阴药相配才有效。内伤实证发热虽为郁积化热者多，但郁积发热又有肝胆郁滞、胃肠积滞、火热郁结之不同，退热不是一类药物能胜任，往往是通过不同配伍来实现的。

将具有退热功能的药物分类，则有解表退热药、和解少阳退热药、解肌退热药、清气退热药、清热解毒退热药、清退虚热药等。清热解毒退热药在前《解毒法与临床制方用药》中已讲，在此不多赘言。

解表退热药多具轻扬辛散之性，即《内经》所谓"因其轻而扬之"，入肺卫经，有辛温发表退热药、辛凉解表退热药，另外又有芳香化湿退热药见前《治湿药的临床选择与应用》。属辛温发汗退热的药见前《祛寒药的临床选择与应用》。此处只讲辛凉解表退热药。此类药性多辛苦寒凉，适用于外感风热初起，具有表证而热象突出者。

辛凉解表退热药有薄荷、牛蒡子、蝉蜕、浮萍、葛根、柴胡、升麻等。其中薄荷辛凉解表退热作用稍强，牛蒡子、蝉蜕次之，但其退热当与金银花、连翘等清热解毒药相配才有效。牛蒡子辛凉解表长于清利咽喉、解毒消肿，发热咽痛与解表药同用，咳嗽配射干、桔梗；蝉蜕甘寒质轻，散表热可开音治喑哑；浮萍透疹退热并能利水消肿。葛根、柴胡、升麻都有发表退热及升阳作用，葛根为阳明经药，主解肌退热，善治表证发热，项背发紧，又能鼓舞脾胃清阳之气且生津止渴；柴胡主散少阳之邪，配黄芩善治邪入少阳寒热往来，并能疏肝解郁；升麻发表透疹退热，解阳明热毒治阳明头痛、牙痛，斑疹不透，透疹退热与葛根配伍，并可升阳，升阳常与黄芪、柴胡配用。

清气分热药有石膏、知母、栀子、天花粉、芦根等。其中石膏、知母皆能清热泻火，除烦止渴，清气分壮热石膏与知母常相配。石膏辛甘大寒重在清解；知母苦寒质润主在清润，故肺热实喘又多用石膏，肺热燥咳多用知母，石膏又用于胃火牙痛、头痛；知母又能滋阴退骨蒸，与黄柏相配能泻火坚阴，治骨蒸潮热、盗汗。栀子泻火之力较轻，常用于热病初期发热心烦，兼可利胆、利尿、止血、解毒；天花粉与芦根皆能清热生津，适宜于热病伤津心烦口渴，天花粉又能散血消肿，治痈肿疮毒；芦根清肺胃热而善治胃热呕哕、肺痈吐脓痰。

退虚热的药有鳖甲、青蒿、地骨皮、牡丹皮、白薇、银柴胡、胡黄连等,性多偏辛凉或寒,入肺肝肾经居多,用治阴虚骨蒸潮热、低热不退。其中鳖甲咸寒,滋阴潜阳退虚热,又可软坚散结,退虚热常与青蒿、地骨皮、牡丹皮相配。青蒿清透阴分伏热,与鳖甲相配除热伏阴分夜热早凉,配黄芩清少阳胆热,配白薇除无名发热,配常山截疟清热,配荷叶、西瓜翠衣解暑退热。地骨皮、牡丹皮皆能退虚火,治劳热骨蒸,唯地骨皮甘寒主在清降,牡丹皮辛寒偏于清透,地骨皮适用于有汗骨蒸,牡丹皮适用于无汗骨蒸,地骨皮又能降肺火,与桑白皮配伍治肺热咳嗽。牡丹皮配地骨皮、栀子可凉血退热,配赤芍、生地黄、大黄、冬瓜仁可逐瘀排脓,治肠痈发热。白薇善清营分之热,治温邪入营发热及妇科阴虚发热。银柴胡退虚热、除骨蒸,治虚劳骨蒸潮热为其长,常配鳖甲、秦艽、地骨皮、胡黄连等。胡黄连功似黄连,但能消疳退蒸,常治小儿疳积、劳热骨蒸。

第五节　退热法临床制方

发热有外感发热与内伤发热,外感发热为感受外邪,卫表闭郁不得宣散所致,治疗总宜发表退热,然表郁发热有时令之邪,又有非时之感,证候包括伤风感冒、伤寒、风温,三者均常有鼻塞、流涕、咽痒、咳嗽等上呼吸道感染症状,施治有辛温发汗退热与辛凉疏表退热,本节就二者组方分而述之。此外,外邪之中还有湿邪、暑邪和秋燥之气也会引起发热,当用化湿、清暑、润燥等退热法。

一、辛温发汗退热组方法

针对风寒闭表发热而设,以辛温解表药为主组方,具有发散风寒,宣通腠理,使热随汗退的作用。

（一）适应证

适用于外感风寒,恶寒发热,头痛鼻塞,周身疼痛,脉浮紧等。

（二）证态机理与施治

《素问》曰:"今风寒客于人,使人毫毛毕直,皮肤闭而为热,当是之时,可汗而发也。"外感风寒,寒闭腠理,卫气不得宣通,郁而发热,治用发汗是热随汗泄,如《素问》云:"体若燔炭,汗出而散。"

（三）组方遣药配伍法

风寒表闭发热,恶寒无汗,用辛温发汗峻品麻黄与桂枝相伍,开腠退热;如风寒夹湿困滞肌表的恶寒发热,头痛身重,用辛湿燥品如羌活、白芷、细辛等为主体药解表燥湿退热；若兼咳喘配伍杏仁、苏叶、半夏、陈皮等止咳化痰，兼肺寒痰饮配伍半夏、干姜、细辛温肺化饮；外感风寒里热证，见口干烦热，大便干，舌红者配石膏、黄芩、大黄之属清泄里热。

（四）验案示例

散寒清里退热案 刘某，男，48 岁。2014 年 3 月 10 日初诊。3 天前因晨起天寒风冷在菜地收菜受寒，中午始感全身不适，继之恶寒发热，周身疼痛，体温 38.5℃，在村卫生室用双黄连口服液、布洛芬及头孢类抗菌药，发热未退，午后体温 38.4～38.6℃，第二天在陕西中医药大学附属医院诊治，做相关检查诊断为感冒发热。无汗，身痛未减，口干不思饮，头痛，舌淡苔白腻，脉浮紧。从风寒湿闭表化热，内热炽盛辨治。方药：羌活 12g、白芷 12g、防风 10g、川芎 10g、细辛 5g、苍术 10g、葛根 15g、石膏 30g（先煎）、知母 12g、黄芩 10g、炙甘草 5g，6 剂。水煎早晚服。3 月 17 日二诊：服上药 3 剂后热退身凉，身痛头痛消失，但困倦乏力，出虚汗，口干食欲差，舌淡苔白，脉缓。寒散热退，补气健脾，以善其后。方药：党参 15g、黄芪 20g、白术 15g、麦冬 12g、半夏 10g、五味子 10g、木香 6g、砂仁 5g（后下）、焦三仙各 12g、炙甘草 5g，6 剂。水煎早晚服。

二、辛凉透表退热组方法

针对外感风温的发热而设，以味辛性凉解表药为主组方，具有辛凉疏表、透散表热作用。

（一）适应证

适用于风温初起或外感风热的发热或咳嗽等。

（二）证态机理与施治

风温初起或外感风热的发热乃为表邪郁于卫分，邪不宣透所致，施治宜辛凉解表。吴鞠通说"凡温病始于上焦，在手太阴""治上焦如羽，非轻莫举"（《温病条辨》），用药辛凉轻清疏散，宣透卫表则热退。

（三）组方遣药配伍法

风温发热有邪重在卫分、侧重肺经或热毒偏重等不同，有累及咽喉，伤及阴津之变症。在卫分者表热盛，用清热解毒又能疏散风热药如金银花、连翘为主药，"温病最怕表气郁闭，热不得越"（《蒲辅周医疗经验》），配荆芥、薄荷之属加强疏散透解表热作用；咽痛甚者可配牛蒡子、桔梗、射干之属清利咽喉；热势甚，体温高可配石膏、知母清气泄热；邪侧重伏于肺络咳嗽突出者，配桑叶、菊花、杏仁、桔梗疏散风热而宣肺止咳，或配连翘、薄荷等增强疏表退热作用；口干者为阴已伤，配伍天花粉、芦根、麦冬之属养阴生津；发热又有风寒郁表而化里热者，见恶寒渐轻，而身热增重，无汗头痛、脉微洪者用羌活、白芷等开腠解表，葛根、柴胡解肌清热，配黄芩、石膏清泄里热；若表邪入里，热壅于肺，呈现发热、喘咳气急者，可用麻黄配石膏、杏仁、黄芩、知母之属宣泄肺热而退热；麻疹初起透发不畅，出现发热恶风、咳嗽流涕者，用辛凉疏表又能透疹的药如升麻、葛根、蝉蜕、牛蒡子、薄荷之属为主，可配一二味辛温药如荆芥、防风增强透疹作用。"麻疹为阳毒"化热最速，见高热、口渴、咳喘、尿黄等，咳喘甚为热入肺，可酌情配石膏、知母或金银花、连翘之属泄肺热，杏仁、桔梗止咳喘，发热尿少可佐竹叶、芦根利尿导热。

此外，外感发热中，若湿邪郁遏发热，多因感受雾露之湿，发热伴见头胀如裹、胸闷、一身烦疼，以苦温燥湿的苍术、芳香化湿的藿香为主，配伍散寒除湿止痛的藁本、羌活、川芎之属，及化湿消胀的厚朴、砂仁，方如神术散；感受暑邪发热，长夏发病，皮肤如蒸，伴见头痛头重、倦怠、烦渴、胸闷，"形似伤寒"，用辛温芳香的香薷配金银花、连翘，清透暑热。"湿为阴邪，非温不解"，可佐厚朴化湿除满，如新加香薷散；秋燥发热，热势不甚，伴鼻干、干咳、口唇干燥脱皮，可用桑叶等清透肺络之热药配杏仁、桔梗肃肺止咳，连翘、薄荷疏散风热，热盛加石膏、知母兼清气分。

（四）验案示例

发表退热治外感风寒化热案 刘某，女，29 岁。2008 年 3 月 10 日以恶寒发热、无汗头痛为主诉就诊。4 天前因天气降温，穿衣单薄出现恶寒发热，头痛无汗，两天后恶寒减轻而发热加重，体温 39℃，头痛、眼眶痛，社区诊所注射盐酸吗啉胍、头孢类抗菌药等药物后体温仍升至 39℃，鼻干、心烦，舌红苔白少津，脉浮微洪。证属：风寒闭表，化热入里。治从辛凉解肌，兼清里热，以《伤寒六书》柴葛解肌汤化裁。方药：柴胡 12g、葛根 15g、羌活 10g、白芷 10g、黄芩 12g、石膏 30g（先煎）、知母 15g、桔梗 10g、白芍 15g、炙甘草 4g，6 剂。水煎早晚服。3 月 17 日复诊，诉：服药两剂发热减，三剂发热退，体温恢复正常，现乏困无力，偶尔心烦，口干，脉浮细弱，要求调补，嘱：口服生脉散，早晚各10ml，逐瘥。

三、清气退热组方法

针对气分里热证而设，以辛甘大寒的石膏为主配伍组方，具有清泄气分壮热作用，使里热清泄，热退身凉。

（一）适应证

适用于外邪入里，邪在阳明气分的发热，症见壮热（热势高）烦渴、汗出、脉洪大。

（二）证态机理与施治

外感发热，但见身热不恶寒反恶热，午后热势增高，口渴，脉洪大者，此时不能再图汗解，汗之有阳脱阴竭之险；也不可见有口渴而早用养阴，养阴有阴遏热伏之变，施治当用辛甘寒清泄气而退热。

（三）组方遣药配伍法

热在气分，热必盛而热势高，组方以辛甘大寒石膏清气泄热，配知母以泄热保津，如是风温时邪入里，可配金银花、连翘等辛凉透泄；若出现咽痛、心烦、尿黄等火热内盛象，不是辛甘寒能胜任，当用黄连、黄芩、栀子之属苦寒清泄，但在发热初起不可妄用苦寒，用之"药愈凉而邪愈遏"（《重订通俗伤寒论》），反致凉遏太过邪不外泄，若嫌黄芩、黄连、栀子等苦寒药过于集中，可佐以辛温的荆芥、防风等增强透散作用，不致寒凉郁遏而使热不得越。

（四）验案示例

清气退热法治阳明气分高热案　吴某，女，8岁。2013年5月6日以发热住院治疗4天，热势不减其母代诉会诊。诉：患儿感冒后高热不退需要住院治疗。3天前又出现发热，午后体温39℃，入住陕西中医药大学附属医院急诊科留院观察，静脉滴注3天发热不退，今晨体温38.2℃，多汗、口干渴、咽痛、烦躁、尿黄，舌红苔薄黄，脉洪数。辨证：热盛阳明气分，兼三焦火盛。治法：辛甘寒清气，兼苦寒泄火。方药：石膏30g、知母12g、芦根20g、葛根12g、金银花10g、连翘10g、黄芩10g、黄连6g、牛蒡子10g、荆芥10g、竹叶8g、甘草5g，6剂。水煎早晚服，服两剂后体温降至37.3℃，口渴减轻，带药回家口服，服第4天后体温恢复正常。

四、通便退热组方法

针对胃肠积滞发热而设，以通便导滞药为主组方，具有荡涤胃肠，导滞通便作用，使腑通热退。

（一）适应证

适用于实热积滞，大便不通，蒸蒸发热，日晡更剧，或烦躁谵语的病证。

（二）证态机理与施治

实热结滞胃肠，大便不通，邪泄无门，积热外蒸，体温升高，热势多为蒸蒸发热。治当荡涤胃肠积热，使大便通利，热随便撤，譬如前人所谓"釜底抽薪，水自不沸"。

（三）组方遣药配伍法

以苦寒泻下的大黄配咸寒化燥的芒硝为主体配伍，荡涤肠胃，以泻代清。若燥实腹满，舌苔黄燥的发热配枳实、厚朴为大承气汤，通腑泻下退热；热盛耗伤肠津，大便干结难下的发热，配玄参、麦冬、生地黄"增水行舟"，滋阴通便退热；兼痰热互结、胸脘痞满之发热，配小陷胸汤（黄连、半夏、瓜蒌）化痰开胸、通便退热。总之，通便是退热的重要途径，在积滞、燥结、肠痈等腑气滞壅见发热者都可用通便导滞退热法，热势甚者，也可配清热药如栀子、黄芩、黄连、连翘等通清并用。

（四）验案示例

通便治阳明热结发热案　胡某，男，12岁。2003年7月12日初诊。其母代诉：发热7天，午后热甚。10天前因感冒发热恶寒、鼻塞流涕、头痛、大便干，在镇卫生所输液，3天后恶寒、鼻塞流涕消失，但发热未退，午后身热为甚，体温38℃左右。大便干结，两日未解，面潮红，汗出，舌苔黄燥，脉滑。从热结阳明，里热外蒸发热辨证。治法：通便退热。方药：玄参12g、大黄10g（后下）、玄明粉5g（冲）、黄芩10g、栀子10g（后下）、连翘10g、薄荷10g、炙甘草5g，4剂。水煎早晚服。1周后见患儿母亲，诉：服药后次日排便3次，身凉热退，测体温正常。

五、和解退热组方法

针对少阳证发热而设，以透达少阳、清胆和胃药物配伍组成，具有透达清泄少阳，退往来寒热作用。

（一）适应证

适用于邪在少阳，寒热往来，胸胁苦满，心烦喜呕、口苦、咽干、目眩等症者。

（二）证态机理与施治

发热热型为往来寒热，或忽冷忽热，1天内可以数次发作，此即《伤寒论》中的少阳病。邪在表为恶寒发热，在里为但热不恶寒，寒热往来为邪在半表半里，是少阳病独特的热型。少阳属胆，与胃相关，少阳病并可见胸胁胀满、心烦喜呕等胃气不和的表现。人体正邪不两立，不是正气胜邪而病退，便是邪胜正气而病剧，两者难相协调，施治所谓和解退热，就是解其表而和其里。和解退热组方法不仅用于少阳病发热，内伤杂病营卫亏虚出现的忽冷忽热、乍寒乍热，也能用本法。

（三）组方遣药配伍法

和解退热，用轻清升散的柴胡透解少阳邪热为主药，若寒热往来寒轻热重，用苦寒芳香的青蒿清透少阳邪热。少阳属胆，本经受邪病在胆，故须配黄芩清泄胆腑邪热，胆与胃土木相关，邪在少阳，胆胃不和，胸胁痛满，口苦频呕，配半夏、生姜和胃降逆；若吐酸苦水为胆热犯胃，再配竹茹清胆降逆；邪入少阳往往里气不和，故常配人参、大枣、炙甘草益气和中；胸膈胀满配枳壳、陈皮宽胸利膈；苔黄小便不利配赤茯苓、滑石利小便。

（四）验案示例

和解少阳治寒热往来案　王某，男，62岁。2013年5月16日初诊。寒热往来10天，伴呕恶不思食。患者5月9日感身体不适，次日晚出现恶寒发热交替发作，恶寒时要加衣被仍凛凛作冷。10～20分钟之后又开始发热，测体温39℃，无汗，频呕。遂去医院诊治，住院后做B超、胸片、胰腺及血液传染病相关检查未明确诊断，输液（药名不详）10天病未减退，仍寒热往来，但发热时热势减至38.2℃左右，要求出院，前来中医治疗。患者诉：除寒热往来外口苦甚，舌淡苔黄腻，脉弦。从邪犯少阳，湿热内蕴辨证。治以清透少阳，清化湿热。方药：柴胡15g、青蒿10g、黄芩12g、竹茹10g、半夏10g、陈皮12g、人参10g、枳壳15g、白豆蔻5g（后下）、滑石30g（先煎）、甘草6g、姜3片、大枣4枚，7剂。水煎早晚服。5月23日复诊：寒热往来消失，仅背恶寒、精神差、胸脘闷、口苦、不思饮食，舌淡苔黄白相间，脉弦虚。从阳气不足，胃失和降辨证。调整方药：制附片10g（久煎）、人参10g、白术15g、半夏10g、黄芩10g、枳壳15g、陈皮12g、砂仁5g（后下）、白豆蔻5g（后下）、炒莱菔子20g、炙甘草5g，6剂。水煎早晚服而愈。

六、逐瘀退热组方法

针对瘀血发热证设，以活血逐瘀药为主组成方剂，具有活血逐瘀、消退瘀热作用，使瘀血消散，营气流通，热无依附，热退身凉。

（一）适应证

适用于瘀血内停，营气郁遏而出现的发热，或外科肿痛热毒与瘀凝聚引起的发热，其发热多以午后或夜晚发热，有固定的痛处，舌暗脉涩。

（二）证态机理与施治

逐瘀退热，张仲景《伤寒论》中就有用桃核承气汤治下焦蓄血证少腹急结，"至夜发热"，开了逐瘀退热之先河。瘀血发热不仅仅是蓄血证热入血分所致，多数是瘀阻经脉，营气郁遏而发热，热源于瘀，热附于瘀，治用逐瘀退热使瘀血去而营气畅，热无依附则热退。

（三）组方遣药配伍法

逐瘀退热用桃仁、红花、赤芍、丹参为主药，但久瘀血伤入络成癥瘕者草木活血化瘀恐难奏效，可配䗪虫、蜣螂等虫类活血搜通经络。瘀在脐腹可配大黄破瘀泄热，肝硬化失代偿期肝络瘀阻的发热，配鳖甲、牡丹皮、丹参及泽兰、益母草等化瘀利水；妇女产后小腹结痛、恶露不绝的发热，瘀血未尽，必有血虚，用蒲黄、五灵脂、泽兰之属逐瘀退热的同时配当归补血汤守气涵阳，使热无依附；夜热早凉，虚热不退者，配鳖甲、青皮、地骨皮等清退虚热；外科痈肿发热用上述活血逐瘀药与逐瘀泄热的大黄相配，热毒甚者配解毒散结的蒲公英、天花粉、山慈菇等逐瘀解毒退热。

（四）验案示例

逐瘀退热治乙肝后肝硬化发热案 王某，男，57 岁。2018 年 2 月 6 日以胁痛腹胀半年，午后发热 3 周就诊。患者半年前胁痛、腹胀，在咸阳市某三甲医院诊断为乙肝后肝硬化、中度腹水，午后体温 38.2℃，住院治疗 3 周，腹胀减，每周抽取腹水 1～2 次，体温降至 37.4℃，出院 1 周后，午后复热，测体温未超过 38℃，胁下时有疼痛，烦躁易怒，腹胀尿少，胸前、颈部见蜘蛛痣，面色晦暗青滞，舌暗苔少，脉虚弦。证情复杂，但以肝络瘀阻为核心，发热为瘀遏营气，水乃"血不利则为水"，瘀血导致营遏、水停、气结，治当逐瘀退热，利水消胀。方药：鳖甲 20g（先煎）、丹参 15g、赤芍 15g、牡丹皮 12g、水蛭 5g、青皮 15g、陈皮 12g、椒目 15g、商陆 10g、益母草 20g、地骨皮 15g、旱莲草 15g，12剂。水煎服，每服 6 剂停 2 天，继服 6 剂。2 月 20 日复诊：服 4 剂后身凉热退，腹胀减轻，大便稀，口稍干，测体温正常。此后从益气养阴、化瘀利水、行气消胀变换调方，患者至今（2018 年 8 月）病情稳定。

七、疏表清里退热组方法

也称表里双解退热法，是针对表证里证俱见的发热而设，以疏散表邪、清泄里热的药为主要配伍组方，使表邪外散，里热内清，热退身凉的一种治法。

（一）适应证

适用于表证里证俱见的发热。

（二）证态机理与施治

表证当汗，里热当清当下，假如发热时表证里证俱见，或外寒里实同现，当用疏表清里退热法。此法不同于和解退热，和解退热适应的热型是寒热往来交替出现，制方清透少阳兼顾其正；此法适应的是表里俱实，所谓双解，着重疏表清里。金元医家所谓"不遵仲景方，自制凉膈散、防风通圣散"是也。刘完素说"用寒用辛"，使"郁结开通，气液宣行，流湿润燥，热散气和而愈"（《素问玄机原病式》）。

（三）组方遣药配伍法

表里俱实的憎寒壮热、头昏目赤、大便秘结，组方施治，疏表与清里并驾齐驱，疏表用防风、荆芥、薄荷等辛散解表，开通"怫热郁结"，鼻塞无汗可配麻黄宣通肺窍，清热配黄芩、石膏、连翘清肺胃之热，表里双解。大便干燥可配大黄、芒硝泄热通便，咽痛配桔梗、射干清利咽喉，小便赤涩配栀子、滑石清三焦而利尿。

（四）验案示例

疏表清里治表里俱实发热案　患者王某，6岁。2017年5月15日初诊。其母陪诊代诉：发热1周热未退，医院诊断为感冒、上呼吸道感染、下颌淋巴结炎，说法不一，曾用小儿退热口服液、布洛芬、板蓝根冲剂及头孢类抗菌药等，但仍不定时发热、畏寒，发热以中午、晚上明显，发热时体温38.6℃左右，流涕鼻塞，咽痛，大便干结。昨日下午手足抽搐1次，测体温38.9℃，物理降温后高热消退，见患儿：面色潮红，但有畏寒貌，出汗多，咽充血，扁桃体Ⅱ度肿大，两侧下颌淋巴结肿大，舌红苔黄脉洪数。辨证为风热外感，表里俱实。治从疏风解表，清热通便。以防风通圣散加减：防风6g、连翘10g、薄荷6g、栀子10g、黄芩10g、桔梗10g、牛蒡子10g、大黄6g、芒硝5g（化服）、炙甘草4g，6剂。水煎早晚服。嘱：停用其他药物。5月22日复诊，母亲代诉：服药当晚大便通，稀便，第二天热退至今未发热，咽干痛好转，食欲差，舌红苔白，脉细。从养阴清热，健脾和胃调整方药，以善其后：玄参10g、沙参10g、桔梗8g、金银花6g、白豆蔻5g（后下）、枳实10g、陈皮10g、麦芽10g、炙甘草3g，4剂。水煎早晚服。

八、滋阴退热组方法

针对阴虚发热证而设，以滋肾阴与退虚热药为主组方，具有滋补肝肾、清降虚热作用，使阴精充旺，虚火清泄而热退。

（一）适应证

适用于肾阴不足，阴虚内热的骨蒸潮热、手足心热、两颧发红等。

（二）证态机理与施治

阴虚发热多发生在肝肾阴虚基础上，肝肾阴精亏损，阴不敛阳，虚火引起发热，如唐宗海说"肾水充足，则火藏于水中者，韬光匿彩，龙雷不升"（《血证论》），若肾水匮乏，"龙火风烁而见骨蒸等证，龙火外越，而见发热、颧红、面赤等证"（《医原》），施治滋肾阴而清虚热，水以制火，虚热自退。另有阴虚而热伏阴分，亦当滋阴透热使热退。

（三）组方遣药配伍法

虚热产生于阴亏不恋阳，虚火浮越者，先用鳖甲、生地黄、熟地黄、山茱萸、玄参之属滋补肾阴，配知母、黄柏、牡丹皮等清降虚火，坚固阴精，组成滋肾清降制方格局；若属阴虚而虚火潜伏阴分，骨蒸潮热，烘热突出，或夜热早凉，滋阴必用鳖甲兼潜阳，配青蒿、地骨皮、牡丹皮、秦艽、银柴胡之属清透虚热，组成潜阳清透制方格局；手足心热配秦艽、知母、牡丹皮；妇女绝经期综合征烘热多汗配煅龙骨、煅牡蛎、五味子，心烦热配栀子、莲子心；失眠、多汗配酸枣仁、夜交藤。

（四）验案示例

1. 滋阴潜阳治围绝经期综合征烘热多汗案 胡某，女，47岁。2019年3月14日以烘热多汗两年就诊。半年前经时少，经期失调，逐渐停经，同时出现烘热多汗逐渐加重，心烦、盗汗，亦常自汗，失眠多梦，心神不宁，曾多在外求治，诊断为围绝经期综合征，治疗未见明显效果。患者面红，舌红苔薄黄，脉弦数。从肾阴亏虚，虚火内伏辨证。治从滋阴清热，潜阳敛汗。方药：鳖甲15g（先煎）、山茱萸15g、青蒿10g、地骨皮15g、知母12g、盐黄柏10g、煅龙骨30g（先煎）、煅牡蛎30g（先煎）、五味子15g、浮小麦30g，12剂。水煎早晚服，服6剂停2天，继服6剂。3月28日二诊：烘热多汗消失，但仍汗多于常人，夜间盗汗减少，舌红苔白，脉弦数。守法治疗，兼固卫阳。方药：上方加黄芪30g、酸枣仁15g、五倍子6g，12剂。用法同前。5月6日患者前来调治胃病，诉：烘热多汗已愈。

2. 滋阴清热治胃癌腹腔转移发热案 张某，男，45岁。2016年6月22日初诊。2月初发现胃癌，行手术切除术，术后化疗4次，复查发现腹腔转移，近半月出现发热，每天下午体温徘徊在37.6℃左右，晨起热退。困倦乏力，纳呆、呕吐，舌红苔白腻，脉沉细极。辨证：毒瘀结滞，邪伏阴分。治法：滋阴潜阳，解毒透热。方药：鳖甲20g（先煎）、知母15g、青蒿10g、地骨皮15g、牡丹皮12g、重楼15g、石膏30g、葛根20g、银柴胡15g、竹茹10g、陈皮10g、白豆蔻 5g（后下）、滑石 30g（先煎）、甘草 5g，6 剂。水煎早晚服。6 月 29 日复诊：患者诉服药 3 剂后热退身凉，体温正常，精神差，口不干，夜尿频，今晨稀便 1 次，微有恶心，舌淡苔白，脉沉细数。发热已退，气阴亏损，转益气养阴，解毒和胃治疗。方药：黄芪 30g、生晒参 10g、鳖甲 15g（先煎）、知母 15g、重楼 15g、乌骨藤 30g、土贝母 15g、炒白术 15g、砂仁 5g（后下）、竹茹 10g、佛手 12g、炙甘草 5g，12 剂。水煎服 2 周。从益气养阴，解毒散结，健脾和胃守法调药治疗，患者至今健在（2018 年 10 月）。

九、补血退热组方法

针对血虚发热证而设，以补养营血药为主体与清虚热药或益气药相配制方，具有补养营血，守气涵阳以退虚热的作用。

（一）适应证

适用于病后、产后营血亏损，阴不涵阳，虚阳外越的血虚发热，症见发热汗出，热势不高，或自觉发热，肌热面赤，体温正常，伴见头晕眼花，爪甲无华，体倦，脉洪大而虚。

（二）证态机理与施治

血为气母，气为血帅，血载气，气寓于血。只有气旺血充，二者才能相互为用而不分离，在病后、产后若阴血亏损，阴不维阳，气无依附，虚阳浮盛于外则发热不休，施治当补养阴血，使阴血充沛，阴以涵阳，虚热自退。

（三）组方遣药配伍法

若发热、肌热面赤，并见头晕眼花、爪甲无华等血虚之象者，以补血药如当归、熟地黄、白芍、阿胶等为主，配清虚热药如牡丹皮、地骨皮、知母、黄柏之属滋补兼清，如两地汤；有上述血虚之象外并见体倦乏力、不思饮食者，补血当立足生血之源，重用黄芪、人参等甘补温运之品鼓舞脾胃之气，激发生化之源，使"有形之血生于无形之气"，少佐当归等养血和营之品守气涵阳，使气旺血生，阴平阳秘，虚热自退；对产后血虚发热，补肝血的同时可配川芎、牡丹皮、泽兰等药化凝瘀败血有利于退热。

需要注意的是血虚发热补血以不碍脾运为原则，见纳呆食少、苔白腻者，当配砂仁、白术、陈皮等健脾助运，若囿于"精不足者，补之以味"，浪进阴柔补血之品反而有碍脾运，使中焦运化呆滞不利于"受气取汁变化而赤谓之血"，血不得生，无以涵阳虚热难退。

中医理论认为，气血阴阳之虚皆可发热，故有"壮水之主"的滋阴退热、

"引火归元"的温阳退热、"甘温除热"的益气退热、"补血涵阳"的养血退热诸法，但在临床实践中滋阴退热应用最多，阴与血同源同类，不少滋阴药亦具养血作用，补阴补血可通同，但配伍不同，功用不同，如阴虚而热滋阴退热常配清虚热药，滋而兼清；血虚发热由于临床不少血虚缘于气不生血，故养血退热常配益气之品使气旺血生；气与血同根同生，气虚发热组方以参芪之属"甘温除热"，少佐补血药守气涵阳。至于"引火归原"退热，通过温补肾阳使命门虚火下撤而热退，其理论圆满而少有临床验案。

（四）验案示例

补血退热治产后发热案 刘某，女，32岁。2018年3月6日初诊。产后发热两月余，3个月前足月剖宫产一男婴，产后困倦乏力，恶风汗出不止，小腹急痛，20余天后自觉午后发热，测体温37.3℃左右，黎明时热退身凉，但汗出不止，恶风，不思饮食，厌油腻。查血常规：红细胞2.8×10^{12}/L，血红蛋白86g/L。面色苍白，爪甲无华，舌淡苔白，脉沉细弱。从血虚发热辨证，治以补气养血，守气涵阳。方药：黄芪30g、人参10g、当归10g、白芍15g、阿胶珠10g（烊化）、女贞子15g、墨旱莲15g、防风6g、白术15g、泽兰12g、五味子15g、浮小麦30g、炙甘草5g，12剂。水煎服，服6剂停2天，继服6剂。3月20日二诊：出汗减少，服6剂后自觉热退，之后出现两次烘热，精神好转，仍感恶风，活动时汗出，食欲差，舌淡红苔白腻，脉沉细数。大法不变，兼健脾和胃，上方去阿胶珠、女贞子、墨旱莲、泽兰，加砂仁5g（后下）、陈皮12g以健脾和胃，鳖甲15g（先煎）滋阴潜阳清虚热，12剂。水煎，服法同前。1个月后见患者自诉：血常规正常，再未发热，服上药1周后月经来潮。

十、清暑退热组方法

针对感暑发热而设，以辛凉疏泄、清暑利湿药为主组成，具有清解暑邪、退解热势的作用。

（一）适应证

适用于夏季暑天，感受暑热出现的中暑发热、皮肤如蒸、倦怠烦渴等。

（二）证态机理与施治

暑为阳邪，其性酷热，当夏令暑邪中人，肺胃先受邪，如叶天士所说"夏暑发自阳明"，阳明主肌肉，暑热盛于阳明而身为热；天暑下迫，地湿上蒸故暑多夹湿，身重尿赤；暑气通于心，若发热多汗心烦。施治总宜解暑气，使暑清热退解。

（三）组方遣药配伍法

暑性阳热，涤暑以寒，用辛凉疏散的金银花、连翘等与寒凉清泄的石膏、黄连等为主体配伍，暑夹湿者身热尿赤、心烦，配滑石、甘草（六一散）清暑利湿，竹叶利尿而清心除烦；暑为阳邪，耗气伤阴，见烦渴，汗出，体倦者配用西洋参、麦冬、石斛益气养阴；暑令炎热，若图一时之快而乘凉饮冷酿成为阴暑证，既有发热、烦闷、面赤、口渴等暑热之症，又有头痛身痛、恶寒无汗等表寒外束之象，用金银花、连翘等辛凉解暑，配辛温芳香的香薷疏散表寒，并助辛凉药宣散上焦郁热；湿滞气机可配厚朴、陈皮等行气燥湿。前人有温病最忌辛温，恐其化燥助热，但暑令感寒的阴暑证，无汗身痛，辛温芳香不唯所忌，其用香薷、藿香散其寒而化其湿，兼呕用藿香止其呕。

（四）验案示例

清暑退热治中暑发热案　范某，男，56岁。2004年8月1日初诊。两天前中午在西瓜地采瓜劳作，午后出现发热、头昏头痛、无汗、心烦喜呕、口渴、体倦身重，当地卫生院治疗后病情未减，肌肤蒸热、面红、尿少，体温38.5℃，舌红少津，脉虚。从感受暑热，暑伤气阴辨治。方药：太子参15g、麦冬10g、五味子15g、金银花10g、连翘10g、黄连6g、石膏30g、知母15g、滑石30g（先煎）、香薷10g、甘草5g，5剂。水煎早晚服，服4剂后诸症消失。

十一、消积退热组方法

针对食积发热而设，以消食导滞药为主组成，具有消食导滞退积热作用。

（一）适应证

适用于饮食积滞内停肠胃，郁而化热，症见纳呆、腹胀、嗳腐吞酸、反复发热或潮热不休者。

（二）证态机理与施治

《内经》曰："饮食自倍，肠胃乃伤。"（《素问》）饮食不节，伤及胃肠者胃纳脾运失常，食与湿交结为滞，积而化热则见发热。此证最多见于小儿脾虚失运，内积化热，见形体消瘦，食少腹胀，并见肌肤灼热、或潮热不休，如钱仲阳说"小儿诸疳，皆因病后脾胃亏损，或用药过伤，不能传化乳食，内亡津液，虚火妄动"（《小儿药证直决》）。此发热疳积当消，但脾胃虚弱，不堪独进消食克伐，施治当消导兼补脾使积消热退。

（三）组方遣药配伍法

发热病起于积滞内停用积实、山楂、槟榔、炒莱菔子等导滞消食，而积滞缘于脾虚不运，当配党参、白术、砂仁等补健脾胃。若口苦苔黄，积而化热配连翘、胡黄连清积热；若湿热积滞于肠，下利腹痛，里急后重，或大便秘结，加枳实配大黄，黄连配木香清热导滞。小儿形体消瘦，腹部膨胀的疳积发热，斯积久为疳，用鳖甲软坚散结，配三棱、莪术破泄气血积聚，配胡黄连退疳积发热。

（四）验案示例

消积滞治疳积发热案　周某，男，5 岁。2015 年 5 月 6 日初诊。母诉：6 年前父母从河南来西安打工，所生时体重 4.5 斤，母乳少，营养不良，消瘦，食少，逐渐腹膨胀，近半年来低热时起时伏，热时体温 37.3℃左右，大便干结，此前在某医院以重度营养不良、贫血住院两周，病情变化不大而出院。查：患儿骨瘦如柴，精神萎靡，颈难举头，腹膨大，四肢细，肝肋下两指，不能久站，前额部热，四肢凉，口唇干裂，双眼无神，舌红少苔，脉沉细无力。重度营养不良，属中医疳积，辨证为脾胃虚弱，疳积化热。治从补脾养阴，消积退热。方药：人参 6g、白术 12g、石斛 10g、鳖甲 15g（先煎）、枳实 10g、三棱 8g、莪术 8g、胡黄连 6g、芦荟 3g（化服）、炒莱菔子 12g、炙甘草 3g，10 剂。水煎，前 5 剂早晚服，后 5 剂每晚服。5 月 20 日二诊：服完 5 剂后低热未出现，精神好转，食量增加，服前两剂药时大便稀，之后正常。守法治疗，调整方药：上方去胡黄连、芦荟，加砂仁 4g（后下）、炒麦芽 10g，6 剂。水煎早晚服。之后调理多次，补脾养阴变化于人参、黄芪、山药与石斛、玉竹、黄精之间，健脾在白术、砂仁、白豆蔻之间选用，消积化食在三棱、莪术与枳实、炒莱菔子之间取舍，鳖甲软坚潜降清热，与地骨皮常配用，便干睡觉不实配芦荟通便清肝热，调治半年后贫血纠正，腹平软，四肢有肌肉，双目有神，已入学前班，体重、身高、智力检查在儿童正常范围之内。

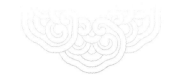

第十章

温寒法与临床制方用药

温寒法亦称温阳散寒，属"寒者温之"治法，是针对寒证而采用的治疗方法，寒证有外寒、内寒之不同，制方主药皆具温性，然外寒辛温发表药为主组方，具有发散风寒而治表寒的作用；内寒以辛甘温热温里药为主组方，具有温阳散寒治里寒作用。温寒法适用于感受风寒的外寒证与阳虚阴盛的内寒证，如《素问》曰"阳虚则外寒……阴盛则内寒"。

内寒证与阳气不足有关，常称为虚寒证。与里寒相关的复合证有：气虚里寒证，制方构建以温里与补气并用；里寒水湿证，以温里与利水同施，具体配伍见文中相关论述。

第一节　温寒法简述

寒是机体畏寒怕冷的一种病理表现，《内经》将肌体寒热的病理现象归于阴阳盛衰，"阳胜则热，阴胜则寒"（《素问》）。外寒是感受风寒所致，如《素问》曰"今风寒客于人，使人毫毛毕直，皮肤闭而为热"，表现为恶寒发热；内寒证产生于阳虚阴盛，证候表现上《内经》所述主要有"寒栗""澄澈清冷""冷痛"。用药《内经》提出"辛甘发散为阳""寒者热之""寒淫所胜，平以辛热""寒淫于内，治以甘热"等治疗表里寒证的用药原则。东汉张仲景在《伤寒论》中将外寒归于太阳证，太阳风寒用麻黄汤，太阳中风用桂枝汤，对外寒直中入里的里寒证从太阴、少阴、厥阴三阴方证论治被后人遵崇至今，如宋金元潜心研究寒证的医家王好古著《阴证略例》论寒证，其"内伤三阴"说还是基本遵循仲景学说。宋代治病以"官医局"颁布的《太平惠民和剂局方》中载处方为规范，该书载方大多性偏温燥辛热，足见对温里散寒，通复阳气的重视，但同时也引起金元医家的异议，金元医家一致批评《太平惠民和剂局方》中部分辛热香窜方剂被扩大化应用之流弊，在对其所载方"以火济火"的指责声中，促成了一代学派的先后崛起。

明清时期对寒证的病因又有新说，如张介宾曰："观丹溪曰：气有余便是火，余续之曰：气不足便是寒，夫今人之气有余者，能十中之几？"（《景岳全书》），并创制了诸如理阴煎、六味回阳饮等温里散寒方剂，与薛己、赵献可等人重视温补肾阳的学术观点被后世称为温补学派。这一时期医家认识到阳虚是里寒证的根本所在，将温阳散寒从三阴寒证的治疗深入到脏腑阳气虚寒的治疗中，创制了相应温阳散寒治方，例如对脾阳虚中寒泄泻《阎氏小儿方论》所载的附子理中丸，吴谦对中寒肾阳虚的久泻提出"欲暖脾胃之阳，必先温命门之火"（《医宗金鉴》）的真知灼见。对哮喘，王肯堂提出"哮喘遇冷则发者有二证，其一属中外皆寒"（《证治准绳》），继而《张氏医通》制方冷哮丸温肺定喘，《医宗必读》载的拯阳理劳汤温心阳而散阴寒。

总之，外寒发生于外感寒邪，寒客于肌表；里寒源于脏腑阳气不足，寒从中生。寒主收引，外寒致腠理闭而营卫失调，内寒往往寒与阳气虚联结，不论是外寒入里或寒从内生，都以相关脏腑经络的寒象呈现于临床，温阳散寒可振复阳气以消阴寒，改善机体寒象的病理状态。

第二节　温寒法临床制方思维

一、寒从外客宜温散，寒从内生温兼补

温寒分内外，外寒侵犯机体，邪在卫表，恶寒重而发热轻，外症可见。里寒要分清寒之所因，临床有因外寒直中三阴之经、深入脏腑者；有因素体阳虚，寒从内生者；亦有因寒凉用药太过或过食生冷寒浆损伤中阳者。治进大法宜温之。但成因不同温阳有别，外寒入里的寒证遵《内经》"寒淫所胜，平以辛热"，处方配伍温而兼散；内生寒邪是在脏腑阳气不足的基础上寒从内生，当温而兼补，"益火消阴"，恢复脏腑功能。

二、寒致痛温散在通，水湿积温阳化气

阳虚易致寒凝，"寒气入经而稽迟，泣而不行"（《素问》），寒气凝涩，不通则痛。治在温阳散寒，温阳重在温通，用性温辛通之品，使温气流贯血脉，气得温而行，血得温则运，痛可止矣。

阳虚寒盛，水失温化可致水肿。肾主水，通过肾阳的温煦蒸化参与水湿

代谢；脾制水，通过脾阳的温运参与水湿转输。脾肾阳虚寒盛可发为水肿阴水或寒湿肿胀者，水为至阴，非温不化，治当温化、温运。寒湿盛者病偏于脾阳不运，温脾补气使湿随气化；肿甚病偏于肾不温化，温补肾阳蒸动气化。

三、掌握寒证的指征，温里寒落实脏腑

寒证即有寒象，如畏寒怕冷，口淡不渴，《内经》所说"澄澈清冷"等。但外寒寒在表，恶寒必有发热，"有一分恶寒便有一分表证"。里寒是"脏受寒侵"，脏腑之寒各具特征，如肺寒见咳喘、痰稀，受寒加重，施法温肺散寒；太阴脾寒失运见脘腹冷痛、呕吐、泻痢，施法温中散寒；寒凝厥阴肝经见颠顶痛、吐涎沫、寒疝等，施法以温肝散寒；少阴心肾阳衰，阴寒内盛，见四肢厥逆，欲寐，脉微欲绝，当辛甘大热、回阳救逆；寒滞经脉者，施法温经散寒。总之，温阳散寒要落实到脏腑阳虚寒证的制方用药上。

第三节　温寒法临床应用注意事项

一、辨清楚寒热真假，勿被假寒所迷惑

中医辨证方法是司外揣内，以疾病表现于外的征象辨识疾病的本质所在。疾病证情临床虚实有真假，寒热也有真假，辨证需去伪存真。如里寒证在少阴阳气衰微，阴寒过盛时，阴寒逼迫虚阳外越可出现面红、脉疾等戴阳假热之象。辨治寒热真假当慎之又慎，勿被假象所迷惑，真寒假热自当温里回阳，使阳生阴消，假象自除，若系真热假寒，再用温阳散寒犹抱薪救火，祸旋踵而生。

二、温寒要三因治宜，遣药施治个体化

中医治病强调三因治宜，施治要充分考虑患者的年龄、体质、季节、地域等个体因素，恰当遣药组方。如散表寒的麻黄，在北方体质壮实者用量宜大，用量过小不足以开腠理散外寒，在南方用量宜小，或用香薷散表寒而不用麻黄。麻黄用量过大可致大汗淋漓，有津脱之虞，故而用温散药如程国彭所告诫"有当温而温之不得其法以误人者，有当温而温之不量其人、不量其证与其时以误人者，是不可不审也"（《医学心悟》）。药物剂量确定要充分考虑到寒证之轻重，患者体质之强弱，时值季节气候之寒温，所处地域之南北等不同因素，用药要恰到好处，中病即止。

三、用温寒掌握宜忌，注意用量与用法

温寒药性能辛散温热，其温散寒邪但有伤阴动血之弊，在素体阴虚或有失血者当慎用之，以免伤其阴而动其血，非用不可者少佐养阴之品。妇女宫寒出血者选温经止血药。此外，不同药亦有宜忌，如张介宾曰："人多汗者忌姜，姜能散也；失血者忌桂，桂动血也。气短气怯者忌故纸（破故纸），故纸降气也。大凡气香者，皆不利于气虚证。味辛者，多不利于见血证，所当慎也"（《景岳全书》），可参考之。

温里药的用法直接影响疗效，如附子、乌头含乌头碱，有毒性，药有生、熟之分，用量要适当，处方要写制附子、制乌头，宜高温久煎可减弱毒性，如用量过大或炮制与煎法不当，可引起中毒，轻者见口唇、舌、手足麻，心慌、恶心、呕吐，重则血压下降，心律失常，呼吸中枢抑制，使呼吸缓慢，吞咽困难，语言障碍。又如肉桂、丁香、小茴香、荜澄茄等含挥发油，高温久煎挥发油散失，药效减弱，一般不宜久煎，须后下或为末冲服。肉桂辛甘大热可助火动血，用量不宜过大，煎服 5～6g 即可，研末吞服每次 2～3g，否则，用量过大，可助热动血引起出血。

第四节　祛寒药的临床选择与应用

祛寒药有解表寒与温里寒之不同，表寒有单感风寒与风寒夹湿之不同。里寒有在经络、在脏腑之异，温散寒证药物性能各具千秋，临床根据病性与药物性能随证选择。

辛温发汗治表寒的药物有麻黄、桂枝、羌活、细辛、紫苏、荆芥等。麻黄辛温发汗作用强，治外感风寒，恶寒发热无汗，又能宣肺平喘利水，发汗退热常配桂枝。桂枝辛温发汗作用弱，治汗出恶风发热，配白芍调和营卫退表热。羌活、细辛辛温发汗退热，羌活性燥烈，祛风除湿止痛，擅治外感风寒发热，身半以上疼痛，头痛，常与白芷、川芎、细辛配伍，治颈肩痛与葛根配伍；细辛外散风寒，内化寒饮，治少阴风寒头痛发热与羌活、防风常配伍，寒饮内停咳嗽咳痰与干姜、五味子配伍，又可通鼻窍治鼻塞头痛，与白芷配伍。紫苏、荆芥同能发汗退热，药性缓和，紫苏散寒力强偏入气分，又理气和胃安胎止呕；荆芥祛风之力胜偏入血分，风寒、风热发热都可用，善散血中风热而止血，治目赤眼肿，炒炭止血。

其性辛温大热的温里散寒药有附子、乌头、肉桂、干姜、高良姜、吴茱萸、

草果、荜茇等。其中长于振奋阳气的药有附子、干姜、肉桂,可振奋心肾之阳,驱逐里寒。其中附子辛温燥烈,走而不守,峻补元阳而回阳救逆,逐散寒湿功长止痛,与肉桂配伍,温肾助阳;与干姜、甘草配伍,温肾暖脾,治中寒腹痛吐泻、四肢厥冷,与补气药相配,治一切内伤不足、阳气衰弱之证。乌头与附子是同一植物,乌头散寒逐痹之力胜于附子,无回阳救逆之效,乌头又有川乌头、草乌头之分,乌头之野生者名草乌头,其毒烈之性较川乌更甚,止痛作用优,但毒性极大,要慎用。肉桂温补命门,散寒止痛,又温暖气血,下元虚寒及气血虚寒多痛者宜之,配人参、熟地黄能鼓舞气血生长,重用熟地黄少佐肉桂可引火归元。长于温中驱寒的药有干姜、高良姜、吴茱萸,可温暖脾胃,祛除中寒。其中干姜、高良姜均能温散中焦寒邪,但干姜长于温暖脾阳,散寒止呕,与附子相配回阳通脉;与人参、炒白术配伍温中止泻;与半夏相配温胃止呕,与麻黄、细辛、半夏等相配温肺化饮。生姜长于散寒止呕,干姜炮制为炮姜,苦温而温里寒,温中止血,治中焦虚寒出血证。高良姜功专温胃止痛,治寒凝胃气的胃痛,呕吐清水与香附配伍。吴茱萸辛苦温苦降,性善下行,散寒止痛,治厥阴寒气上逆的头痛;温中降逆,治胃寒气逆的呕吐清水或干呕吐涎沫,与生姜配伍;配黄连疏肝泻火,治肝火犯胃吞酸、嘈杂。

长于温中化湿的药有草果、草豆蔻,可化寒湿,健脾和胃。其中草果味辛大温气香,散寒燥湿,善化脾胃湿浊治寒湿内积,配高良姜、丁香、厚朴之属治湿浊呕吐;配苍术、厚朴可除痰截疟,治疟疾寒多热少及湿浊瘟疫。草豆蔻与草果一类两种,作用略异,草豆蔻其辛香气清,擅于健脾燥湿行气,治寒湿胃痛、呕吐。

长于温中理气止痛的药有小茴香、丁香、花椒、荜茇、荜澄茄等。此类药用量不宜大,3～6g 为宜,量大胃不适且劫阴伤津。小茴香疏肝暖肾,治阴寒小腹痛、寒疝作痛,与肉桂、乌药配伍,暖肝温胃止痛,治胃脘冷痛、呕吐、食少;与半夏、生姜配伍,理气和胃止呕。丁香善降虚寒逆气,治胃寒呃逆、呕吐与柿蒂、党参、生姜配伍;下气止痛,治胃腹冷痛、奔豚气,又可温肾助阳,治男子阳痿,女子阴冷。花椒善散虚寒冷气,治胃腹冷痛,呕吐不能食与干姜、党参配伍,治久寒腹痛下痢而有冷沫者与附子、干姜配伍;配地肤子、苦参祛风除湿止痒。荜茇、荜澄茄功用相近,皆能温中散寒,行气止痛,治胃寒脘腹疼痛、呕吐,但荜茇温热之性较大,温胃腑沉冷,治脘腹疼痛,吐泻,配肉桂、高良姜,解大肠寒郁其止泻功优,治冷痢水泻腹痛配厚朴、木香;荜澄茄止呕功胜,又治寒疝腹痛,下焦虚寒的小便不利、频数。

第五节 温寒法临床制方

一、发散表寒组方法

发散表寒针对表寒证而设,以辛温解表散寒的药为主组成,具有辛温发散、解表散寒的作用。

(一)适应证

适用于风寒犯表的表寒证,证见恶寒发热,头痛身痛,鼻塞流涕,苔白脉浮。

(二)证态机理与施治

寒为六淫之一,寒不能独伤人,表寒证为风寒外袭,邪客肌表,卫气不得宣,表气不疏泄则恶寒发热并见,寒甚者表闭无汗,风甚者汗出恶风。肺外合皮毛,风寒犯表常有鼻塞流涕、咳嗽等肺气不利的症状。"其在皮者,汗而发之"(《素问》),施治用辛温发汗,散寒解表。

(三)组方遣药配伍法

组方大体以味辛性温走表药为主体用药,由于表寒证症情复杂,虚实之辨有表实、表虚,表实证中又有轻、重、单感之别,寒夹湿疼痛,兼痰饮咳嗽之变;表虚之中又有兼阳虚、气虚之区别。制方要随症选用配伍相应药物。若外感风寒病轻邪浅,仅为轻微恶寒发热、鼻塞喷嚏,称为伤风感冒,以葱白与豆豉相配为方,轻宣表邪即可;如表闭邪重,恶寒发热无汗,脉浮紧称伤寒,以麻黄与桂枝相伍,增强发散之力;如系风寒夹湿困滞肌表经络,症见恶寒发热,头痛身重,肢体酸楚,用辛温燥之品如羌活、防风、白芷、细辛等为主药制方,这是治表寒三证的三个主体施治组方,当先掌握。然后随证配伍,如兼咳喘配杏仁、苏子、白前;兼气滞腹胀配厚朴、陈皮;兼痰饮配半夏、干姜、细辛。此外,暑月感寒的恶寒发热、胸膈满闷用藿香、香薷、佩兰为主散寒化湿。

(四)验案示例

温阳散寒治寒战发热案 吴某,男,56岁。2016年4月6日以寒战发热3天就诊。患者3天前在田地里干活,回家后全身不适,晚间开始恶寒发热,无汗,服感冒药未见效,次日加重,出现寒战,发热,无汗头痛,鼻塞流涕,咳嗽声哑,全身酸楚,手足不温,测体温38.1℃。平素畏寒,有支气管炎病史,舌淡苔白,脉浮紧。证属阳虚感寒,邪郁肺卫。治从温阳散寒,开腠宣肺。方药:熟附片10g(久煎)、麻黄9g、桂枝10g、杏仁10g、羌活12g、白芷10g、细辛

5g、白前 10g、桔梗 10g、枳壳 12g、炙甘草 5g，4 剂。水煎早晚服。4 月 11 日二诊诉：服 2 剂后寒战发热、鼻塞流涕消失，手足温，但食欲差，体困倦，偶尔咳嗽，要求调理，舌淡苔薄白。从脾气虚弱、肺气不利调整方药：黄芪 20g、党参 10g、白术 15g、枳壳 10g、砂仁 5g（后下）、半夏 10g、紫菀 10g、百部 10g、陈皮 10g、炙甘草 5g，6 剂。水煎早晚服。

二、温中散寒组方法

温中散寒是针对中焦虚寒而设，以温里散寒药为主而组成，具有温暖脾胃、祛除里寒作用。

（一）适应证

适用于中焦阳气不足、阴寒内盛的里寒证，见脘腹冷痛、呕吐泄泻、口淡不渴、舌淡苔白润等。

（二）证态机理与施治

脾胃位居中州，职司受纳水谷，运化精微，化生营卫气血。"胃本属土，非火不生，非暖不化"（《景岳全书》）。若素体脾胃虚寒，过食生冷损伤中阳或外寒直中中阳受损，可致阴寒凝滞而腹痛、升降失常而吐利，且气滞作胀，湿滞纳呆。依"寒者温之"，施治用辛甘温热入驻中州，温脾暖胃，使中焦得阳始运。

（三）组方遣药配伍法

主要用善于温暖中焦、散寒止痛的药如干姜、高良姜、丁香、吴茱萸等。依据里寒证候特征随症选配。寒为阴邪，易伤阳气，临床寒与虚难以分清，并称中阳虚寒。中阳虚寒并见食少乏力者，配人参、党参、黄芪、白术之属温阳与补气兼施；中阳虚寒及肾久泻畏寒，配附子、肉桂等补火暖土；久泻不止，完谷不化配补骨脂、肉豆蔻、赤石脂等温而兼涩；若中阳虚寒，腹痛绵绵，面色不华者，用炙黄芪、肉桂、白芍、饴糖相配等温中和营，如黄芪建中汤；寒凝胃气，胃脘冷痛，高良姜配香附温中止痛，兼寒湿气滞，腹胀苔腻配白豆蔻、厚朴、陈皮等温中化湿行气，兼呕吐者配陈皮、半夏温中降逆止呕；若中阳虚寒，脾不统血的便血、崩漏，用炮姜配阿胶、灶心土、生地炭、白及等温中止血。

（四）验案示例

1. 温暖脾肾治肠易激综合征久泻案 张某，女，54 岁。2016 年 11 月 6 日初诊。慢性腹泻 10 余年，平素稀便，胃脘有凉感，便前腹部不适，腹痛，每因受凉或生冷寒凉饮食则肠鸣腹泻、腹痛、水样便，日五六次，偶有大便失禁，便中有未消化食物。肠镜检查：未见异常。舌淡苔白滑润。诊断：肠易激综合征（腹泻型）。证属脾肾虚寒、肠失固摄。治当温肾暖脾、固肠止泻。方药：熟附片 12g（久煎）、党参 15g、干姜 15g、炒白术 15g、茯神 15g、白芍 30g、荜茇 5g、补骨脂 15g、肉豆蔻 10g、赤石脂 30g（先煎）、木香 6g、陈皮 12g、炙甘草 5g，12 剂。水煎早晚服。11 月 20 日二诊：服上药后大便正常，可吃水果，腹泻未发作，食欲不佳，偶尔胃痛。上方去肉桂、白芍、荜茇，加高良姜 12g、香附 10g、砂仁 5g（后下），制浓缩丸 2 个月量。巩固疗效。

2. 温胃行气治慢性萎缩性胃炎胃痛案　杨某，男，46 岁，西安市等驾坡村民，2018 年 8 月 18 日以胃脘疼痛、脘腹胀满 3 个月就诊。3 个月前在某医院胃镜检查报告：慢性萎缩性胃炎。3 个月来胃脘疼痛，嘈杂不适，每因受冷或寒凉饮食疼痛加重，并见脘腹胀满，困倦乏力，口干食少，嗳气频，大便不爽。舌淡苔白，脉沉缓。证属寒凝胃气，脾虚气滞。治以温胃散寒，行气止痛。方药：高良姜 12g、香附 10g、香橼 15g、没药 10g、刺猬皮 15g、紫苏梗 10g、丁香 4g、柿蒂 15g、檀香 5g、砂仁 5g（后下）、枳实 30g、炙甘草 5g，12 剂。水煎，服 3 周。9 月 25 日二诊：胃痛未出现，胃脘胀满消失，口水多，嗳气偶发，易饥饿，口干，夜间发生嘈杂不适两次，症轻，便畅，舌暗红苔白。证转为中阳虚寒，胃失和降。治以温补中阳，和胃降逆。方药：炙黄芪 20g、肉桂 5g、白芍 15g、饴糖 30g（烊化）、麦冬 12g、吴茱萸 5g、黄连 5g、刺猬皮 15g、佛手 12g、益智仁 12g、砂仁 5g（后下）、炙甘草 5g，10 剂。水煎服 2 周。10 月 9 日电话告诉查胃镜报告：浅表性胃炎，脘腹症状消除，精神好转，饮食正常，征询可否不吃药，回复：可停药，适寒温、慎饮食调养。

三、温肺散寒组方法

温肺散寒法是针对肺寒咳喘而设，以温肺药与止咳药或化痰饮药为主体配伍组成。

（一）适应证

适用于寒邪犯肺的咳嗽气喘，遇寒加重，口淡不渴或咳痰清稀等。

（二）证态机理与施治

肺性喜温润，"形寒寒饮则伤肺"（《灵枢》），伤肺即指肺阳受伐，津凝为痰饮，咳痰清稀。又肺与肾金水相关，肾阳虚不温煦肺金，也致肺寒不能布化津液，见痰饮水肿，故而肺寒证状不仅是咳嗽气喘，还有痰饮水肿，若肾虚不纳气，见喘促不足以息，施治宜辛温宣通，温散肺寒，使肺阳布达而痰化肺壅开。

（三）组方遣药配伍法

肺寒当温，选用干姜、桂枝、细辛等温肺散寒药为主，若外寒客肺，咳嗽咳痰，即《内经》所谓"肺寒则外内合邪，因而客之"（《素问》），温必兼散，配麻黄、紫菀、款冬花之属温宣肺气、止咳化痰。若见咳痰清稀量多，为肺寒涉脾，脾虚湿聚生痰，"病痰饮者，当以温药和之"，配干姜、细辛、半夏、陈皮、生姜等温肺化痰饮；兼见少气懒言、气短食少等肺脾气虚表现者，配党参、白术、黄精、茯苓之属温而兼补，补肺脾之气。肺气虚寒日久涉肾，肾不纳气者，喘促不足以息，配肉桂、沉香、蛤蚧温肾纳气。

（四）验案示例

温肺止咳治疗支气管炎咳嗽案　王某，女，52 岁。2015 年 9 月 10 日以咳嗽半月，咳清稀痰为主诉就诊。半月前因感冒出现咳嗽，服药后畏寒流涕消失，现咳嗽气短，胸闷气喘，咳痰清稀，晨起面部有肿胀感。此前有支气管炎病史，每因受凉或秋冬易发咳嗽。舌淡苔白滑润，脉滑。诊断：支气管炎咳嗽。辨证：肺寒饮停，宣肃失常。治法：温肺化饮，止咳平喘。方药：半夏10g、干姜 12g、肉桂 6g、细辛 5g、陈皮 12g、款冬花 10g、百部 10g、白前 10g、五味子 12g、沉香 4g（后下）、炙甘草 5g，6 剂。水煎早晚分服。9 月 17 日二诊：咳嗽消失，气喘未出现，咳痰减少，纳差，苔白滑润，脉缓。法调：温补肺气、燥湿化痰，以收全功。方药：党参 15g、黄芪 20g、红景天 12g、白术 15g、半夏 10g、陈皮 12g、干姜 12g、茯苓 15g、五味子 12g、炙甘草 3g，6 剂。水煎早晚服。

四、温肝暖胃组方法

温肝暖胃是针对肝胃虚寒而设，具有温散肝寒、温胃降逆作用。

（一）适应证

适用于肝胃虚寒，干呕吐涎沫、颠顶作痛、脘腹冷痛等。

（二）证态机理与施治

胃与肝土木相关，肝气疏之则达，胃气降之则和，肝胃协调表现在肝气疏达、胃之和降。若寒邪侵肝犯胃，厥阴寒气上冲，夹持胃气上逆，且中阳不温化，谷精凝为痰涎，浊阴上逆故见头痛呕吐涎沫。此外，肝主筋膜，寒主收引，寒邪犯肝经可见筋脉挛急、手脚转筋、囊卷阴缩，也可出现少腹痛、寒疝。寒气上逆者，治以温散肝胃之寒而降逆，寒犯肝经者，温散肝经挛急而止痛。

（三）组方遣药配伍法

以辛散性温的吴茱萸、干姜、乌药、小茴香等药温散肝胃之寒随证选配。口中流涎配益智仁、砂仁；浊阴上逆，干呕吐涎沫，吴茱萸配生姜、半夏等温胃降逆，并配人参、大枣使气旺则胃安，补虚安中；若寒犯肝经的少腹痛、寒疝用药如乌药、小茴香、胡芦巴等温肝理气止痛；妇女寒客胞宫、痛经可用肉桂、乌药、小茴香等温经散寒止痛药与养血调经药如当归、川芎、香附等相配；若肝寒凝滞，手足转筋，吴茱萸与木瓜配伍，如吴萸木瓜汤（吴茱萸6～9g、木瓜12g，合盐一撮）。水煎服。

（四）验案示例

1. 温胃摄涎治唾液增多案 吴某，男，36岁。2016年10月10日以胃感寒凉3年，口中唾液增多1个月为主诉就诊。少年时喜喝冷饮，近几年胃脘有寒凉感，遇饥隐痛，喜温按，1个月前晨起受风胃脘疼痛不适，口中唾液增多。查胃镜报告：慢性萎缩性胃炎。服西药后胃痛好转，但口中唾液仍涓涓不绝，畏寒凉饮食，偶有嗳气、食少，口淡不渴，舌淡苔白，脉缓。证属中阳虚寒，脾不摄涎。治从温补中阳，健脾摄涎。方药：高良姜12g、砂仁5g（后下）、吴茱萸5g、半夏10g、益智仁10g、丁香5g（后下）、白术15g、陈皮12g、生姜3片、炙甘草5g，6剂。水煎早晚服。10月17日二诊：胃凉感减轻，口中唾液明显减少，食欲好转，但食后饱胀，晨起时胃隐痛发作1次，舌淡苔白，脉虚缓。治从温健中气，补脾摄涎。方药：炙黄芪30g、肉桂5g、白芍20g、饴糖30g（化服）、砂仁5g（后下）、白术15g、益智仁10g、刺猬皮15g、香橼12g、炙甘草5g，7剂。水煎早晚服。2017年5月见患者，诉：自去年10月治疗后胃脘恶寒、多唾液再未出现。

2. 温散肝寒降逆治头痛案 刘某，女，53岁。2017年11月6日以发作性头痛2年就诊。每因劳累、紧张、受寒头痛发作，以颠顶疼痛居多，也有两侧疼痛，严重时恶心呕吐，曾在多家医院诊治，CT等检查未见异常，以血管神经性头痛、偏头痛诊断，口服西药、中药，针灸等治疗作用不显，常年口服止疼药物，近1周头痛发作两次，恶心欲吐，舌淡苔白，脉弦紧。从肝经寒气上冲、阻经犯脑络辨证。治法：温肝散寒，降逆止痛。方药：吴茱萸6g、细辛5g、白附子6g、川芎15g、蔓荆子15g、藁本10g、蜈蚣2条、制天南星10g、姜半夏10g、生姜3片、炙甘草5g，12剂。水煎早晚服，服6天停2天，继服6天。12月20日二诊：服上药1周后头痛未发作，恶心欲吐消失，口稍干，胃脘不适，舌淡苔白腻，上方去藁本、制天南星，加刺猬皮10g、砂仁5g（后下），以和脾胃。

五、温心肾阳组方法

温心肾之阳法是针对心肾阳衰而设,以辛热甘温、归心肾经药为主组成,具有振奋心肾阳气的作用。

(一)适应证

适用于少阴心肾阳衰的四肢厥冷、畏寒倦卧、脉微欲绝等症。

(二)证态机理与施治

心肾同属少阴,心阳为君火,肾阳称元阳,少阴心肾之阳相得益彰,以温煦脏腑,温通血脉,温化水湿。若心肾阳虚,心阳衰弱,君火不明,胸阳不振,心血不运;肾阳衰弱,全身阳气式微,阳气欲脱或阳气蒸化无权,出现水湿内停、水气凌心(如慢性心力衰竭)之变证。施治之要温心肾之阳,振奋气机。

(三)组方遣药配伍法

温心肾之阳非大辛大热之品绝难收功,故组方常以附子、干姜、肉桂之属为主体用药。然阳与气相关,阳衰气随衰,甚者除四肢厥冷、畏寒倦卧、下利清谷外,且见呼吸微弱,脉沉细欲绝等阳气欲脱之象,可配人参、黄芪、炙甘草之属回阳益气救脱;汗为心之液,若心肾阳衰至极,导致心液外泄,大汗淋漓者配煅龙骨、煅牡蛎、山茱萸、五味子敛心阴救津脱;若阳虚极而阴寒盛,格阳于外,逼阳于上出现面赤戴阳的假热之象者,应选生姜、附子配人参、炙甘草等益火消阴,也可反佐少量清热药,如四逆汤加猪胆汁,此乃"甚者从之"之配伍法度。若心肾阳衰,寒水内停的水肿心悸者,用附子、桂枝可配黄芪、生姜、茯苓、白术等温阳利水;若心肾阳虚,阳不温运血脉,心血瘀阻而见心前区疼痛、口唇青紫者配桃仁、红花、当归、丹参等温阳活血,如王清任的急救回阳汤即此配伍法度。

(四)验案示例

温肾回阳治慢性心衰厥逆案 王某,男,62 岁。2016 年 10 月 5 日在陕西中医药大学附属医院心病科以冠心病、心功能不全、慢性心衰住院两周,用强心、利尿药心衰未明显纠正,患者前来求中医治疗。见四肢厥冷,畏寒少语,大便溏稀,不思饮食,颜面轻度浮肿,下肢压陷性水肿,口唇青紫,舌淡苔白滑,脉沉细欲绝。证属心肾阳衰,水气不利。予以回阳益气,利水活血。方药:熟附片 12g(久煎)、干姜 10g、人参 10g、黄芪 20g、白术 15g、茯苓 15g、泽泻 15g、冬瓜皮 30g、丹参 15g、补骨脂 12g、肉豆蔻 10g、三七粉 4g(冲)、炙甘草 6g,7 剂。水煎早晚分服。10 月 22 日二次会诊:四肢厥冷消失,精神好转,颜面浮肿消失,患者要求继服中药,舌淡苔白腻,以上方去干姜、冬瓜皮、三七粉,加砂仁 5g(后下),10 剂。水煎药,前 6 剂早晚服,后 4 剂每晚服,服 8 晚,巩固疗效。

六、温经散寒组方法

温经散寒是针对寒凝经脉而设,具有温暖经脉、散寒通滞作用。

(一)适应证

适用于阳气不足、寒邪凝滞经脉的手足厥冷、痹痛,或寒痰凝滞发为阴疽、附骨疽等。

(二)证态机理与施治

阳主温煦机体,血主濡润经脉,经脉之流通赖营以充之、阳煦之。寒主收引,其性凝涩,寒邪往往在机体阳气不足的条件下侵犯经脉,或机体阳虚生寒,寒滞经脉,从而导致阳气不布达,经脉不畅通,则手足厥寒、痹痛,若寒凝津为痰,寒痰结聚肌肉、筋骨则病阴疽、附骨疽等。依据"寒者温之""滞者通之",治以温散经脉寒凝。

(三)组方遣药配伍法

以辛温散寒通阳的桂枝、细辛、附子为主药,配养血通脉的当归、川芎、白芍等温通并用。若经脉寒滞较重,手足厥冷与痹痛并见,配鸡血藤、千年健、通草,或蜈蚣之属增强通脉止痛作用。督脉为诸阳之统,夹脊循行,由肾所主,若寒痹日久,损伤督肾阳气,便见腰脊酸软疼痛、骨节冷痛,在辛温散寒止痛药中配熟地黄、鹿角霜、巴戟天、肉苁蓉等温润补肾督阳药,全蝎、蜈蚣、䗪虫之属以搜风通络脉瘀阻而止痛。若寒痰凝结的阴疽、附骨疽、鹤膝风可重用熟地黄、鹿角胶或鹿角霜,少配麻黄、桂枝、附子、白芥子、炮姜之属温阳补血、散寒通滞。

(四)验案示例

1. 温补督阳治类风湿疼痛案　王某,女,63 岁。2016 年 9 月 14 日挟双拐前来就诊。诉:腰背、膝髋、指关节疼痛难忍。追问病史,30 年前在千阳县城开餐馆,常用冷水洗碗,其后逐渐出现指关节疼痛,继而腰背、膝髋疼痛,在西安某医院诊断为:强直性脊柱炎、类风湿关节炎。长期用激素可控制病情。6 年前发生右侧股骨颈骨折,置换股骨头后可站立行走。患者体胖,呈"满月脸",现关节僵硬疼痛,指关节棱形变,平卧后不能自行坐起,行走需人扶,疼痛难忍不欲生。舌淡苔白滑润,脉紧。从督阳虚寒、寒凝骨络辨证。治以温肾壮督、通络止痛。方药：制川乌 12g（久煎）、千年健 15g、骨碎补 15g、巴戟天 15g、黄芪 30g、川芎 12g、伸筋草 20g、索骨丹（陕西草药）15g、鸡血藤 20g、全蝎 5g、蜈蚣 2 条、木瓜 15g、炙甘草 5g，18 剂。水煎服，每服 6 剂停 2 天，嘱：服药 5 天后逐减激素剂量，若疼痛减轻，两周后停用。12 月 6 日二诊：诉遵医嘱服药 1 周后关节疼痛减轻，两周后精神好转，能自行下床，18 剂药服近 1 个月后又按原处方在当地药店取 12 剂服用，现起居生活可自理，腰、髋等关节疼痛较治疗前大为好转，舌淡苔白脉沉细。守法治疗，调整方药：上方去索骨丹、全蝎、加穿山龙 12g、川牛膝 15g，12 剂。水煎早晚服，服 6 剂后，后 6 剂每日服 1 次。

2. 散寒通络治周身疼痛案 刘某，男，55 岁。2018 年 3 月 20 日以周身肌肉骨节疼痛 4 个月就诊。4 个月前无明显原因出现周身肌肉骨节疼痛，畏寒彻骨，夜间痛甚，肌肉疼痛不能触摸，触摸痛剧，关节活动正常，曾住院治疗，查风湿三项、免疫指标均正常，服止痛西药暂可缓解，停药后疼痛如初。现因胃脘疼痛不适停服止痛西药。舌红苔白腻，脉沉迟缓。中医诊断：身痛。辨证：寒湿滞经，瘀凝络脉。治以散寒除湿，通络止痛。方药：熟附片 12g（久煎）、巴戟天 15g、威灵仙 15g、骨碎补 15g、黄芪 30g、当归 12g、川芎 15g、透骨草 15g、伸筋草 15g、鸡血藤 20g、蜈蚣 2 条、炙甘草 5g，12 剂。水煎早晚分服。4 月 3 日二诊：全身肌肉骨节疼痛明显缓解，夜间已不疼痛，肌肉触痛消失，畏寒减轻，但胃脘不适，时有反酸，平素易感冒，舌淡苔白，脉沉迟缓。守法治疗，调整方药：上方熟附片用至 15g，去当归、伸筋草，加乳香 15g、没药 10g，12 剂。水煎早晚分服。5 月 2 日三诊：全身肌肉骨节疼痛、畏寒消失，但胃脘隐痛、饱胀，偶尔反酸，舌淡苔白腻，脉沉缓。转入治疗胃病，从中阳虚寒，肝胃不和调治。方药：炙黄芪 30g、生晒参 10g、白术 15g、高良姜 12g、香附 10g、半夏 10g、枳实 15g、刺猬皮 15g、丹参 20g、檀香 5g（后下）、砂仁 5g（后下）、白豆蔻 5g（后下）、炙甘草 5g，12 剂。水煎早晚分服。之后胃痛、饱胀消失。

第十一章

宣壅法与临床制方用药

"宣壅"是"宣郁破壅"之简称，针对体内邪气壅郁、外泄无门的病理状态所采用的治疗方法。属"宣可去壅""泄可去闭"治法，通过药物的不同配伍，达到宣通郁滞，破泄邪壅，放邪外出的作用。能使壅郁体内之邪破泄。适用于里气壅郁，脏腑功能顿滞的里实证。邪气壅郁是涉病广泛的不同类型的病理状态，即实证证候，成无己所说"宣可去壅""泄可去闭"对邪气壅郁的病理状态提供了具有共性治法的临床思维，如叶天士云"大凡经脉六腑之病总以宣通为是"(《临证指南医案》)。

第一节 宣壅法简述

《内经》提出"所谓五脏者，藏精气而不泻也，故满而不能实。六腑者，传化物而不藏，故实而不能满也"(《素问》)，当脏的功能顿滞，其腑则藏而不泄，邪出无门，即所谓"邪气入于脏，必借所合之腑为出路"(《柳选四家医案评选》)。便要用宣郁破壅法破泄体内壅郁之邪。

《内经》中提到的"开鬼门，洁净府""去宛陈莝""中满者泻之于内"等就是宣郁破壅治疗思想体现。东汉张仲景根据"留者攻之"的原则制十枣汤治水饮停胸胁的悬饮，承气汤类通泻阳明腑实等在临床实践中首开破壅放邪门径。北齐徐之才在《药对》中提出的"宣可去壅""泄可去闭"，将宣泄壅郁提升为治法理论。此理论成就了金元时期的攻邪学派，如以攻邪而著称医林的张从正在"邪去正安"的思想指导下，用汗、吐、下三法宣郁破壅，对蓄积于体内的痰浊、蓄血、水饮等皆用破壅攻除，正如明代吕复所说"张子和医如老将攻敌，或陈兵背水，或济河焚舟，置于死地而后生"(《九灵山房集》)。晋·葛洪《肘后备急方》用破壅法药治猝发心腹痛、疫疠及心腹结聚等病证。《济生方》制疏凿饮子破壅逐水，喻为"疏江凿河"，分消水势，放邪外出。

然而宣可去壅、泄可去闭的治疗思想随着治法方剂分类细化在不断变化，本成体系的宣郁破壅法也被分划到下、汗、吐、逐水、行气、破瘀等治法方剂中去，未形成宣郁破壅为一体的治法方药体系，难以展现宣郁破壅治法体系的理论与临床价值。笔者以为，临床治法是建立在调治脏腑失衡病理状态上的，宣郁破壅其核心治疗思想是针对脏腑壅郁的病理状态而设，属中医原创治法理论，故本文将宣郁破壅法从临床治法角度进行梳理，以彰显中医内邪壅郁的治法用药，提高实邪壅郁病证的临床疗效。

宣郁破壅可使内邪外出，是一种积极的治疗措施，不同于常规意义上的祛邪，其作用有三，其一是疏通人体脏及腑的相关功能窍道，如皮肤毛窍、心窍、脑窍、胃肠道、胆道、三焦水道、尿道等，使壅郁之邪外出有门。其二是调畅了人体脏腑气机，使脏腑气机升降有序，气化功能恢复，机体代谢增强。其三是"邪去正安"，使壅邪以泄，脏腑功能恢复，所谓"不补之中有真补存焉"。

大凡体内气壅、热结、痰瘀、积水、水壅等邪气壅郁，脏腑的功能窍道闭塞，宣泄无门都可使用宣壅破壅法。但需要一提的是，在临床中邪壅之实往往产生于脏的功能减弱、气化失司，腑的通降失常，在疾病的动态变化中处于邪气壅郁的病理状态而已，故宣壅破瘀制方配伍往往与调理脏的功能相配合。

第二节　宣壅法临床制方思维

一、邪气壅郁宜宣通，因势利导放邪出

机体新陈代谢在脏腑气化的作用下进行，又以其功能窍道为通路。壅郁病证是脏腑功能顿滞，里气难以疏通的病理状态，与脏相关的腑当泄反藏、当通反滞，功能窍道闭阻有关。如肺赖气道以呼吸、心有窍道通灵机、腑有肠道排糟粕、胆有胆道泌精汁、肾赖三焦利水道，"清阳出上窍，浊阴出下窍"（《素问》）。若逆其生理，体内邪气便成壅郁之势，里气不能疏通，在相关脏腑功能迟钝、功能窍道闭阻的状态下诸如痰浊、水湿、浊瘀、谷粕等内邪蓄积滞留体内，便发生邪实内壅病证。

宣郁破壅要根据内邪壅郁的脏腑部位、病理特性等确立不同宣郁破壅方法。破壅放邪要因势利导，顺应脏腑功能管道，就其近路而放邪外出，正如吴

鞠通所说"逐邪者随其性而宣泄之,就其近而引导之"(《温病条辨》)。如腠闭表郁的风水,开腠宣表放水气;肺气闭遏之痰喘,宣肺逐痰畅气道;谷粕浊热壅肠胃,攻下泄热通腑气;水湿壅滞三焦,疏利三焦通水道。

二、邪气壅郁气必滞,宣壅破邪先导气

脏腑气机升降出入是脏腑功能活动的基本形式,内邪壅郁往往是在脏腑气机失调的状态下邪气壅郁成实,内不能疏通,外不能疏泄,渐积成壅郁之势。邪气壅郁形成后,又阻碍相关脏腑气机,气机郁滞,功能窍道疏泄不利,从而气机失调与邪实内壅互为因果,邪壅与气滞纠缠难泄,使气愈滞而邪愈壅。

据上所述,壅郁之邪的形成与脏腑气机运行顿滞有关,所以,宣郁破壅必须与调理相关脏腑气机相配合,宣郁破壅才有效。如治湿当化气,气化则湿化;治痰当顺气,气顺则痰消。另外,破邪要以宣导壅滞为要务,如痰阻气道的哮喘,要化痰通气道;心窍闭阻的神昏,要宣通心窍;肝郁络滞水停的臌胀,要行气破瘀利水;阳虚水壅三焦,当温肾助化气,疏通三焦,放水外出。

此外,郁结积滞发热疏泄通滞要因势利导,肠道积热者通腑泄热导滞使热随积泄;小便灼热不利用淡渗利尿药使热随小便而去;瘀血凝滞、营卫郁遏的发热用化瘀药使瘀血荡尽、气血流通而热退。

三、郁宣壅开正虚露,扶助正气随其后

邪气壅郁的病证是在相关脏腑气化失司、气机失调的基础上产生的,内邪壅郁虽以邪盛证实为临床主要证候表现,但疾病在演进中不同程度地存在着相关脏腑正气虚弱,只不过在邪壅成实时邪实掩盖了正虚罢了,不论是外源性疾病邪扰乱脏腑使邪气留聚,还是内伤疾病脏腑失衡使内邪滋生,证候状态虽以邪盛成实为表现,但邪损正气必然在隐性进行中,邪以掩虚,正虚少露,但当壅郁以开,壅碍以夺,病势衰减后,则往往正虚显露,根据急则治标,缓则治本的原则,扶助正气、调补脏腑要紧随其后。此外,宣壅破郁不可穷追到底,所谓"衰其大半而止",之后要转入扶正以巩固疗效,促进疾病向愈。

第三节　宣壅法临床应用注意事项

一、宣郁破壅为泄邪，正气虚者不可用

宣郁破壅能使体内壅郁之邪破泄，放邪外出。适用邪气壅郁，气机闭遏，相关脏腑功能窍道闭阻，里气难以疏通，正气尚无虚露的情况下可用，也是"急则治其标"的治则体现。当正气虚衰者不可浪用，用之则伤正。而邪气壅郁，正气见虚者可调补相关脏腑与宣壅放邪同施，标本兼治。

二、宣壅药走经入气，放邪掌握适应证

宣郁破壅药一般走经入气，但破邪亦有峻缓之分，适应证候不同。如宣郁药味辛性散，宣通表郁或辛通气机，作用缓而平和，适应表闭或气郁；而破壅药性多峻而破泄，开通窍道，放邪外出，适用水积、湿滞、邪结等邪无出路者，治在破泄邪结，或疏通三焦。临床要依据相关腑窍管道的功能特征因势利导，放邪外出。张子和汗、吐、下三法虽为宣郁破壅开了先河，但并非典范，如吐法涌痰并不理想，下法用之也过宽泛。临床用之破泄要留心正气之盛衰，放邪要辨清病势之走向，严格掌握适应证候。

三、病势衰减即停用，改弦易张调脏腑

宣郁破壅针对邪实壅郁而设，有不少药有伤正之弊，泄实只可暂用不可久施，当病势衰减即可停用，即《内经》所说"衰其大半而止"。如前所述，邪气壅郁的病证多是在脏腑功能失调的基础上发生的，病变过程中邪气壅郁与脏腑失调彼此起伏相关联，反映出疾病的虚实特征，宣郁破壅以祛邪为目的，但当壅郁开泄，病势衰减后治疗重点要转向调理脏腑，恢复正气。

四、宣壅药性能独特，掌握剂量与用法

宣郁破壅放邪外出，不少药祛邪性能独特，要严格掌握剂量与用法。如开腠发汗放邪药麻黄量大易致"大汗淋漓"；启闭醒神药麝香、冰片类等用量按厘算，且与苏合香、安息香等均不入煎剂；渗湿利水药疏通水道，用量过大尿量增多易伤阴，且可导致低血钾；番泻叶、大黄有人用其通便常久服，易伤肠胃，且易形成肠道黑病变；逐水药甘遂、大戟、芫花峻烈有毒，用之量宜小，

以散剂冲服为宜。我常将甘遂为末1～1.5g起步冲服，用之较安全。

第四节　宣壅药的临床选择与应用

凡具有宣通郁滞、破泄邪壅功能的药物，按其功能特性可分为：宣泄肺壅、启闭醒神、疏利肝胆、通泻肠胃、峻泻逐水、利尿通淋药等。此外，宣郁破壅不少是通过临床配伍来实现，选择用药又涉及相关配伍。

长于宣泄肺壅药：肺气壅郁有因寒、因热之不同，症状有咳、喘、痰、哮之异。故宣泄肺壅药有宣泄肺寒、清泄肺热、化痰宣肺等。宣泄肺寒的药物有麻黄、桂枝、细辛、紫苏、荆芥等，此药皆辛温入肺，具有开腠理、宣肺气的作用。其中麻黄开腠宣肺作用最强，且可利水消肿，凡因寒闭肺气无汗而喘及风水水肿可选用，邪热壅肺常以麻黄与辛甘大寒的石膏相配伍，宣泄肺热；桂枝宣发作用弱，有汗无汗皆可用，又能助阳化气治痰饮，温通血脉治痹痛；细辛辛温，外散风寒治外感风寒头痛、身痛，常与羌活配伍，内化痰饮，治伤寒留饮，咳痰清稀，配干姜、茯苓、五味子、白芥子之属，且可通鼻窍治鼻渊头痛；紫苏、荆芥发汗宣肺不及麻黄、桂枝，然紫苏散寒力强，偏入气分，又具理气宽中、止呕、安胎作用，治胸腹胀闷、气滞胎动不安；荆芥散风力胜，兼散血中风热，治头痛目赤，疮疡初起，疹透不畅。

清肺热的药有黄芩、鱼腥草、桑白皮、瓜蒌、贝母、前胡、天竺黄等，其中黄芩苦寒清泻肺热、胆经湿热，治肺热咳喘、湿热泄痢、黄疸，且能止血安胎；鱼腥草清肺热毒且可排脓；桑白皮泻肺热而平喘，且有行水消肿之功。瓜蒌、贝母、前胡、天竺黄具有化痰热的作用，其中瓜蒌清热化痰又宽胸散结，润肠通便；贝母有浙贝母、川贝母之分，浙贝母清化痰热且能散结，治痰热实证咳嗽，川贝母偏于润肺化痰，凡阴虚燥咳、劳咳、咯血可选之；前胡苦辛微寒，下气消痰，治肺热气实之咳嗽痰黄，又散风热治风热咳嗽；天竺黄清热豁痰，常用于小儿痰热壅盛，气急咳喘及小儿惊风。

宣泄肺壅止咳平喘的药有杏仁、桔梗、白前、前胡、百部、紫菀、款冬花、苏子、葶苈子之属。其中杏仁、桔梗宣肺化痰，外感咳嗽最常用，杏仁苦降润肺，下气治咳喘，且能润通肠便；桔梗宣肺化痰，治咳痰不爽，及鼻塞音哑、咽痛，又能排脓消痈。白前苦辛微温，宣肺降气，祛痰消咳，与前胡相比，都可下气化痰止咳，治肺气实之咳痰，但前胡偏凉，化痰热作用优，善治肺热气实之痰咳；白前偏温，止咳喘作用长，善治肺气壅实，咳嗽痰多气喘。百部、紫菀、款冬花均润肺下气,化痰止咳,其中百部、紫菀均温润不燥,为治咳嗽之要药,新旧咳嗽、寒热虚实皆可选用,百部尤治久咳、顿咳作用好;紫菀、款冬花均温润肺气,止咳化痰,紫菀偏重祛痰,款冬花功长止咳。苏子下气消痰,止咳平喘,治疗痰壅咳喘。葶苈子祛痰平喘,泻肺行水,善治痰气阻肺咳喘,或痰水不行之胸水。

长于启闭醒神药多具有辛香走窜之性,能开通心窍,启闭醒神,适用于窍闭神昏之证,药如麝香、牛黄、苏合香、安息香、冰片、石菖蒲等。麝香开窍醒神作用强,寒闭、热闭皆可用,并能活血化瘀、消肿止痛;牛黄性凉,入心肝经,清心豁痰开窍,凉肝息风定惊,用于热闭神昏,中风痰迷,惊风抽搐,且可清热解毒;苏合香功同麝香而力稍逊,开窍辟秽,凡中风、气厥、痰厥、中恶等猝然昏倒,神志昏迷可用之,寒闭、热闭皆可用,并有良好的止痛作用,尤其对窍闭而兼疼痛(如冠心病心绞痛)用之最宜,如苏合香丸;安息香性平,开窍又可祛痰,且具行气活血之功,用于痰热闭证,尤其对兼见心腹气痛最宜;冰片开窍力强,且兼有清热止痛之效,外用治咽喉肿痛、口腔溃疡。以上芳香开窍药不入煎剂,入丸、散剂为宜,如安宫牛黄丸、紫雪、至宝丹、苏合香丸。石菖蒲开窍辟秽而兼化湿、安神、和中,用于湿浊蒙蔽清窍所致神昏者,若兼见阻滞气机疼痛最妥。

长于疏利肝胆药:肝胆壅郁,肝郁失之条达,胆易蕴生湿热,疏利用药肝胆有别。用于疏肝理气的药有柴胡、香附、郁金、青皮、乌药、川楝子、荔枝核等。柴胡、香附、郁金,皆都具疏肝解郁作用,治肝郁气滞,但柴胡轻清上升,又可疏泄少阳半表半里之邪,且能升举清阳之气;香附擅长理气止痛,且可调月经,故有"气病之总司,妇科之主帅"之称;郁金辛开苦降,入气分行气解郁,入血分活血破瘀,又具利胆及清心开窍功能,治胆结石、黄疸、湿温病蒙蔽清窍神志不清。青皮疏肝破气,消积化滞,长于治胸胁胀痛、乳痛、疝气痛及食积胃脘痛。乌药、川楝子、荔枝核都具行气止痛作用,乌药性偏温,治一切气滞寒凝证,又温肾散寒治膀胱冷气,小便频数;川楝子性偏寒,最宜用于肝气郁滞化火所致的胸腹胀痛,又治疝气痛;荔枝核长于行气散结止痛,用于肠疝气痛、睾丸肿痛、乳癖、妇女少腹刺痛。用于清泄胆热药有:青蒿、黄芩、青黛、竹茹、赤茯苓等,其中清蒿清胆热又能清虚热,凉血退骨蒸。黄芩苦寒清热泻火在前已述,清肺热又清胆热;青黛清肝胆热又解毒疗疮及凉血化瘀;竹茹清胆涤痰热又可止呕;赤茯苓清热利湿,导热邪从小便而泄。上药清胆而不退黄,而有清热利胆退黄的药物有茵陈、金钱草、栀子、大黄等。茵陈苦微寒,是清热利湿退黄之专药,配黄芩、栀子治湿热黄疸;金钱草甘咸微寒,利胆排石,治胆道结石、阻塞性黄疸配郁金、茵陈、栀子,又利尿排石治泌尿系结石,配海金沙、滑石、鸡内金等;栀子清热利湿、利胆退黄,又能泻火除烦、凉血止血;大黄泄热通便利胆,使肠胃通则胆道利。

长于通泻肠胃,具有泻热通便作用的药有大黄、芒硝、番泻叶、芦荟等。其中大黄、芒硝皆泻热通便,但大黄苦寒,荡涤胃肠实热积滞,芒硝咸寒,化燥屎为溏粪,两药常相须为用;番泻叶苦寒质黏滑,泻热通便,又能行水消胀,可单味泡服,但用量过大可引起水泻、腹鸣、恶心,故不可久服;芦荟苦寒清热通便,且可凉肝,便秘兼肝胆有热者最宜。具行气导滞作用的药有枳实、厚朴、槟榔、莱菔子等。枳实苦寒,破气消积,用于胃肠积滞内停,腹痛便秘,或里急后重,且可除痞满;厚朴苦温,行气化湿,除胃肠滞气,化脾经湿滞;槟榔下气通滞,治食积气滞腹胀,大便不畅,下痢后重。莱菔子导滞消食,治食积气滞,又可降气化痰。具有润肠通便作用的药有火麻仁、郁李仁、柏子仁、瓜蒌子,此类药质润多脂,润肠通便。其中火麻仁且具补益作用,郁李仁又兼下气利水;柏子仁且能安神;瓜蒌子且能清热化痰。此外,若寒冷积滞内结肠胃,常以温里药与攻下积滞药相辅而行;属寒积重证,猝然心腹胀痛,便闭不通,可用辛热攻寒积的巴豆配干姜、大黄攻冷积,如三物备急丸,巴豆一般不单独用。

《金匮要略》说:"有水,可下之。"凡水湿壅盛的水肿胀满,胸腹积水可用峻泻逐水药,如甘遂、大戟、芫花、牵牛子、商陆等,此五味药皆有攻逐水饮作用。其中甘遂善行经逐水,芫花善消胸胁之水,大戟善泄胸腹胃肠之水,三药皆峻烈有毒,以丸散为宜。如十枣汤,用十枚大枣煎汤冲服。牵牛子峻泄之性次之,除通便逐水外兼能下气;商陆逐水之功也不及前三味,但兼解毒消肿。

长于利尿通淋的药有萹蓄、瞿麦、冬葵子、石韦、海金沙、滑石、萆薢等。其中萹蓄、瞿麦利尿通淋,萹蓄清膀胱湿热,又可利湿退黄,用于湿热黄疸;瞿麦降泄通淋之力较强,宜用于热淋、血淋、尿道热痛,热重于湿者,且可破血通经;冬葵子通淋,用于热淋、石淋,兼能通乳;石韦利尿通淋,又可清热止血,为治热淋、血淋之要药;海金沙功专利尿通淋,凡石淋、砂淋、热淋、膏淋皆可用,见尿道涩痛者最宜;滑石利尿通淋,又止泻、除烦、解暑热;萆薢长于利湿祛浊,为之湿热淋浊之专品,具泌别清浊之功,膏淋最常用,又可除痹止痛,治风湿痹痛,腰膝关节疼痛,现用于高尿酸症、痛风性关节炎。

第五节　宣壅法临床制方

一、宣肺利水组方法

针对肺失治节的水肿、胸水而设，以宣肺利水药为主组方，具有开宣肺气、疏通三焦作用，以恢复肺道调水道功能。

（一）适应证

适用于表气闭遏、水气不利引起浮肿、尿少，或胸水喘咳、胁隐痛等病证，如肾炎水肿、胸腔积液等。

（二）证态机理与施治

肺为水之上源，在水液代谢中发挥着通调水道、治节水湿的作用。若风遏肺气，治节失职，不能通调水道，水气不行，便发风水、皮水，施治"务在治病源头，据脉症参详，急急开上为法"（《临证指南医案》）。宣肺利水，开源导流，放水邪外出。

（三）组方遣药配伍法

宣肺利水，制方以辛开宣肺之品如麻黄、杏仁、枇杷叶、桑白皮等开宣肺气，使上闸启而源自流；配茯苓、泽泻、猪苓、木通、白茅根、车前子之属渗湿利水，疏通三焦水道。若子病及母，兼脾虚不制水，配黄芪、白术、陈皮等健脾利水；痰水阻肺的胸水，配葶苈子、白芥子、苏子之属化痰利胸水；腹水可配甘遂、椒目、商陆、牵牛子之属；胸膜粘连配青皮、丝瓜络宽胸行气止痛。

（四）验案示例

宣肺利水治急性肾小球肾炎水肿案　赵某，男，12 岁。2004 年 10 月 6 日在陕西中医药大学附属医院由其母陪诊。代诉：3 天前因感冒出现面部浮肿，继而下肢浮肿，体温 37.6℃，要求中医治疗。患者眼睑浮肿，下肢胫部浮肿（+），咽部红肿。尿常规：蛋白（+++），红细胞（++），血沉 56mm/h，肾功正常。舌质红，苔黄，脉弦数。西医诊断：急性肾小球肾炎。辨证：风遏水气，肺失治节。治法：疏风解表，宣肺利水。方药：浮萍 10g、紫苏 15g、连翘 12g、牛蒡子 10g、蝉蜕 5g、益母草 15g、车前子 15g、猪苓 15g、黄芪 30g、白术 10g、白茅根 30g，10 剂。水煎早晚服。10 月 20 日二诊：服药 1 周热退（36.6℃），眼睑轻度浮肿，下肢浮肿消失，尿量增加，小便黄赤。尿检：尿蛋白消失，隐血（+）。守法治疗，兼凉血止血。上方去紫苏、连翘、牛蒡子、车前子、蝉蜕，加桑白皮

15g、生地黄 10g、小蓟 12g、川牛膝 10g、赤小豆 20g，继服 10 剂。10 月 18 日
三诊：浮肿消退，小便常规正常，肾功正常，血沉 26mm/h。

二、宣泄肺壅组方法

针对邪壅肺气的喘咳而设，以清肺与宣泄肺气，或化痰与止咳平喘药为
主体组织配伍而成，具有宣肺热、止咳喘、化痰浊、肃肺气的作用。

（一）适应证

适用于邪热壅肺的咳嗽气喘、身热，或痰气阻肺的胸闷咳嗽、痰多气喘。
在支气管肺炎、慢性阻塞性肺疾病中常可出现咳嗽痰喘邪阻肺气，肺气壅郁
之证。

（二）证态机理与施治

肺主气司呼吸，居上焦清肃高洁，只纳得清气，难容得邪气。当邪热、痰
浊犯肺，使"肺之雍"（《素问》），宣肃失常发为咳嗽痰喘肺壅实证。施治之法
当清泄壅肺之邪热，或化除阻肺之痰浊，以开肺气之壅郁。但由于壅肺之邪
有邪热、痰气等不同，具体制方配伍因证而异。

（三）组方遣药配伍法

邪热犯肺，肺气壅郁，以辛甘大寒的石膏配宣肺平喘的麻黄宣泄肺热，如
麻杏石甘汤，肺热甚配桑白皮、地骨皮、黄芩、鱼腥草等清肺热；咳黄痰配瓜
蒌、贝母、胆南星之属化痰热；气喘咳嗽配杏仁、枇杷叶、苏子、白果等止咳平
喘。肺与大肠相表里，肺热不肃降，肠腑不传导，便咳喘兼便秘，配大黄、瓜蒌
子等破肺壅通腑滞，使腑通肺气肃降。

痰阻肺气，肺气壅郁，当先化痰，用半夏、制天南星、白前、陈皮之属化痰
浊。治痰必降气，配苏子、葶苈子、厚朴等降气化痰药痰气并治。降气先止
咳，配杏仁、紫菀、款冬花、百部止咳化痰。气喘配麻黄绒、苏子等宣肺平喘。
肺源性心脏病临床可见痰气与瘀相凝，胸闷痰多，动则气喘，口唇绀紫，治痰
兼化瘀，配桃仁、丹参、红花之属。气短心悸配人参、麦冬、五味子补益心气。
痰喘病势缓和，气短或动则气喘，配蛤蚧、沉香、肉桂之属补肺肾纳气平喘。

（四）验案示例

1. 宣泄肺热治肺炎喘咳案 刘某，男，8 岁。2008 年 5 月 2 日其母陪伴
就诊。1 周前因感冒出现发热，继而咳嗽，气喘，昏睡，在当地卫生院就诊，胸
片报告：右胸感染，用头孢唑林钠静脉滴注 5 天，发热咳嗽减轻，但仍气短气
喘，夜间加重，体温 38.5℃，大便干结，两日未解，面赤口渴。听诊：右肺啰

音，舌红苔黄，脉滑。从热壅于肺、阳明热结辨证。治从清泄肺热，泻下热结。方药：麻黄绒 8g、杏仁 10g、石膏 20g、鱼腥草 15g、黄芩 10g、连翘 10g、芦根 30g、大黄 8g（后下）、玄明粉 5g（化服）、炙甘草 3g，5 剂。水煎早晚服。服药 2 剂后发热减退，大便稀，咳喘减轻，服完 5 剂后喘咳消失。

2. 宣泄肺壅治慢性阻塞性肺疾病痰喘案　王某，男，58 岁。2006 年 11 月 28 日以咳嗽、咳痰、胸闷、气短两周为主诉就诊。平素胸闷气短，两周前因感冒咳嗽咳痰，现胸闷气喘，气短加剧，在当地县医院住院治疗，胸片示：①支气管感染；②肺气肿、肺心病。诊断为慢性阻塞性肺疾病，治疗 1 周咳嗽气短减轻，出院又加重，咳嗽咳痰，夜晚气短不能平卧，不思饮食，心慌气短，口唇青紫，眼睑浮肿，舌胖大苔白腻有齿痕，脉滑数。从痰阻肺气、肺失肃降辨证，从化痰宣肺、肃降气机治疗。方药：半夏 10g、苏子 12g、白前 10g、厚朴 10g、橘红 12g、紫菀 10g、款冬花 10g、百部 10g、葶苈子 10g、沉香 5g（后下）、肉桂 5g、人参 10g、炙甘草 5g，7 剂。水煎早晚服。12 月 5 日二诊：咳嗽咳痰大减。晨起有少量白稀痰，眼睑浮肿消失，食欲增加，走路急则气喘气短，舌苔白腻，脉沉滑。上方去前胡、橘红，加蛤蚧 1/2 对，7 剂。水煎早晚服。2007 年 1 月 18 日其子告知：咳嗽咳痰未发作，活动量大时感气短。

三、宣肺破壅定哮组方法

针对痰阻气道哮喘而设，以宣肺化痰、通络解痉药为主体配伍组方，具有化痰浊、开肺壅、解痉平喘定哮作用。

（一）适应证

适用于支气管哮喘，发作时伴有哮鸣音的吸气性呼吸急促，胸闷气短，甚则喘息不能平卧者。

（二）证态机理与施治

哮喘的发生，正如吴鹤皋所说"膈有胶固之痰，外有非时之感，内有壅塞之气"（《医方考》）。发作期气道的高反应，呼吸急促，喉中痰鸣，具有以痰阻肺气的病理特征。施治在除固痰而畅气道，然此痰"如蜂子之穴于房中，如莲实之嵌于蓬内，生长则易，剥落则难（《寓意草》）"。古人提出要豁痰，化痰用重剂，痰结肺络用虫类药搜刮通络解痉。

（三）组方遣药配伍法

哮喘治痰，开豁气道，然痰有寒热之别，哮有冷热之异。治寒痰冷哮用麻黄、细辛、苏子、白芥子、半夏、南星等温肺化痰，宣泄肺壅；治热痰热哮用黄芩、石膏、贝母、桑白皮、竹沥之属清肺化痰,宣泄肺壅。痰伏结于肺膜,常与瘀相凝,古人认为此乃哮之"夙根",配川芎、地龙、全蝎、蜈蚣之属通络解痉。在哮喘缓解期以黄芪、人参、黄精、红景天补肺气;厚朴、紫菀、款冬花肃肺气;蛤蚧、沉香、五味子纳肾气缓图治本,制止哮喘复发。

(四)验案示例

温肺豁痰通气道治哮喘案 张某,男,46 岁。2015 年 1 月 10 日以反复出现发作性呼吸困难 5 年,此次发作 1 周就诊。5 年来每因气候变化便出现发作性、吸气性呼吸困难,多处诊治诊断为支气管哮喘急性发作,经用抗生素、氨茶碱,喷咽雾化剂(药名不详)可缓解,1 周前因感冒受寒哮喘发作,呼吸急促,喉中哮鸣,咳痰清稀,胸闷气短,当地医院用前述药物痰有减少,但缓解不明显,舌淡苔白,脉沉紧。见 1 周前胸片报告:两肺透光度增强。肺功能测定:肺通气功能中度障碍。血常规:白细胞 12.6×10^9/L,嗜酸性粒细胞比率 4.5%。诊断:支气管哮喘发作。证属:外寒引动伏痰,壅肺闭阻气道。治法:豁痰开气,通络解痉。方药:苏子 12g、白芥子 10g、麻黄绒 8g、细辛 5g、椒目 15g(炒、打碎)、葶苈子 12g、僵蚕 10g、沉香 5g(后下)、红花 10g、川芎 10g、全蝎 5g、炙甘草 5g,7 剂。水煎早晚服。1 月 17 日二诊:呼吸急促明显减轻,喉间痰鸣消失,胸闷气短存在,舌淡苔白,脉弦。上方去麻黄绒、椒目、葶苈子,加枳壳 12g、制天南星 12g、蛤蚧 1/2 对、肉桂 5g,7 剂。水煎早晚服。1 月 24 日三诊:呼吸急促消失,胸闷气短好转,但剧烈运动时气短胸闷,从补肺益肾,纳气平喘治疗,以固其本。方药:黄芪 30g、人参 10g、黄精 15g、山茱萸 12g、肉桂 5g、沉香 5g、蛤蚧 1/2 对、五味子 15g、苏子 10g、补骨脂 10g、炙甘草 5g,10 剂。免煎颗粒,服 20 天。

四、破壅通腑组方方法

针对胃肠壅积而设,以通腑泻下药为主组方,具有通便泄壅、导胃肠积滞作用,使胃肠壅积浊热从大便而出。

(一)适应证

适用于邪热积滞壅滞胃肠,腑气不通降,见腹满胀痛,大便不通者。现代医学的急性胰腺炎、胆囊炎、不全性肠梗阻等见有大便不通者皆可从破壅通腑治之。

(二)证态机理与施治

胃纳谷消食,肠传导糟粕,二腑上下连通,皆以通降为顺,当实热、燥结积滞胃肠,大便不通,邪泄无门,腹痛胀满便作。现代医学的胰腺、胆囊等组织器官其导管、管道与肠道相通,当热蕴生毒,胰腺、胆囊管道壅郁,胃肠积滞不通,便发胰腺炎、胆囊炎。施治通腑破壅,其积极的意义在通泄肠道,夺壅破碍,疏通其腑功能管道,放邪外出,使壅随泄开,毒随便排。

(三)组方遣药配伍法

通腑破壅的药以大黄峻下热结用之最广,若有燥屎难下与芒硝相配;腹胀配枳实、厚朴通降腑气;便滞配槟榔、莱菔子消导积滞;便干舌红、心烦善怒、小儿夜啼配芦荟凉肝通便。胰腺、胆道炎性疾病,热蕴生毒,热毒壅郁,解毒必先通腑,大黄为必要。胰腺炎解毒配败酱草、蒲公英之属,并配活血化瘀药如赤芍、牡丹皮、桃仁等通腑毒瘀并治;胆囊炎症用金钱草、黄芩、栀子之属,且配柴胡、郁金疏肝通腑清热利胆;不全性肠梗阻重用枳实、槟榔、炒莱菔子等导腑气;配三棱、莪术、青皮破气结。

(四)验案示例

破壅通腑治急性胰腺炎案 王某,32 岁,男。2005 年 6 月 10 日以腹痛、恶心呕吐就诊。患者 6 天前因"饮酒"后出现左上腹持续性胀满疼痛,阵发性加剧,伴发热、恶心、呕吐,在陕西中医药大学第二附属医院肝胆外科就诊,诊断为急性胰腺炎,住院 1 周,用抑肽酶、氧氟沙星等,腹痛减轻,要求中医会诊。刻下症:口干思饮,大便三日未解,上腹压痛(+),左上腹肌紧张。见 5 天前检查,血清淀粉酶 220U/L,尿淀粉酶 410U/L;腹部 B 超显示:胰腺肿胀。提示:急性胰腺炎。舌红苔黄腻,脉滑。辨证:湿热毒蕴,壅聚肠胃。治从清热解毒,破壅通腑。方药:败酱草 30g、蒲公英 30g、牡丹皮 15g、赤芍 15g、大黄 15g(后下)、芒硝 6g(化服)、枳实 30g、川楝子 12g、延胡索 15g、生地黄 15g、玄参 15g、麦冬 10g、炙甘草 6g,7 剂。水煎早晚服。6 月 17 日二诊:腹痛减轻,大便稀,日 3~4 次,体温 37.3℃,仍感腹胀、恶心、口干,血清淀粉酶 160U/L,尿淀粉酶 280U/L,舌红苔黄,脉滑数。上方去蒲公英、芒硝、生地黄,加红花 10g、桃仁 15g、青皮 15g,7 剂。6 月 13 日三诊:腹胀消失,偶有恶心,有饥饿感,左上腹压痛(−),大便稀,体温 36.8℃,尿淀粉酶 230U/L,带上药 6 剂出院。

五、通腑醒脑组方法

针对中风腑实神昏而设,以通腑泄热与化痰开窍药为主体配伍组方,具有通腑撤热、化痰醒脑作用。

（一）适应证

适用于急性脑血管病，腑气不通、浊热痰火犯脑，证见神昏、面赤，大便多日不解者。

（二）证态机理与施治

脑气与脏腑之气相通，中风肝经风阳上旋，若再遇腑气不通，中焦浊热降泄无门，化为痰火，与风阳互结上犯于脑，脑被邪壅，神机不运则神识昏迷。治疗醒脑当泄上壅之浊热痰火，釜底抽薪，腑通则脑醒。现代医学研究认为，通腑具有降颅内压、减轻脑水肿、保护脑细胞作用。

（三）组方遣药配伍法

用天竺黄、瓜蒌、贝母、黄芩、清开灵等清化痰热药或中成药与苦寒泻下、荡涤胃肠的大黄、芒硝、枳实等相配通腑破壅，缓解风痰犯脑、损脑之势，以收抽薪止沸之功。神昏甚者配服安宫牛黄丸开窍醒神；血压高者配夏枯草、赭石、天麻、钩藤等平潜肝阳。此外，据张山雷、程门雪经验，石菖蒲、远志对中风窍闭很有效，可参考配用。

（四）验案示例

通腑化痰治脑出血神昏案　张某，男 62 岁。2017 年 10 月 6 日以脑出血在陕西中医药大学附属医院脑外科清除血肿术后 1 周，浅昏迷，大便干结难下，邀请会诊。见患者体胖，浅昏迷，嗜睡，叫之可应，右下肢偏瘫已恢复到可屈膝，大便 1 周未解，两天前灌肠 1 次，喉中偶有痰鸣，血压 150/96mmHg，舌红苔黄厚腻，脉滑。辨证为肠燥腑实、痰浊犯脑。治从通腑泻下、化痰醒脑。方药：大黄 15g（后下）、玄明粉 6g（冲）、枳实 30g、瓜蒌子 15g、浙贝母 12g、天竺黄 10g、胆南星 10g、黄芩 10g、石菖蒲 10g、远志 6g、川牛膝 15g、炙甘草 5g，7 剂。水煎早晚服。10 月 20 日二诊：服上药后即日泻下稀便 2 次，喉中痰鸣消失，遵医嘱：停冲服玄明粉，可自行排便，2 日 1 次，近几日神识逐渐清醒，可表达生活需要，舌红苔转薄黄，脉沉滑。治疗守法通腑醒脑，兼益气通络。方药：大黄 10g、枳实 30g、瓜蒌 15g、天竺黄 10g、胆南星 10g、石菖蒲 10g、远志 6g、黄芪 30g、葛根 30g、川牛膝 15g、鸡血藤 20g、蜈蚣 2 条、炙甘草 6g，7 剂。水煎早晚服，1 周后神清便通，转入康复科恢复。

六、破壅利胆组方法

针对胆腑热壅而设，以清热利胆与通腑泻下药为主体配伍组方，具有通腑泻下、清热利胆作用。

（一）适应证

适用于湿热黄疸、胆囊炎、胆结石等胁痛、腹胀或便秘者。

（二）证态机理与施治

胆存精汁，其性清净，寄附于肝、胆与胃腑相通。热积于胃可蕴于胆，便发胆囊炎、右胁下疼痛、恶心呕吐，若胆道壅滞阻塞，胆汁疏泄不出，外溢肌肤发为黄疸。治当破壅利胆，利胆必当通腑，使里气开通，胆道疏利，黄疸自退。

（三）组方遣药配伍法

泄利胆腑先寒下通肠腑，用大黄苦寒泻下，通腑即利胆，配栀子、黄芩清泻肝胆湿热。结石性胆囊炎配金钱草、郁金、栀子、鸡内金利胆排石；湿热黄疸配茵陈、黄柏、栀子利湿退黄。胆附于肝，禀春木之性，胆汁的泌排有赖于肝的疏达，无论是何种肝胆病，都可配柴胡、郁金等疏泄肝胆气机。

（四）验案示例

破壅利胆治胆囊术后综合征案 张某，女，43 岁。2006 年 10 月 15 日初诊。患者 4 周前因结石性胆囊炎行胆囊切除术，术后仍右上腹疼痛，有压迫感、腹胀、恶心，近两周右上腹疼痛，腹胀加重，低热出汗、恶心欲呕，逐渐出现巩膜及皮肤黄染，小便黄。查体温 38.2℃，右上腹肌紧张，压痛（+）。B 超报告：胆管炎、胆管狭窄。血常规：白细胞 12.2×10^9/L，中性粒细胞 82%，查肝功能：总胆红素 138.5μmol/L，直接胆红色素 48.2μmol/L，谷丙转氨酶 72.5U/L。舌红苔黄腻，脉滑。诊断：胆囊术后综合征，胆管炎，阻塞性黄疸。辨证：胆道瘀阻，湿热壅郁。治法：破壅利胆，清化湿热。方药：大黄 15g（后下）、栀子 10g、金钱草 30g、茵陈 20g、虎杖 15g、郁金 12g、延胡索 15g、川楝子 10g、枳壳 15g、青皮 15g、炙甘草 5g，7 剂。水煎早晚服。12 月 21 日二诊：大便稀，右上腹疼痛，腹胀减轻，皮肤黄染消退，仍有恶心欲吐，口干，右上腹压痛（+），小便黄，舌红苔薄黄，脉沉弦。上方去川楝子、延胡索，大黄减量至 10g，加三棱 15g、莪术 15g、姜黄 10g、焦山楂 15g，7 剂。水煎早晚服。10 月 28 日三诊：右上腹腹痛消失，大便正常，食欲增强，舌红苔薄黄，脉沉细。查：白细胞 6.8×10^9/L，谷丙转氨酶 56.4U/L。B 超报告：慢性胆管炎。

七、破壅排石组方法

针对胆道、尿道结石而设，以清热利胆或清热通淋药为主组方，具有疏通胆道、尿道，排除结石的作用。

（一）适应证

适用于胆囊结石，右胁下发作性绞痛；泌尿结石，腰部发作性剧痛。

（二）证态机理与施治

结石的产生多由湿热凝炼而成，如胆囊结石由湿热久蕴胆腑，煎炼胆汁凝为结石；泌尿系结石为湿热蕴郁下焦，日积月累煎炼尿液为结石，结石以成，如江河之流沙阻滞，在胆则阻塞胆道，肝胆气机受阻；在肾或输尿管则阻塞尿路，膀胱气化受阻。施治在破其壅而排其石、疏通相关功能管道使结石排泄。

（三）组方遣药配伍法

胆石症破壅排石必通腑导滞与疏肝利胆并举，通腑导滞药用大黄、芒硝、枳实、槟榔之属，腑气通则胆道利，疏肝利胆配用柴胡、郁金、川楝子、枳壳、青皮之属，肝气疏则胆气顺。临床胆石症多并发胆囊炎，配黄芩、金钱草、栀子等清胆利湿药以复胆腑清洁之性，利于排石。泌尿系结石破壅排石必以通淋为先，常用金钱草、海金沙、鸡内金、琥珀、大黄之属通淋排石。古人谓"淋属肝胆"，肝司疏泄，少腹抽痛，排尿中断者与肝失疏泄有关，配三棱、莪术、川楝子、木香等疏肝气，沉香降气机；结石久滞不移动者配皂角刺、川牛膝；榆树白皮有利于滑通排石可配之。此外，不论胆结石还是泌尿系结石，都当配破气活血的三棱、莪术，气泄血行则管道通。

（四）验案示例

1. 利胆通腑治结石性胆囊炎案　王某，女，38岁。2008年5月6日以右上腹疼痛，晚餐后加剧1周就诊。患者有胆结石病史两年，近1周右上腹持续性疼痛，向肩背放射，脘腹胀满，恶心厌食，大便干、小便黄，汗出多。体温：38.2℃，右上腹压痛（+），莫非氏征（+）。血常规：白细胞 9.5×10^9/L。腹部B超报告：胆囊有 8mm×6mm、5mm×5mm 强回声光。提示：胆结石并胆囊炎。舌红苔黄腻，脉弦数。辨证：湿热蕴结，炼为结石。治法：疏肝利胆，通腑排石。方药：柴胡12g、郁金10g、金钱草20g、鸡内金10g（烤、冲）、大黄15g（后下）、枳壳20g、三棱15g、莪术15g、香附10g、白芍30g、炙甘草5g，7剂。水煎早晚服。5月13日二诊：右上腹疼痛减轻，胀满消失，偶尔恶心欲吐，食欲增强，口干，大便稀，每日2次，体温正常。B超示：慢性胆囊炎，未报结石。以上方去鸡内金、三棱、莪术、香附，加黄芩10g、姜半夏10g、麦冬12g，大黄减至10g，7剂。水煎早晚服，以治胆囊炎。

2. 破壅排石治输尿管结石案　刘某，男，46岁。2003年9月6日初诊。

左侧腰阵发性绞痛，向少腹放射 3 天，小便时剧痛。患者 2 年前患尿道结石，曾做"碎石"治疗后好转，近 1 周左侧腰痛剧烈，逐渐加重，少腹抽痛，昨天开始小便时腰部剧烈绞痛，小便有中断，肾区叩击痛(++)。B 超报告：左侧输尿管结石。舌红苔黄，脉弦紧。辨证：结石阻塞，尿路不畅。治法：清热利湿，通淋排石。方药：金钱草 30g、海金沙 12g(包煎)、石韦 15g、鸡内金 10g(冲)、三棱 15g、莪术 15g、炮山甲 5g(冲)、沉香 5g(后下)、川楝子 10g、木香 6g、滑石 30g(包煎)、竹叶 10g、甘草 6g，7 剂。水煎早晚服。嘱：服药后半小时左腿"金鸡独立"式跳跃 10 分钟左右。9 月 12 日二诊，患者诉：服药 3 剂后小便时腰部胀，茎中痛，随尿排出一枚 6mm×4mm 三角形硬物 1 块，随后小便畅通，随后嘱：做 B 超。B 超报告：肾、输尿管未见异常。

八、破壅导滞组方法

针对胃肠气机滞逆而设，以降胃气或通腑气药为主组方，具有和降胃气、导滞通便的作用。

(一)适应证

适用于脘腹胀满、呃逆嗳气，或食物反流、大便不畅等。临床在功能性消化不良、胃食管反流病、胃轻瘫、排便障碍等疾病中伴有胃肠动力障碍者，常表现出胃肠气机滞逆的证候状态。

(二)证态机理与施治

胃主纳降，脾主升运，脾胃化纳相助是消化功能的基本形式，脾升胃降是胃肠运动的动力所在。若中焦气机阻滞，脾胃升降失常便湿滞、食滞旋踵而生，壅滞肠胃，症见脘腹胀满、厌食、嗳气、反流、大便不畅或便秘等。施治在破滞气而导积滞，恢复胃肠腑气以通为顺的功能。

(三)组方遣药配伍法

破泄气滞当先调理脾胃气机，依据病理状态，在纳运、升降之间选配用药，如补运脾气用黄芪、党参、白术、陈皮等，运脾当化湿，见苔腻、腹胀配苍术、厚朴、砂仁等使脾运湿化；导滞当通腑，见排便不畅配用枳实、莱菔子、槟榔等通降腑气导积滞；胃脘痞满配半夏、枳实、黄连辛开苦降调气机；嗳气、食物反流配紫苏梗、佛手、旋覆花等降逆和胃调气机；腹有下坠感配黄芪、升麻、葛根升脾气；口黏配佩兰、白豆蔻化湿醒脾；厌食、嗳腐、口臭配神曲、麦芽、焦山楂化食积。

（四）验案示例

升脾导滞治排便障碍案 刘某，女，56岁。2019年4月6日以腹胀、无便意2年就诊。患者近两年来两三日不排大便也无便意，腹部胀满，下午尤甚，常用泻药后大便溏稀，停药两天后排便如故，靠开塞露或灌肠排便。我先从腹气郁滞辨证，用小承气汤加槟榔、瓜蒌子、炒莱菔子导滞通便，枳实用至30g，大黄15g，大便变稀但仍便排不畅，每次蹲厕20分钟左右。追问症状，困倦、气力不足，从脾升胃降有所悟，欲降先升，脾升则胃肠降，从而以升脾导滞出方：黄芪30g、白术30g、升麻6g、肉苁蓉30g、葛根12g、枳实30g、槟榔15g、炒莱菔子30g、当归15g、瓜蒌子15g、炙甘草5g，10剂。水煎早晚服，嘱：大便通畅、腹胀减轻可每日服1次。4月20日三诊：服5剂后排便开始通畅，两日1次，可自行排便，腹胀减轻，但减服量后又排便不畅，继服每日1剂，大便基本恢复正常，舌淡苔白，脉缓。守法调药：上方去葛根，加厚朴15g，12剂。用法如前医嘱。1个月后见患者，排便正常，腹胀好转。

九、破壅通淋组方法

针对膀胱闭阻而设，以利尿通淋药为主体，随病机配伍组方，具有疏泄膀胱、通利小便作用。

（一）适应证

适用于小便淋沥不畅，或点滴而出，或有滴白，属中医的淋证、癃闭，现代医学的泌尿系感染、前列腺疾病等。

（二）证态机理与施治

小便淋漓不畅或点滴而出，病在膀胱之腑，关乎气化失司，"膀胱者，州都之官，津液藏焉，气化则能出矣"（《素问》），膀胱闭而小便难出病有初久之分，证有虚实之异，病初多属实，以湿热客留膀胱，气化失司居多；久病虚实相兼，肾虚邪留尿难出。也有膀胱热炼液成石，砂石阻滞尿道，或瘀血败精阻塞精道，小便不畅，精浊有滴白。膀胱属腑，腑以通为顺，施治总宜破壅通淋，放邪从小便而出。

（三）组方遣药配伍法

属湿热客留膀胱，小便频数热痛者，宜以萹蓄、瞿麦、车前子、冬葵子、石韦等利尿通淋药，配栀子、大黄、黄柏等清膀胱蕴热。若茎中疼痛、小便见血者为火热伤络，上述利尿通淋药中配海金沙、小蓟、生蒲黄、阿胶凉血止血；若小便余沥不尽，脐腹胀闷，可配路路通利水通经，沉香、青皮、乌药、香附之属疏肝调气，气调则"州都"疏利；若肾不藏精气化，谷精凝变膏浊，小便见滴白，以萆薢、石菖蒲、土茯苓等化湿浊，配乌药、小茴香、胡芦巴等助气化。

（四）验案示例

1. 破壅通淋治老年性尿道炎案 刘某，女，68岁。2008年6月15日初诊。反复出现小便滞涩、频数短急10余年，近日小便短急、涩痛、淋漓不畅，每天小便近20次，小腹憋胀，不思饮食，口干思饮，舌红苔薄黄，脉沉细弦。查尿常规：白细胞（++）、亚硝酸盐（+）、尿蛋白（+）。诊断：老年性尿道炎。辨证：湿热蕴郁，膀胱闭阻。治法：清利膀胱，疏导气机。方药：黄芪15g、瞿麦15g、海金沙15g（包煎）、石韦20g、乌药10g、沉香5g（后下）、车前草15g、川牛膝10g、滑石30g、益智仁10g、甘草6g，6剂。水煎早晚服。6月22日二诊：小便短急、淋漓不畅好转，小便由黄转清，小腹憋胀消失，但仍尿频尿急，夜尿5～6次，精神差，纳食少，大便干，舌淡红苔薄白，脉沉细弦。湿热衰减，膀胱不固。治从益气通淋，固摄膀胱，纵利与擒固并用。方药：黄芪20g、瞿麦15g、石韦15g、海金沙15g（包煎）、冬葵子15g、沉香5g（后下）、槟榔10g、覆盆子15g、益智仁10g、通草15g、生甘草5g，6剂。水煎早晚服。6月27日三诊：小便滞涩淋漓消失，夜尿频好转，胃脘时有胀满，嗳气纳差，便稀，转入调理脾胃治疗。

2. 清利湿浊治前列腺炎案 良某，男，42岁。2007年3月15日初诊。患慢性前列腺炎2年余，反复出现小便滴白，会阴部抽痛，多处西医、中医治疗疗效不显，近1周会阴部胀满抽痛加重，小便结束后尿道有白浊，龟头有拉丝状，尿急尿频，并早泄、滑精。查前列腺液：白细胞（++），脓球（+），卵磷脂小体（+）。辨证：湿浊凝膏，阻塞精道。治法：利湿泄浊，导气止痛。方药：川牛膝15g、怀牛膝15g、萆薢15g、土茯苓15g、石菖蒲15g、黄柏10g、石韦15g、芡实15g、乌药12g、川楝子10g、小茴香5g、甘草5g，12剂。水煎早晚服。3月29日二诊：小便滴白消失，尿频、尿痛、尿余沥不尽基本消失，但会阴部抽痛存在。上方去黄柏、石韦、芡实加三棱15g、皂刺15g，12剂。水煎早晚服。4月15日三诊：诸症基本消失。上方10剂，水煎隔日服，巩固疗效。

十、破壅泄水组方法

针对体内积水而设，以利尿、逐水药为主体药，随病机配伍调理相关脏腑药物，具有疏利三焦水道、破泄水湿壅积作用。

（一）适应证

适用于水湿壅积体内的水肿、胸水、腹水、小便不利者，如肾病水肿、肝病水肿，各种原因的胸水、腹水等。

（二）证态机理与施治

胸中如天，布阳施气，若邪犯于肺，阳不布而气不行，肺失治节，可为风水；水停胸中，流积胁间即为胸水；水气相裹，壅滞腹部为腹水。水液代谢有赖脾之运化、肝之疏泄、肾之气化，并以三焦为通路排出体外，若肝、脾、肾受损，肝不疏泄，经遂不利；脾失运化，湿积为水；肾失蒸化，水气内停，都可形成水肿、腹水。依据"急则治其标"原则，在水壅三焦，疏泄无门时施治当用宣壅泄水法，"疏决沟渠"，使水湿外泄。

（三）组方遣药配伍法

破壅泄水先利水渗湿，用茯苓、泽泻、猪苓、车前子之属通调三焦水道，开凿决渎，导水湿下排；若因肺不宣肃水失治节，宣肺利水（配伍见前）；若因脾不制水，配黄芪、白术、陈皮健脾利水；因肝失疏泄配大腹皮、青皮、莪术、泽兰之属行气利水；因肾失气化，配附子、肉桂化气行水；若脾肾衰败，疏泄无功的高度腹水、小便少者，可暂用逐水药，如大戟、甘遂、牵牛子、商陆之属疏通水道，攻逐水湿，使水湿改道大肠，分消走泄，以治其标，水退后即刻扶正。

胸水者以痰水饮悬积胸胁，可用葶苈子、白芥子、甘遂末（1g）宣肺逐痰蠲水，咳唾痰涎气短配苏子、瓜蒌宽胸行气；腹水者气滞水，水阻气，气行则水行，泄水当配行气药如槟榔、大腹皮、青皮、陈皮等使气行水行。肝硬化腹水，血不利则为水，配软肝化瘀通络药如鳖甲、丹参、桃仁、红花、泽兰等使瘀化水行。

（四）验案示例

宣泄痰水治结核性胸膜炎胸水案 王某，女，43岁。2006年5月12日初诊。自诉：2个月前以"结核性胸膜炎"在咸阳市某医院住院治疗40天，出院后仍觉右胸胁胀满，深呼吸时疼痛加重，气短，时有干咳。胸片报告：右胸肺底 4cm×6cm 片状阴影，胸膜粘连。临床诊断：结核性胸膜炎、胸腔积液、胸膜粘连。患者微胖，营养中等，面潮红，舌红脉沉细数。辨证为痰水积胸，肺失治节，治以宣泄痰水，宽胸行气。方药：瓜蒌12g、半夏10g、枳壳15g、葶苈子15g、白芥子10g、苏子10g、青皮15g、丝瓜络30g、商陆10g、木香6g、生姜3片、大枣4枚、炙甘草5g，7剂。水煎早晚服，抗痨药继用。5月19日二诊：右胸胁胀满减轻，深呼吸时疼痛缓解，气短消失，口干思饮，饮食正常，偶发干咳,舌红苔薄黄,脉沉细数。上方去白芥子、木香,加沙参15g、百合15g、杏仁12g,12剂。6月3日三诊:胸胁胀满消失,深呼吸时疼痛减轻,干咳消失,胸部X线检查报告:右侧膜膈粘连。舌红苔薄黄,脉沉细数。从宽胸行气,化瘀通络治疗。方药:太子参20g、桑白皮15g、瓜蒌12g、半夏10g、制天南星10g、枳壳15g、丝瓜络20g、青皮15g、蜈蚣2条、炙甘草5g,7剂。6月11日约诊,患者诉:已无明显胸胁疼痛、气短感,嘱:停中药。

十一、破结启闭组方法

针对癃闭(前列腺肥大)而设,以利尿通闭药佐以固肾缩尿为主体配伍组方,具有散结利尿通闭,固摄肾气缩尿作用。

(一)适应证

适用于老年男性前列腺增生,见尿等待、排尿无力、点滴而出、夜尿频。

(二)证态机理与施治

老年男性随着增龄肾气日衰,气化无权,痰与瘀凝聚阻塞尿道则尿等待或点滴而出,与此同时,肾不助膀胱气化,膀胱失约,则尿频或遗尿。正如《素问》"膀胱不利为癃,不约为遗溺",《灵枢》"实则闭癃,虚则遗溺",施治破结通闭利尿以泻实;固摄缩尿以治虚,纵通利尿要重于擒摄缩尿。

(三)组方遣药配伍法

破壅疏通小便药用路路通、王不留行、滑石、甘草之属,尿闭则气结,配理气药如沉香、乌药、通草、川木通等疏导气机;痰瘀结散则尿路畅,以求长效可配天花粉、山慈菇、生牡蛎、荔枝核之属散结滞。尿频遗尿配覆盆子、益智仁、桑螵蛸之属固肾缩小便;小便无力配黄芪益气升阳,清气升则浊阴降、尿液畅。

(四)验案示例

破结启闭治前列腺增生案 周某,男,67岁。2006年9月10日初诊。近5年来逐渐出现尿等待,似有尿意,但尿之不尽,小腹结胀,近两周排尿点滴而出,夜尿七八次,小腹胀满,精神疲惫,舌体胖有齿痕,苔白,脉沉细弱。B超示:前列腺增生肥大。诊断:前列腺增生。中医:癃闭。辨证:尿道结滞,膀胱失约。治法:利尿散结,补肾缩尿。方药:路路通15g、海金沙10g(包煎)、沉香5g(后下)、黄芪30g、川牛膝15g、覆盆子10g、益智仁10g、乌药10g、天花粉15g、山慈菇15g、滑石30g、生甘草6g,7剂。水煎早晚服。9月17日二诊:排尿稍感畅通,但有排之未尽意,夜尿减少,小腹胀满消失,舌淡苔白,脉沉细弱。尿道结阻始通,肾气仍有不固,上方去乌药、天花粉,加车前子 15g、海浮石 20g(先煎)、琥珀 5g(冲),6 剂。水煎早晚服。9 月 24 日三诊:排尿畅通,夜尿 2～3 次,精神好转,能进入深睡眠。

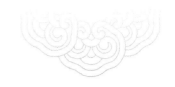

第十二章

固涩法与临床制方用药

固涩法是针对气血津精耗散滑脱病理状态而采用的治疗方法,属"涩可固脱",以收敛固涩药为主所组成,通过收敛固涩精气而达到止汗、止泻、止咳、止遗精、止遗尿、止血、止带下及治疗尿蛋白的目的。适用于自汗盗汗、久泻久利、肺虚久咳、肾虚遗精、遗尿、肾病蛋白尿及妇女崩漏、带下等病势走泄的病证。

耗散滑脱的病证往往是在正气亏虚的情况下产生的,故而此类病证与正虚因果相关联,临床不少以正虚与滑脱的复合证出现,制方多补虚与固涩两兼顾,形成扶正与固涩组方配伍格局。

第一节　固涩法简述

气血津精是营养人体、维持生命活动的基本物质,如《灵枢》曰:"人之血气精神者,所以奉生身而周于性命者也。"它随机体功能运动不断被消耗,但脏腑的化生又使之不断得到补充,盈亏消长,永远处于相对平衡状态,当久病体虚或其他原因导致耗散滑脱,走泄过度,就需要用固涩法收敛固涩精气。

固涩法是通过收敛固涩的作用以制止气血津精耗散滑脱。早在《内经》中就有"散者收之"的治法。东汉张仲景《伤寒论》中制桃花汤温中涩肠而治少阳病下利便脓血,《金匮要略》制桂枝龙骨牡蛎汤调营卫而固涩精气治男子失精,开启了固涩制方的临床实践。隋唐时期,《备急千金要方》中记载治失精方十余首,《外台秘要》收载虚劳梦泄精方十五首。继北齐徐之才《药对》中将"涩药"列入十种药的功能之后,宋《圣济总录》《伤寒明理论》皆从制方功能上列出了"涩可固脱剂"。金元医家张从正将"涩可固脱"用药具体化,如"寝汗不禁,涩以麻黄根、防己;滑泄不已,涩以豆蔻、枯白矾、木贼……凡酸味亦同乎涩者,收敛之意也"(《儒门事亲》)。认为,对虚证精气虚脱使用补剂不能奏效，只有用酸涩收敛药"固涩精气"。与此同时，已涌现出了大量固涩优秀方剂，如《普济本事方》载的涩肠止泻二神丸、《太平惠民和剂局方》收载的固表止汗牡蛎散、涩肠止泻的真人养脏汤、固崩止血的震灵丹等著名方剂。

明清时期，医家对固涩的应用持慎重态度，如李梴治咳说"苟不治本而浪用兜铃、粟壳涩剂，反致缠绵"（《医学入门》），并治遗精提出君火不宁相火擅权论，治法在泻火固精。李用粹对泄泻提出"兜涩不可太早，恐留滞余邪；淡渗不可太多，恐津枯阳陷"（《证治汇补·下窍门》）。可见固涩法应用已很普遍。叶天士认为痢疾治疗"治痢大法，不过通、涩二义"（《临证指南医案》）。足见固涩应用之广泛。

总之，走散滑脱的病势状态发生在虚证的基础上，也可以说是虚证的一种特殊证候类型，辨证必精细，制方才精准。首先要找到是何种原因引起的，有邪者当祛邪，不可见泄泻、遗精、带下等一味固涩。气血津精耗散滑脱的病证有久病正虚及因邪致虚的区别，病位有走泄于上或滑脱于下不同，走泄的物质有汗泄津脱、滑泄精动等不同，其临床表现如自汗盗汗、久泻久痢、遗精滑泄、小便失禁、崩漏带下、蛋白漏泄（蛋白尿）等，临床依据耗散滑脱的病证类别可分为固表止汗、涩精止遗、涩肠固脱、固崩止带、固摄营血、固摄蛋白尿等治法。

第二节　固涩法临床制方思维

一、病理状态论标本，补虚固涩相兼顾

气血津精耗散滑脱是一种病理状态，其原因是脏腑固摄、封藏功能失常所致，若从病因与症状论标本，脏腑亏虚为本，气阴津精耗散走泄的症状为标，症状是病理状态的临床表现，固涩是遵照《内经》"散者收之""脱者固之"的原则，针对耗散走泄的病理状态表现出的趋势而设，即病势治疗。就单纯固涩而言，固摄精气的耗散走失，以消除症状为目标，然治病当求于本，本在脏腑亏虚，其封藏固摄功能降低，制方组药要标本兼顾，补虚与固涩同施。

二、审证求因定病位，固涩当兼调脏腑

气血津精滑脱走泄是相关脏腑虚而精气不固的病理状态，临床使用固涩法要根据其症状审证求因，明脏腑，定病位，确立病因与病势治疗相结合、固

涩精气与调治相关脏腑功能相结合的治疗方法。病势耗散滑脱其本涉及卫表虚、肺气虚、脾不固摄、肾不藏精等，若表虚自汗当固表实卫阳；阴虚盗汗当泻火并坚阴；久咳不止当敛肺兼补肺肃气机；久泻不止当健脾与固肠相兼顾；遗精滑精当补肾与涩精相配伍。

三、掌握用固涩指征，虚中辨实求精准

固涩法的应用，以久病正虚、气血津精耗散滑脱为指征，如自汗盗汗、久泻久痢、气短久咳、肾虚遗精、遗尿，精微不固的蛋白尿、崩漏带下不止等病势走泄者。临床辨证当辨邪之有无，正虚走泄用固涩自不待言，但久咳当辨有无痰，久泻当辨有无湿，遗精滑精当辨有无火，尿蛋白当辨有无湿热伤肾络，如在补虚固涩的基础上要配相应祛邪药。

四、精关不固治有别，固精多要调其心

生殖之精藏于肾，主持在心，遗精与心也有关。一般而言，治遗精以有梦无梦测脏腑，以有无邪火辨虚实。有梦而遗称梦遗，多与春心妄动、相火内扰有关，所谓相火引动君火，故固精当兼清心泻相火；无梦而遗称滑精，与肾不藏精、精关不固有关，滑泄必损精，治重在固涩精气兼补阴精。尿频、遗尿与邪无关，多为下元虚冷，肾脏气化失司，膀胱失于约束，病亦多涉心，心气不足，不能下交于肾，也致肾不固摄。

第三节　固涩法临床应用注意事项

一、有实邪不可固涩，用之则闭门留寇

固涩法在摄敛精气，针对相关脏腑因虚而致气血精液耗散走泄而设，只宜于因虚而走泄，若因实邪致其耗散走泄则不可用。如热病多汗、热痢初起、火动遗泄、湿热带下、湿热蕴肾的蛋白尿等，皆在所禁之列，用之难免闭门留寇。若兼外邪，不可早用固涩法，当先解其外，随后固其泄，以免留邪。

二、咳嗽辨清虚与实，痰盛咳频不可用

临床治咳必须将肺气受邪之咳嗽与肺气虚耗之咳嗽加以区别，前者邪犯肺气非表即有痰为见症，后者以外无表邪，内无痰涎，以久咳少痰为指征，敛

肺止咳在补中寓敛,补肺气充沛,敛求肺虚咳止,仅用于久咳肺气耗散,"咳久邪衰,其势不锐,方可涩之",若邪犯于肺、痰贮于肺使"肺之壅"的顿咳、痰咳断不可用,用之则关门留寇。

三、大虚脱证不单用,救脱必当补正气

久病致虚,相关脏腑对气血津精固摄失常,以慢性耗散滑脱为表现者是固涩法的适应证。若属大虚大脱之危证已非单纯固涩所能胜任,要根据气脱、阳脱、津脱之不同,当急急益气固脱,回阳救脱,补津救脱等,拯救生命于倾刻,不可单用固涩,谨防贻误病情。

第四节　固涩药的临床选择与应用

固涩药物大多数味酸涩,具有收敛固涩功效,由于收敛固涩药的归经、性能有所不同,发挥作用的脏腑亦各有侧重。性偏寒凉的药如浮小麦、莲子心、椿皮、五倍子、煅牡蛎等,宜于耗散滑脱而偏热者;属温性的如肉豆蔻、五味子、山茱萸、覆盆子等,用于耗散滑脱而偏寒者;平性的如乌梅、麻黄根、诃子、芡实、煅牡蛎等,经适当配伍,对兼寒或兼热者都可用。临床根据病情选择用之。

归肺经长于固表止汗,治自汗、盗汗的药物有麻黄根、浮小麦、五味子、五倍子等。其中麻黄根、浮小麦功专止汗,主治一切虚汗,而麻黄根止汗之力较强,自汗常与黄芪、牡蛎配伍;浮小麦除自汗、盗汗皆可用,又可益心气,除虚热,配地骨皮能除骨蒸虚热。五味子、五倍子止汗又能敛肺、涩精、止泻,然五味子温补固涩,偏于止咳、止遗,又生津止渴;五倍子酸咸性寒,收敛降火,偏于止汗、止痢、止遗,兼治虚热。煅龙骨、煅牡蛎涩而质重,收敛固脱,重镇安神,功能相似,常相配应用,治自汗、盗汗、遗精、带下及心神不安的心悸、失眠,但龙骨长于镇心安神,治心悸健忘、失眠多梦;牡蛎又益阴潜阳及软坚散结,治头目眩晕、耳鸣、瘰疬结核。

归肝肾经具有固肾涩精止遗、长于治肾虚不固的遗精、尿频、遗尿、尿蛋白的药物有山茱萸、覆盆子、桑螵蛸、金樱子、刺猬皮等。其中山茱萸、覆盆子酸温,又能补肝肾,可补肾固精治尿蛋白,山茱萸酸涩温,补肝肾不及固涩,盗汗、遗精最常用;覆盆子甘酸微温,补而兼固,长于治尿频、遗尿,又可生精,治男性精少不育;桑螵蛸补肾助阳,固精缩尿,功长于治尿频、遗尿;金樱子固

精缩尿治遗精、遗尿,又能涩肠止泻、治泻痢日久;刺猬皮主制酸化瘀治胃痛,且可固精缩尿,治遗精遗尿。

用于涩肠止泻的药物有乌梅、诃子、肉豆蔻、莲子、芡实、赤石脂、禹余粮、补骨脂、灶心土、石榴皮等。乌梅、诃子涩肠止泻,敛肺止咳功效相似,然乌梅擅治肺虚久咳、久泻、久痢,且能生津止渴治消渴;诃子长于治肺虚咳喘及久咳失声、久泻久痢脱肛。肉豆蔻涩肠止泻且长于温中下气,善治脾胃虚寒久泻久痢、腹胀、呕吐。莲子、芡实均能健脾止泻,益肾固精,治脾虚久泻、肾虚遗精、带下,而莲子又能养心安神,治心肾不交的失眠、心悸;芡实兼可祛湿止带,治湿热带下。赤石脂、禹余粮均能涩肠止泻,治泻痢(如溃疡性结肠炎)不止、便血、崩漏带下,唯赤石脂又能生肌敛疮。补骨脂补肾温脾止泻,用于脾肾阳虚五更泻,大便有完谷不化者,又可补肾固精缩尿,治肾虚遗精、尿频、遗尿;灶心土温脾涩肠止血,治脾虚不统血的便血;石榴皮涩肠止泻,又可止血、止带,治久泻久痢、崩漏带下。

用于固经止带的药物除上述固肠止泻药物中的赤石脂、禹余粮、石榴皮外,兼有止崩止带外还有乌贼骨、椿皮、白果、鹿角霜等。乌贼骨质涩性燥,能固精、止崩、止带,用于崩漏、带下,且可制酸止血,治胃病反酸、吐血、便血,外用可止血生肌敛疮;椿皮苦寒清热,燥湿止带,治湿热带下,又治久泻久痢属湿热者;白果收涩止带,治带下清稀者,又降痰定喘,治痰多气急咳嗽气喘;鹿角霜补肾益精可止崩止带,尤用于血虚精寒的崩漏不止、带下清稀者。

第五节　固涩法临床制方

一、固表止汗组方法

针对表虚自汗而设,以固表收涩止汗药为主组成,能实卫固表,制止出汗。

(一)适应证

适用于卫气不足,表气不固的多汗,动则汗出。

(二)证态机理与施治

出汗多与肝肺两脏有关,肝主营分开合,肺司卫分开合,卫气不固于外则自汗,营气不密于内则盗汗。卫气乃人体之藩篱,有固护卫表作用,若卫气不足,卫表不固,则呈现体常多汗,如动则汗出,遇热多汗。治在固护卫表,制止汗出。

（三）组方遣药配伍法

以长于固表止汗的药物如煅龙骨、煅牡蛎、麻黄根、浮小麦等为主，配伍补气实卫表药如黄芪、白术等。实卫当补肺气，但肺气源于脾胃化生的水谷精气，故补肺实卫表一般不用甘润补肺之药，而用甘温补气药固卫表，其中黄芪擅长走表，益气且能固表止汗，常与白术相配；营行脉内，卫行脉外，互为交会，自汗卫气不固，营液随泄可配白芍、五味子、山茱萸等可敛阴和营而止汗。

此外，表虚自汗腠理空虚，防御外邪能力差，平素易感冒者，可配防风防御风邪侵袭，组方看似补敛卫表之中有疏表之药，但能达到固表止汗、御邪、抗邪的治疗作用。如肾病、白血病体虚为预防感冒，防止感染常用玉屏风散，道理在此。

（四）验案示例

1. 固表止汗治气虚自汗案 王某，男，34 岁。2016 年 5 月 12 日以"白昼时时自汗出，动则汗出如水 3 年"为主诉就诊。近 3 年，昼日出汗淋漓不止，活动、吃饭时汗出如浴，否认夜间出汗，无困倦乏力，饮食正常，多处治疗，效果不显。进入春季后，颜面、颈部常挂汗珠。患者体胖，舌淡苔薄白，脉沉细缓。证属：卫气不固，营液外泄之自汗。治法：固表止汗，敛阴和营。方药：黄芪 30g、白术 15g、煅龙牡各 30g（先煎）、五味子 15g、五倍子 6g、浮小麦 30g、白芍 15g、山茱萸 15g、黄芩 10g、炙甘草 5g、大枣 4 枚，12 剂。水煎服，服 6 剂停 2 天，继服 6 剂。5 月 26 日二诊：昼汗明显减少，颜面、颈部汗出如珠消失，但劳动、吃饭时出汗，偶尔心烦，舌淡苔腻，脉沉细缓。此阴液内敛，表气始固。调整方药：上方去五倍子，加酸枣仁 15g、薏苡仁 30g，10 剂。水煎服，前6 剂每日服，后 4 剂隔日服。6 月 20 日陪家人看病，诉：本人昼间出汗基本消失，运动后出汗较常人为多，因体胖之故也。

2. 固表止汗治产后自汗恶风案 刘某，女，30 岁。2017 年 1 月 6 日以"产后两月，汗出恶风"为主诉就诊。产前体虚，产后未很好调养，虚汗不止，畏寒，汗出恶风，自觉时有冷风入侵，困倦乏力，心悸，食欲不振，食多则恶心，晨起面浮胀。舌淡苔白腻，有齿痕，脉沉细缓。证属：卫阳不固，营卫不和。治法：实卫固表，调和营卫。方药：黄芪 30g、党参 12g、白术 10g、桂枝 8g、白芍 12g、浮小麦 30g、煅龙骨 30g（先煎）、煅牡蛎 30g（先煎）、防风 6g、砂仁 5g（后下）、当归 10g、炙甘草 5g，7 剂。水煎早晚服。1 月 13 日二诊：恶风程度减轻，自汗出明显减少，食欲增强，夜间心悸、口干，舌淡苔白滑，脉沉细缓。此卫气始固,"汗为心之液",夜间心悸汗出,心阴耗伤显露,上方去煅龙骨、防风,加五味子 15g、麦冬 12g,人参 10g 易党参,兼养心阴,7 剂。服法同前,以巩固疗效。

二、滋阴降火止盗汗组方法

针对阴虚盗汗而设,以滋阴潜阳与清热泄火药为主体配伍组成,具有滋阴潜阳、清泄相火作用。

(一)适应证

适用于肝肾阴虚、相火内扰的盗汗。

(二)证态机理与施治

《医学正传》曰:"盗汗者,寐中而通身如浴,觉来方知,属阴虚,营血之所主也……盗汗宜补阴降火。"盗汗多属阴虚,阴不敛阳,营液外泄,与肝有关。盖肝藏血,津血同源,阴虚阳旺,阴津不藏则寐中出汗。汗为心之液,营气通于心,汗多累及于心,以损津耗心阴为代价。施治在清泻肝肾离位之相火,滋补肝肾阴液之不足。

(三)组方遣药配伍法

用酸敛养阴止汗的山茱萸、五味子、酸枣仁等滋其阴而敛其汗。肝肾阴虚而肝阳旺,肝不藏营液,在滋阴基础上配平肝潜阳敛汗的煅龙骨、煅牡蛎标本兼治。"阳加于阴谓之汗",盗汗多有相火内扰迫津外泄,故配知母、黄柏、黄芩泻火坚阴。若为虚劳骨蒸、潮热多汗,配鳖甲、地骨皮、知母等退蒸止汗。见心悸心阴耗损者,用浮小麦、五味子、酸枣仁之属养心敛汗。也有盗汗与自汗并见者,卫分与营分两虚,须养阴益血药如当归、生地黄、熟地黄、五味子配与固表止汗的黄芪、白术、麻黄根等,并配黄柏、黄连、黄芩清内热,取当归六黄汤制方意。

(四)验案示例

养阴清热治阴虚盗汗案 金某,男,55 岁。2015 年 9 月 10 日以盗汗两年为主诉就诊。两年来夜寐盗汗,浸湿衣被,醒后汗止,昼日活动剧烈时比常人出汗多,汗后身凉,易感冒,舌淡苔薄黄,脉沉细弱。证属:阴虚内热,营液外泄,卫气不固。治以滋阴清热,潜阳敛汗,固护卫表。方药:山茱萸 15g、生地黄 15g、熟地黄 15g、五味子 15g、知母 12g、盐黄柏 10g、煅龙骨 30g(先煎)、煅牡蛎 30g(先煎)、酸枣仁 15g、黄芪 30g、麻黄根 20g、当归 10g,10 剂。水煎服,前 6 剂早晚服,后 4 剂每晚睡前服。9 月 28 日二诊:盗汗消失,自汗明显减少，近期多梦，舌红、苔薄白，脉沉细弱。上方去熟地黄、麻黄根，加石菖蒲10g、远志6g，10剂。滋阴敛汗兼安神定志，睡前服，巩固疗效。

三、敛肺止咳组方法

针对肺虚咳嗽而设，以敛肺止咳药与温润补肺药为主体配伍组建处方，具有补敛肺气，制止咳嗽作用。

（一）适应证

适用于久咳肺虚，气阴耗伤之咳嗽日久不止，无痰或痰少甚者，喘促自汗的病证。

（二）证态机理与施治

《医学心悟》说："肺体属金，譬若钟然，钟非叩不鸣"。故但凡咳嗽，不论是外感还是内伤，虽多以邪犯肺而肺失宣肃论治，但亦有久咳不止则伤肺，肺气耗散而致咳者，即古人亦谓"钟破也鸣"，治当补敛肺气而止咳。

（三）组方遣药配伍法

以酸敛肺气止咳嗽如五味子、乌梅、诃子等与甘温而润补肺气的人参、太子参、黄精等为主体配伍，前者敛肺以摄气耗，后者补肺以培其虚。肺喜温润，补肺选药以甘温润品为妥；肺性肃降，久咳耗气往往使肺肃降失常，配杏仁、紫菀、款冬花、百部等温润止咳药宣肃肺气，增强止咳作用；肺与肾金水相生，久咳若肺伤涉肾，肾虚不纳气见喘促气短，可配蛤蚧补肺肾而定咳喘，沉香、肉桂温肾而助纳肾气。

（四）验案示例

敛肺止咳治肺虚咳嗽案 刘某，女，32岁。2016年8月6日以"咳嗽4个月，伴气短微喘20天"就诊。4个月前感冒咳嗽，在乡镇医院治疗2周未见好转，去西安市某三甲医院呼吸科诊断为支原体感染肺炎，住院治疗1周余，咳痰减轻而出院。出院后至今咳嗽未止，干咳，咯少量白痰，近20天来气短，上楼或活动量大时微喘，舌红苔白，脉细数。证属：久咳伤肺，肺气耗散。治法：敛肺止咳，补肺益肾。方药：人参10g、乌梅20g、五味子15g、诃子10g、桑白皮12g、紫菀10g、款冬花10g、桔梗12g、百部10g、川贝母粉5g（冲）、蛤蚧1/2对、炙甘草5g，12剂。水煎早晚服，服6剂停2天，继续服用6剂。8月20日二诊：咳嗽基本消失，但气短，动则出汗，精神差，舌淡苔白，脉虚缓。此肺气得敛，表气不固，守法治疗，调整方药：上方去诃子、桑白皮，加煅龙骨30g、煅牡蛎30g、五倍子5g，7剂。隔日服，巩固疗效。

四、涩肠止泻组方法

针对肠滑泻痢而设，以涩肠止泻与温补脾肾药为核心配伍组成处方，具有涩肠止泻、温补固肠作用。

（一）适应证

适用于脾虚肠寒久延不愈，肠滑不禁的久泻久痢、大便失禁等。

（二）证态机理与施治

泄泻多与脾虚湿盛有关，痢疾多为湿热毒邪壅滞肠道为患，但当泄泻、下痢病延日久，脏损肠寒亦可见泻痢不止。脏虚初在脾胃，病久脾虚及肾，肾司二便，及肾者"下元失守"，肠滑谷流，若以病因与症状辨标本，脾虚肠寒为本，肠滑不禁为标，临床施治涩肠与温脏并举，标本兼治。

（三）组方遣药配伍法

"脱者固之"，以涩肠止泻药如赤石脂、诃子、乌梅、石榴皮、肉豆蔻之属与温补中阳药人参、党参、干姜、白术等配伍，组成温涩兼补的主体制方格局。若肠滑不禁，便中有完谷不化，或温肠补脾无功者，当配附片、肉桂、补骨脂等温补肾阳之品"釜底加薪"；脏寒肠失温煦见腹隐痛者配木香、乌药、小茴香等温散寒凝理气机；中阳虚寒明显，以炙黄芪、肉桂、白芍温中缓急止痛。久痢不止，黏液脓血便时有时无者（如溃疡性结肠炎）湿热余邪未尽，可在上述温涩兼补的配伍结构中再配黄连、椿皮等清化湿热余邪，白及、地榆炭收涩止血。肠滑日久，气血生化不足，营血亏损见唇甲少华、贫血者需配当归、白芍、阿胶之属，养血和营。泻痢久治不愈，少腹有坠胀感者配黄芪、升麻、葛根升举脾阳。

（四）验案示例

1. 涩肠止泻治慢性结肠炎腹泻案 白某，男，35岁。2015年9月18日以"慢性腹泻8年，加重半年"就诊。8年前因喜饮冷饮料逐渐出现大便稀不成形，饮食过凉则加重，日便3～4次，多处就诊，诊断为肠易激综合征、慢性肠炎不等。中药治疗效果不显，近半年来病情加重，大便稀，日泻4～5次，稍有饮食不慎或饮酒则出现稀水样便，便前腹部不适，排便有不尽感，便中有未消化食物残渣。肠镜检查报告：慢性结肠炎。患者体瘦，舌淡苔白滑，舌体胖，脉沉缓。证属：脾肾阳虚，肠失固摄。治宜：温补脾肾，固肠止泻。方药：熟附片12g（先煎）、党参15g、炒白术15g、干姜15g、陈皮12g、赤石脂30g（先煎）、补骨脂15g、肉豆蔻10g、乌梅20g、诃子20g、木香6g、炙甘草5g，12剂。水煎，早晚服，每服6剂停2天。10月2日二诊：腹泻明显好转，近6天大便基本成形，便前腹痛消失，但有排便不尽感，舌淡苔白，脉沉缓。治疗有效，守法调药：上方去诃子，加枳实20g，继用12剂，用法同前。10月16日三诊：大便基本正常。服药期间因饮酒出现稀便2天，自行好转，口稍干，要求中医巩固疗效。舌淡苔白，脉虚缓。处方：党参15g、炒白术15g、干姜12g、木香10g、陈皮10g、葛根15g、诃子20g、炒山药20g、乌梅15g、炙甘草5g，制成浓缩丸，3个月量。每服5天停2天，巩固疗效。半年后见患者，诉：腹泻未复发。

2. 涩肠止泻治溃疡性结肠炎脓血便不止案　姜某，男，46岁。2016年3月10日以反复泻痢脓血便5年就诊。5年前无明显原因出现黏液脓血稀便，日泻5～6次，榆林市人民医院肠镜报告：溃疡性结肠炎。住院两周，病情减轻而出院。出院服美沙拉秦3g/日量，黏液血便时有时无，近1年来每因劳累，饮食不慎黏液便血加重，日泻痢7～8次，便前偶有腹痛，排便后缓解，身体日渐消瘦。多次肠镜报告：溃疡性结肠炎。口干思饮，精神疲惫，食少，舌红苔白腻，脉沉细弦。西医诊断：溃疡性结肠炎。中医诊断：休息痢。辨证：寒湿滞脾，肠失固摄。治法：温脾固肠，止血止痢。方药：生晒参10g、肉桂6g、炮姜15g、炒白术15g、木香10g、黄连10g、椿皮15g、赤石脂30g（先煎）、仙鹤草20g、生地炭15g、乌梅20g、诃子20g、炙甘草5g，18剂。水煎，早晚服，每服6剂停药2天。并嘱：脓血便减少后逐渐停美沙拉秦。4月15日二诊：服药两周后黏液血便消失，停服美沙拉秦后病未复发，偶有腹部不适，大便日2～3次，停药期间因食凉肉后又出现黏液血便，日7～8次，严重时以血性便为主，腹痛、口干、精神差，失眠，舌淡苔白，脉沉缓。证转中阳虚寒，脾不统血。治法：温脾固肠，止血止痢。方药：生晒参10g、熟附片10g（先煎）、炮姜15g、灶心土30g（包煎）、炒黄芩10g、乌梅30g、石榴皮20g、阿胶12g（烊化）、侧柏叶20g、地锦草15g、白芍30g、炙甘草6g，16剂。水煎，先服6剂停药2天，继服5剂，后5剂隔日服。5月20日来电话诉病情：黏液血便消失1个月，询问是否需要继续服药巩固疗效，嘱：已愈可停药，注意饮食调养。

五、涩精止遗组方法

针对肾虚遗精遗尿而设，以收涩固精或补肾缩尿药为主所组成，具有固肾治遗精、缩尿止遗尿作用。

（一）适应证

适用于肾封藏失守、精关不固的遗精、滑精及肾气不固，膀胱失约的遗尿、尿频等病证。

（二）证态机理与施治

肾为封藏之本，生殖之精封藏在肾，肾亏封藏失守，精关不固便发生遗精、滑精；肾与膀胱相表里，膀胱储存尿液，尿液排存有序赖肾的气化与固封。肾气虚寒不能固封约束膀胱便发生尿频、遗尿。施治总宜固摄肾精，增强肾的封藏之职。

（三）组方遣药配伍法

不论是遗精还是滑精，总关精关不固，组方以收涩固精药如沙苑子、芡实、山茱萸、煅龙骨、煅牡蛎之属为主体用药。有梦而遗配知母、黄柏泻相火；无梦而遗配莲须、金樱子等增强固涩作用；兼见潮热盗汗者肾精亏虚，配山茱萸、龟甲、地骨皮等补阴精使"阳平阴秘"；梦遗起于春心萌动者配莲子心、栀子、酸枣仁等清心定志；遗精兼见烦躁易怒者用龙骨、牡蛎平肝潜阳；兼见焦虑、恐惧为肝郁胆怯配白蒺藜、合欢皮等平肝解郁；遗精兼勃起功能障碍者配淫羊藿、菟丝子、蛇床子等补肾壮阳起痿。

膀胱失约的小便频数、遗尿、尿失禁者，制方以补肾涩精偏于缩尿的药如覆盆子、桑螵蛸、益智仁、金樱子等为主药，尿频遗尿多为膀胱虚冷，配乌药、小茴香等温助膀胱气化。老年男性前列腺增生尿频并有尿等待者，配路路通、滑石、甘草等缩尿与利尿并用；小儿尿床，恍惚神识配石菖蒲、远志开宣心窍。

（四）验案示例

1. 涩精止遗治前列腺炎遗精滑泄案 李某，男，28岁。2015年10月8日初诊。以频繁遗精、滑泄3年，加重半年就诊。诉：20岁左右有手淫史，随后常发生遗精，每周1～2次，近3年来滑精频作，每周2～3次，以无梦而遗为主，有时见女色即自遗，偶尔大便时尿道口有滴白。半年前查前列腺液：卵磷脂小体（+）。多处治疗效果不佳，勃起障碍，恋爱失败，心理压力大，精神萎靡，面色㿠白，舌淡苔白，脉沉无力。西医诊断：慢性前列腺炎。中医诊断：滑精。辨证：肾失封藏，精关不固。治法：补肾涩精止遗。方药：山茱萸15g、沙苑子15g、芡实20g、金樱子15g、煅龙骨30g（先煎）、煅牡蛎30g（先煎）、莲须30g、菟丝子10g、白蒺藜10g、石菖蒲10g、萆薢15g、土茯苓15g，12剂。水煎服，每服6剂停2天。10月22日二诊：遗精频次减少到每周1～2次，精神好转，排便时尿道口滴白消失，服4剂后出现晨勃，舌白胖苔红，脉沉细数。治疗有效，守法调药：上方去金樱子、煅牡蛎，加鹿茸粉2g（冲）、刺猬皮10g，继服12剂，用法同前。11月13日三诊：服药后7～10天遗精1次，精力好转，有晨勃，以上方去土茯苓制浓缩丸，3个月量。服后而愈。

2. 固肾止遗治尿失禁案 刘某,女,70岁。2016年7月2日初诊,以"尿失禁两年,加重半月"为主诉就诊。两年来每因咳嗽,走路快时即有尿遗出,未予治疗,近半年遗尿加重,走路时不由自主遗尿,内裤常湿,夏天衣单尿裤不便出门,夜尿2～3次,尿急时难以自控。体胖,面色㿠白,舌淡有齿痕,脉沉细弱。辨证:肾虚不固,膀胱失约。治法:补肾固精,缩尿止遗。方药:菟丝子10g、补骨脂15g、覆盆子15g、益智仁10g、桑螵蛸10g、黄芪20g、人参15g、茯苓15g、乌药10g、小茴香6g,12剂。水煎早晚服,每服6剂停2天。7月16日二诊:遗尿大有好转,仅咳嗽时有尿遗出,尿时可自控,夜尿1～2次,精神差,大便干,少寐,舌淡苔白,脉沉迟数。守法治疗,调整方药:上方去补骨脂(有温肠止泻作用,大便干不能用)、茯苓,加黄芪20g、金樱子15g、当归12g,12剂。水煎服,服法同前。2个月后患者前来治胃痛,诉:遗尿好转,剧烈咳嗽,运动时偶发有尿液遗出。

3. 补肾缩尿法治小儿尿床案 患者王某,8岁。2015年10月其母陪诊。代诉:患者经常尿床,每周尿床2～3次,夜间若家长不叫醒必然尿床,但睡眠中很难叫醒来。白天小便正常,学习一般,小孩偏瘦,舌淡苔白,脉沉细缓。证属:肾气不足,膀胱失约。治法:补肾缩尿,养心开窍。方药:人参8g、龟甲12g(先煎)、桑螵蛸8g、益智仁10g、覆盆子10g、乌药8g、石菖蒲8g、远志6g,7剂。水煎,早晚分服。10月14日二诊:尿床大有好转,服药期间仅尿床1次,叫时可醒,饮食正常,舌淡苔白,脉沉细缓。上方加金樱子10g,制成冲剂,服1月余而愈。

六、固精消蛋白尿组方法

针对脾肾不固的蛋白尿而设,以补脾肾、固精气药为方组成,通过增强肾藏精气,脾摄精微的作用,从而固精摄蛋白,制止蛋白泄漏。

(一)适应证

适用于肾病、糖尿病肾病等有蛋白尿经久不消者。

(二)证态机理与施治

蛋白为水谷之精微,其由脾转谷精、肾化阴精所化生,与血同类,营养人体,蛋白贵在固摄不漏,在慢性肾病、糖尿病肾病中脾肾亏虚,肾不藏精脾不固阴,蛋白泄漏则尿中可见。消除蛋白尿从固摄肾脾精气施治是有效的治疗途径之一。也有湿热浊毒伤肾致肾不固精蛋白泄漏者,治当涩精固肾摄脾与清利湿热浊邪相结合。

（三）组方遣药配伍法

以补肾涩精药如山茱萸、覆盆子、沙苑子、金樱子、芡实等为主体用药。肾为封蛰之本，脾具固摄之能，固摄蛋白泄漏尿中当配甘温补脾固阴药如山药、黄芪、人参、灵芝等。腰膝酸软，头目眩晕，肾精亏损者可配熟地黄、怀牛膝、女贞子、鹿衔草等增强补肾益精作用；若因湿毒蕴肾损肾致肾不固精，蛋白泄漏者配石韦、重楼、白花蛇舌草、鱼腥草等清肾经蕴毒，或再配旱莲草、生地黄、牡丹皮益阴凉血。病发于肾病综合征蛋白尿与水肿并见者，在固肾涩精消蛋白的药中配茯苓、泽泻、猪苓、白茅根等利水消肿，阳虚者配附子温阳利水，有贫血者配当归、鹿角胶与前述人参、黄芪益气生血。

（四）验案示例

固肾摄精治糖尿病肾病尿蛋白案 王某，男，62岁。2015年9月6日初诊。患糖尿病15年，近两年出现蛋白尿，反复下肢浮肿，多次住院诊治确诊为糖尿病肾病。住院治疗期间病情时轻时重，尿蛋白始终未完全消除。患者贫血面容，消瘦，双眼睑浮肿，夜尿每晚2～3次，下肢轻度压陷性水肿，舌淡体胖大，苔白滑，脉沉细数。1周前尿检：尿蛋白(+++)，红细胞(++)；血常规：白细胞3.2×10^9/L，红细胞2.7×10^{12}/L，血红蛋白95g/L；24小时蛋白尿1.86g；餐前血糖：8.1mmol/L；血浆总蛋白58.6g/L，白蛋白30.2g/L。肾功测定：肌酐215μmol/L。诊断：糖尿病肾病、蛋白尿、肾性贫血。辨证：谷精泄漏，水湿内停。治法：固精摄蛋白，兼利水渗湿。方药：山茱萸15g、山药30g、金樱子15g、沙苑子12g、芡实20g、鹿衔草15g、黄芪30g、白术15g、茯苓15g、泽泻15g、猪苓15g、石韦15g、白茅根20g，12剂。水煎早晚分服，每服6剂，停2天。9月20日二诊：尿蛋白(+)，红细胞(+)。精神好转，下肢浮肿消失，口干思饮，舌淡苔白，脉沉细弱。治从补肾固精，清利湿热。方药：熟地黄15g、山茱萸15g、山药20g、沙苑子10g、怀牛膝12g、芡实15g、金樱子15g、黄芪30g、白术15g、石韦15g、鱼腥草20g、墨旱莲12g、白花蛇舌草15g，12剂。用法同前。半年后见患者，自诉：上方服完后病情稳定，尿蛋白时有时无，当尿蛋白(++)时自服9月20日上方6剂；有下肢浮肿，自服用首诊方（2015年9月6日方）浮肿可消失；用胰岛素血糖控制良好。

七、固崩止带组方法

针对冲任不固的崩漏带下而设，以收涩止血药或固经止带药为主组成，具有固摄冲任，制止崩漏、带下的作用。

（一）适应证

适用于妇女冲任不固的崩漏日久不止、带下淋漓不断的病证。

（二）证态机理与施治

"冲主血海，任主胞宫"，冲任二脉与妇女的经血、带下有关。冲任由脾肾所主，脾统血有固冲脉之能，脾虚统血无权，冲脉不固则月经过多、崩漏不止；肾藏精有约束带脉之功，带脉为奇经八脉之一，八脉具属肾，肾气亏带脉失约，带下清稀久久不止。施治固崩止带为治标之用，临床配方兼正本清源以治其本。

（三）组方遣药配伍法

崩漏组方以长于止崩漏的药物如乌贼骨、椿皮、棕榈炭、侧柏炭等为主体；带下组方以功长止带下的药如白果、椿皮、鹿角霜、乌贼骨等为基础。崩漏冲任不固与脾虚不摄血最相关，当配以黄芪、党参、山药、炮姜等补脾益气摄血；带下带脉失约与肾虚失封藏最相关，当配补肾药如菟丝子、补骨脂、桑寄生、山药等补肾固精之品。带下也有因脾虚、肝郁所致者，脾虚者多带下清稀，配燥湿利湿药如苍术、白术、陈皮、车前子、泽泻等；肝郁者情志抑郁、月经不调配柴胡、白芍等疏肝柔肝。带下清稀如水，小腹凉为寒湿甚，配散寒的炮姜、小茴香或鹿茸之属；带下偶有黄稠有味为湿热，配黄柏、椿皮、苦参之属兼清利湿热。

（四）验案示例

1. 固冲止崩治崩漏案 王某，女，42 岁。2016 年 5 月 6 日以月经淋漓不尽半年就诊。近半年行经期 7～8 天，也有非经期淋漓出血不止，多次清宫、注射黄体酮等效果不佳。患者易生气，心悸气短，失眠，多汗，舌淡苔白，脉细涩。诊断：崩漏。辨证：冲任不固，肝气不疏。治法：固冲止崩，疏肝解郁。方药：黄芪 20g、炒升麻 6g、棕榈炭 12g、生地炭 15g、炒杜仲 10g、炒续断 15g、仙鹤草 20g、炒蒲黄 15g、覆盆子 10g、郁金 10g、合欢皮 15g，12 剂。水煎早晚分服，服 6 剂停 2 天继服。5 月 27 日二诊：服药 5 天后出血停止，遵医嘱服药 14 天结束后停药 1 周未出血，心悸好转，仍有不思饮食，偶有头晕，舌淡苔白，脉沉细。辨证：冲脉虚弱，血虚显露。守方治疗，调整方药：上方去生地炭、炒杜仲，加川芎 12g、阿胶 10g（烊化）、天麻 12g，7 剂。隔日服用，巩固疗效。

2. 固肾收涩止带治寒湿带下案 吴某，女，36 岁。2016 年 5 月 10 日以"白带清稀量多半年余"就诊。半年来白带清稀量多，严重时如水下流，妇科检查正常，面色苍白，平素畏寒，腰酸痛，精神疲乏，小便频数，月经量少色淡，舌淡苔白,脉沉迟。诊断:带下。辨证:肾虚不固,带脉失约。治法:补肾固涩,收湿止带。方药:鹿角霜 15g(先煎)、菟丝子 12g、杜仲 15g、乌贼骨 20g、黄芪 20g、白术 15g、苍术 10g、芡实 15g、白果 10g、山药 15g、车前子 15g,12剂。水煎早晚分服,服用 6 剂停 2 天。5 月 2 日二诊:白带明显减少,腰酸痛减轻,小便频数好转,舌淡苔白腻,脉沉迟缓。证治有效,方药对证,守法调药:上方去白果、车前子,加炒续断 12g,7 剂。水煎早晚分服。3 个月后患者来治腹泻,诉:白带正常,尿频好转。

3. 固肾清热止带治湿热带下案　姜某,女,41 岁。2016 年 11 月 2 日初诊。带下色黄,有异味 1 年余,1 年来带下色黄,日久不止,有异味。妇科检查报告:真菌性阴道炎,中药、西药,内服、外用均未见明显效果。近半月带下如茶色,患者面色少华,不思饮食,精神疲惫,头晕目眩,月经常延期,量少色淡,舌淡苔白,脉虚缓。中医诊断:带下病;西医诊断:真菌性阴道炎。辨证:脾虚湿郁,湿热下注。治法:健脾除湿,固涩止带。方以《傅青主女科》易黄汤化裁;炒山药 20g、炒芡实 30g、盐黄柏 10g、白果 10g、车前子 15g、椿皮 20g、鸡冠花 10g、乌贼骨 15g、苦参 15g,12 剂。水煎早晚分服,服用 6 剂停 2 天。11 月 16 日二诊:黄带消失,阴部有潮湿感,精神好转,仍不思饮食,舌淡苔白腻,脉沉缓。守法治疗,调整方药:上方去车前子、苦参,加白术 15g、薏苡仁 30g,7 剂。水煎早晚分服,巩固疗效。